Thieme

Vitamine und Minerale

Indikaton, Diagnostik, Therapie

Hans Konrad Biesalski

19 Abbildungen

Georg Thieme Verlag
Stuttgart • New York

Prof. Dr. med. Hans Konrad **Biesalski**
Institut für Biologische Chemie und Ernährungswissenschaft
Garbenstr. 30
70599 Stuttgart

Bibliografische Information der Deutschen Nationalbibliothek
Die Deutsche Nationalbibliothek verzeichnet diese Publikation in der Deutschen Nationalbibliografie; detaillierte bibliografische Daten sind im Internet über http://dnb.d-nb.de abrufbar.

Wichtiger Hinweis: Wie jede Wissenschaft ist die Medizin ständigen Entwicklungen unterworfen. Forschung und klinische Erfahrung erweitern unsere Erkenntnisse, insbesondere was Behandlung und medikamentöse Therapie anbelangt. Soweit in diesem Werk eine Dosierung oder eine Applikation erwähnt wird, darf der Leser zwar darauf vertrauen, dass Autoren, Herausgeber und Verlag große Sorgfalt darauf verwandt haben, dass diese Angabe **dem Wissensstand bei Fertigstellung des Werkes** entspricht.
Für Angaben über Dosierungsanweisungen und Applikationsformen kann vom Verlag jedoch keine Gewähr übernommen werden. **Jeder Benutzer ist angehalten**, durch sorgfältige Prüfung der Beipackzettel der verwendeten Präparate und gegebenenfalls nach Konsultation eines Spezialisten festzustellen, ob die dort gegebene Empfehlung für Dosierungen oder die Beachtung von Kontraindikationen gegenüber der Angabe in diesem Buch abweicht. Eine solche Prüfung ist besonders wichtig bei selten verwendeten Präparaten oder solchen, die neu auf den Markt gebracht worden sind. **Jede Dosierung oder Applikation erfolgt auf eigene Gefahr des Benutzers.** Autoren und Verlag appellieren an jeden Benutzer, ihm etwa auffallende Ungenauigkeiten dem Verlag mitzuteilen.

Rüdigerstr. 14
70469 Stuttgart
Deutschland
www.thieme.de

Redaktion: Dipl. Biol. Anne-Kathrin Janetzky, Dresden
Zeichnungen: Andrea Schnitzler, Innsbruck;
Melanie Waigand-Brauner, Horben
Umschlaggestaltung: Thieme Verlagsgruppe
Umschlagabbildungen: © psdesign1 – Fotolia.com,
© eyetronic – Fotolia.com
Satz: Druckhaus Götz GmbH, Ludwigsburg
gesetzt aus: 3B2, Version 9.1, Unicode
Druck: Grafisches Centrum Cuno, Calbe

DOI 10.1055/b-003-129 348

ISBN 978-3-13-221021-9 1 2 3 4 5 6

Auch erhältlich als E-Book:
eISBN (PDF) 978-3-13-221031-8
eISBN (epub) 978-3-13-221131-5

Vorwort

Das Buch richtet sich an Ärzte in Klinik und Praxis sowie Ernährungsfachkräfte in diesen Bereichen. Warum ein solches Buch? Über Vitamine, Minerale und Spurenelemente gibt es eine ganze Reihe von Monografien und Lehrbücher (Ernährungsmedizin, Ernährungswissenschaften), in denen hinreichend Informationen zu finden sind. Biochemie, Quellen und Mangelerscheinungen werden umfangreich abgehandelt. Was aber fehlt, sind klare Handlungsanweisungen im Umgang mit Mikronährstoffen: Wer braucht sie wirklich, wer hat ein Risiko für ein Defizit, wie lässt sich das nachweisen, bei welchen Krankheiten besteht ein erhöhter Bedarf, und vor allem: wie soll ein Defizit behandelt werden? Erst wenn der Mangel klinisch sichtbar wird oder bereits früher? Wer bringt bereits eine unzureichende Versorgung mit und bei wem kann sich diese infolge der Primärtherapie entwickeln? Wen und wozu supplementieren, wenn kein Mangel sichtbar ist, und wann besteht das Risiko einer Überversorgung?

Alle diese Fragen stellen sich dem in der Praxis und Klinik tätigen Arzt oder Ernährungsfachmann immer wieder. Antworten wird er in den Standardwerken, wenn überhaupt, nur am Rande finden. Auch die Leitlinien geben nur bedingt Informationen, da hier weniger die Frage eines Defizits angesprochen wird als vielmehr mögliche Indikationen zur Behandlung mit Mikronährstoffen. Hinzu kommt, dass es Studien, die einen positiven Effekt einer Defizit-Kompensation belegen könnten, nicht gibt.

Es besteht weitgehend Einigkeit, dass eine inadäquate Versorgung mit einem oder mehreren Mikronährstoffen besonders im Krankheitsfall nicht günstig ist, es gibt aber in vielen Fällen keine Erfahrung über Ursachen, Folgen und Behandlung einer solchen inadäquaten Versorgung. Wie zeigt sich ein subklinisches Defizit, von welchen Mikronährstoffen wird bei welchen Krankheitszuständen mehr gebraucht? Auch diese Lücke will das Buch so weit möglich schließen, um dem Therapeuten Möglichkeiten zum Verständnis und gezielten Einsatz von Mikronährstoffen zu geben.

Jedes Vitamin und einige Minerale und Spurenelemente sind separat dargestellt, um eine rasche Orientierung zu ermöglichen. Bei Mineralen und Spurenelementen wurden nur die für den klinischen Alltag wichtigsten dargestellt. Die Zusammenstellung von Risikogruppen bzw. Risikoprofilen (Alter, Ernährungsformen, Lebensumstände) sollen dem behandelnden Arzt Hinweise geben, bei welchen Patienten mit einer Unterversorgung gerechnet werden kann, um in diesen Fällen die Mikronährstoffversorgung zu überprüfen bzw. den Patienten gezielt beraten zu können.

Die Darstellung von verschiedenen Krankheitsbildern mit besonderem Bezug zur Mikronährstoffversorgung soll es erlauben, den Patienten mit speziellen Mikronährstoffen in ausreichender Menge zu versorgen. Mangelernährung, die üblicherweise über das Gewicht definiert wird, ist in Deutschland bei Patienten, die in die Klinik aufgenommen werden, nicht selten, ist aber immer auch mit einer eingeschränkten Mikronährstoffversorgung verbunden. Dies kann für die Betroffenen, wenn die Versorgung nicht verbessert wird, Konsequenzen haben. Dies gilt ganz besonders auch für den kritisch kranken Patienten, bei dem sich Defizite rasch entwickeln können und Einfluss auf Therapie und Verlauf haben können.

An dieser Stelle möchte ich den Kollegen danken, die verschiedene Kapitel aus der Sicht ihres Faches kritisch gelesen und kommentiert haben: Prof. Christine von Arnim (Ulm), Prof. Ulrike Zech (Heidelberg), Petra Steinbeck (Stuttgart), Dr. Christine Lambert (Stuttgart), Prof. Florian Lang (Tübingen), Prof. Arwed Weimann (Leipzig), Prof. Georg Kreymann (Hamburg), Prof. Wilfried Druml (Wien), Prof. Wilfried Kügel (Stuttgart), Prof. Mathias Pirlich (Berlin), Prof. Hartmut Bertz (Freiburg).

Hohenheim, Frühjahr 2016
Prof. Dr. med. Hans Konrad Biesalski

Abkürzungsverzeichnis

ACD	Anemia of Chronic Disease; Anämie bei chronischer Erkrankung; inflammatorische Anämie
ACP	Acyl-Carrier-Protein
AD	Alzheimer-Demenz
AGB	Adjustable Gastric Banding
ALS	Amyotrophe Lateralsklerose
AMD	Altersabhängige Makuladegeneration
APE	Alkoholische Pellagra-Enzephalopathie
APP	Akute-Phase-Protein
ASCO	American Society of Clinical Oncology
BCMO	Betakarotin-Monoxygenase
BfR	Bundesamt für Risikobewertung
BMD	Bone Mineral Density
BMI	Body Mass Index
BPD	Bronchopulmonale Dysplasie, Atemnotsyndrom
BPD-DS	Biliopankreatic Diversion mit Duodenalswitch
CED	Chronisch entzündliche Darmerkrankungen
CF	Zystische Fibrose
CKD	Chronische Nierenerkrankung (engl.: Chronic Kidney Disease)
CKD-MBD	Chronische Nierenerkrankung und Mineral-Knochen-Störung (engl.: Chronic Kidney Disease – Mineral and Bone Disorders)
CRC	Kolorektaler Krebs
CRP	C-reaktives Protein
DGE	Deutsche Gesellschaft für Ernährung
DIOS	Dysmetabolic Iron Overload Syndrome
DRI	Dietary Reference Intake
EAR	Estimated Average Requirement
EGRAC	Erythrozytärer Glutathion-Reduktase-Koeffizient
EPP	Erythropoetische Protoporphyrie
ESA	Erythropoese-stimulierende Medikamente
ESPEN	Gesellschaft für enterale und parenterale Ernährung
ESRD	End Stage Renal Disease
ETKAC	Erythrozytäre Transketolase-Aktivität
FAD	Flavinadenindinukleotid
FE	Folat-Äquivalente
FFM	Fettfreie Masse
FGF	Fibroblasten-Wachstumsfaktor
fL	Femtoliter
FMN	Flavinmononukleotid
FTCD	Glutamatformimino-Transferase-Mangel
GABA	Gamma-Amino-Buttersäure
GFR	Glomeruläre Filtrationsrate
GH	Growth Hormone
Hb	Hämoglobin
HCS	Holocarboxylase-Synthetase
Hcy	Homocystein
HD	Hämodialyse
HDL	High Density Lipoprotein
HH	Hereditäre Hämochromatose
3-HIA	3-Hydroxyisovaleriansäure
HIF	Hypoxia Inducible Factor
HLCS	Holocarboxylase-Synthetase
HPLC	High Pressure Liquid Chromatography
IBD	Inflammatory Bowel Disease
IDA	Iron Deficient Anemia; Eisenmangelanämie
IE	Internationale Einheiten
IF	Intrinsic Factor
If-γ	Interferon-γ
IGF-1	Insulin-like Growth Factor-1
IUGR	Intrauterine Wachstumshemmung
IUPAC	International Union of Pure and Applied Chemistry
KHK	Koronare Herzkrankheit
LC-PUFA	langkettige mehrfach ungesättigte Fettsäuren
LDL	Low Density Lipoprotein
LE	Lupus erythematodes
LJ	Lebensjahr
LPL	Lipoproteinlipase
MAK	Monoklonaler Antikörper
MBD	Mineral-Knochen-Störung
MCI	Mild Cognitive Impairment
MCV	Mittleres korpuskuläres Volumen
MGP	Matrix-Gla-Protein
MMS	Methylmalonsäure
MRCD	Micronutrient Responsive Cerebral Dysfunction
MRP1	Multidrug Resistence Protein
MTHFR	Methylentetrahydrofolat-Reduktase-Mangel
MV	Multivitamine
MVM(S)	Multivitamin/Mineral(-Supplement)
NAD	Nicotinamidadenindinucleotid
NADPH	Nicotinamidadenindinucleotid-Hydrogenphosphat
NCCN	National Comprehensive Cancer Network

NFE	Nahrungsfolat-Äquivalente
NHANES II	Second National Health and Nutrition Examination Survey
NTD	Neuralrohrdefekt
NVS II	Nationale Verzehrstudie II
OD	Odds Ratio
PARP	Poly-ADP-Ribose-Polymerase
PBM	Peak Bone Mass
PDH	Pyruvat-Dehydrogenase
PEM	Protein-Energy-Malnutrition
PEW	Protein Energy Wasting
PIVKA	Protein induced by Vitamin K Absence
PLP	Pyridoxalphosphat
PM	Pyridoxamin
PN	Pyridoxin
PTH	Parathormon
PUFA	Mehrfach ungesättigte Fettsäuren (poly unsaturated fatty acids)
RBP	Retinol-bindendes Protein
RDA	Recommended Dietary Allowances
RDR-Test	Relative Dose Response Test
RE	Retinol Equivalent
ROS	Reaktive Sauerstoffverbindungen
RYGB	Roux-en-Y-Gastric-Bypass
SAM	S-Adenosyl-Methionin
SD	Standard Deviation
SG	Sleeve Gastrectomie
SGA	Subjective Global Assessment
SHPT	Sekundärer Hyperparathyreoidismus
SOD	Superoxid Dismutase
sTfR	Transferrinrezeptor
TDP	Thiamindiphosphat
TG	Triglyzerid
tHcy	Totales Homocystein
THF	Tetrahydrofolsäure
TPE (TPN)	Totale parenterale Ernährung
TPP	Thiaminpyrophosphat
TRAK	TSH-Rezeptor-Antikörper
TTP	Thiamintriphosphat
TTR	Transthyretin
UL	Upper Level
VDR	Vitamin-D-Rezeptor
VLDL	Very Low Density Lipoprotein
WE	Wernicke-Enzephalopathie
WKS	Wernicke-Korsakow-Syndrom
ZPP	Zink-Protoporphyrin

Inhaltsverzeichnis

Teil I: Vorbemerkungen

Teil II: Vitamine und Minerale

Teil IV: Besondere klinische Fragestellungen

Teil I

Vorbemerkungen

I

1 Allgemeines

1.1 Mikronährstoffe – Definition

Vitamine, Minerale und Spurenelemente werden als Mikronährstoffe – genauer: essenzielle Mikronährstoffe – zusammengefasst. Im Gegensatz zu den Makronährstoffen, die auch als energieliefernde Nährstoffe bezeichnet werden, sind Mikronährstoffe nicht energieliefernd. Von wenigen Ausnahmen abgesehen sind sie essenziell, d. h. sie müssen regelmäßig mit der Ernährung zugeführt werden.

1.2 Vitamine im Besonderen

Über kaum etwas wird in den Medien, aber auch in der Wissenschaft so kontrovers diskutiert wie über Vitamine. Die Ursache ist eher in historischem Kontext zu sehen: Mit der Entdeckung der Vitamine und den damit assoziierten Erkrankungen einerseits sowie mit der Synthese dieser Vitamine andererseits wurde ein Weg gefunden, um Krankheiten erfolgreich zu behandeln, die noch bis vor 100 Jahren (je nach Vitamin auch weniger) unheilbar schienen. Vitamin-B_{12}-Mangel etwa galt als unheilbar, und erst mit Einführung der „Gänslein"-Therapie (ein Pfund rohe Leber/Woche) gab es Hoffnung für diejenigen, die dies längere Zeit aushielten. Rachitis, oft in Verbindung mit Tuberkulose, war bei Kindern weit verbreitet und auch häufige Todesursache. Höhensonne und Lebertran haben dann schlagartig die Situation verändert. Mit Sauerkraut ließ sich die gefürchtete Seefahrerkrankheit, der Skorbut, verhindern. Erst als man dann zunehmend die einzelnen Vitamine entdeckte und isolieren konnte, gab es eine Erklärung für diesen Therapieerfolg.

Die Kenntnis der Verteilung und Menge der Vitamine in Lebensmitteln und die daraus resultierenden Empfehlungen brachten in reichen Nationen wie der unsrigen die Vitaminmangelerkrankungen zum Verschwinden. Eine Anwendung von Vitaminen wird heute folglich erst dann empfohlen, wenn ein Mangel nachgewiesen ist. Die heutige Standardinformation des Verbrauchers lautet: Wir brauchen keine Vitamine, es gibt keinen Mangel, wir haben genug Obst und Gemüse – obgleich das nicht die besten Vitaminquellen sind. Dies ist grundsätzlich richtig und im oben kurz geschilderten historischen Kontext auch nachvollziehbar. Wir sehen zum Glück kaum noch echte Mangelerscheinungen, allerdings haben wir zunehmend Kenntnisse, dass bereits der beginnende, also nicht klinisch fassbare Mangel, eine gesundheitliche Bedeutung haben kann.

Die Vitaminforschung hat gerade in den letzten 40 Jahren zu vielen neuen Erkenntnissen geführt (ganz besonders bei Vitamin A und D), die die Aussage – es gäbe keinen Mangel – in der so sehr allgemeinen Form zumindest infrage stellen. Es gibt zunehmend Beobachtungen, die den Krankheitswert einer unzureichenden Zufuhr einzelner Vitamine beschreiben, bevor klinische Zeichen des Mangels sichtbar werden. Man nennt diesen Zustand daher auch „Hidden Hunger", d. h. verborgenen Hunger. Damit stellen sich folgende Fragen: Hat möglicherweise jemand ein solch marginales Defizit und wenn ja, hat dies Krankheitswert oder besteht das Risiko, das eine bestehende Erkrankung dadurch ungünstig beeinflusst wird? Wie kann man das feststellen? Damit im Zusammenhang steht auch die Frage nach der Bedeutung der Primär- und Sekundärprävention. Was ist wirklich belegt und was ist möglicherweise nicht nur nutzlos, sondern auch gefährlich?

Im Folgenden werden genau diese Fragen angesprochen, und an ausgesuchten Beispielen wird erörtert, wer wirklich von Vitaminen in welcher Form und Dosis profitiert.

1.3 Bedarf und Empfehlung

Wie viel braucht nun ein Mensch von einem einzelnen Mikronährstoff? Hierzu gibt es seit etwas mehr als 60 Jahren die so genannten Empfehlungen für die Nährstoffzufuhr, die heute als **Referenzwerte** bezeichnet werden. ► Abb. 1.1 stellt die unterschiedlichen Eckpunkte dar, welche die Versorgung mit Mikronährstoffen beschreiben. Hierbei gibt es verschiedene Punkte, durch die die Versorgung des Menschen scheinbar festgelegt ist. Allerdings wurden all diese Punkte nicht für den einzelnen, sondern für eine gesunde Population gemacht. Der **EAR-Wert** (EAR: Estimated Average Requirement) darf so verstanden werden, dass 50 % der Population ausreichend und 50 % nicht ausreichend versorgt sind. Dies bedeutet nicht, dass die unzureichend Versorgten Zeichen eines Mangels entwickeln, sondern lediglich durch die

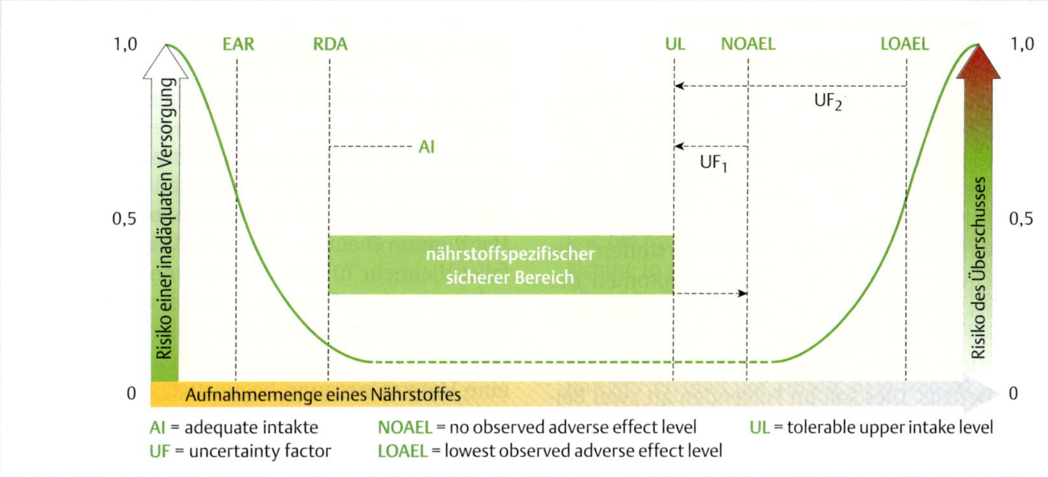

Abb. 1.1 Ermittlung des RDA-Wertes für einen bestimmten Nährstoff. Hierzu wird die Aufnahme des Nährstoffs in einer repräsentativen Bevölkerungsgruppe ohne Mangelsymptome ermittelt (EAR). Während unterhalb des RDA-Wertes das Risiko einer Unterversorgung kontinuierlich ansteigt, befindet sich oberhalb dieser Empfehlung ein (je nach Nährstoff) sehr breiter „sicherer Bereich". Das Risiko eines Überschusses steigt für die meisten Nährstoffe erst bei einem Vielfachen des RDA-Wertes an. Tolerable Upper Intake Level (UL): Dazu wird die höchste sichere Dosis (NOAEL: No Observed Effect Level) oder die niedrigste sichere Dosis (LOAEL: Lowest Observed Effect Level) gesucht. Dieser Wert wird um einen Unsicherheitsfaktor UF verkleinert (Quelle: [73]).

Zufuhr des Nährstoffes mit der Ernährung unter dem Mittelwert (EAR) dieser gesunden Gesamtpopulation liegen. Da von einer symmetrischen Normalverteilung ausgegangen wird, heißt dies auch, dass bei Gruppen, bei denen eine solche Symmetrie nicht vorliegt, der EAR-Wert falsch positiv oder falsch negativ sein kann. Entscheidend ist, dass es sich immer um gesunde Populationen handelt. Eine Aussage darüber, ob diese Normalverteilung auch für Menschen gilt, die an chronischen Krankheiten leiden, kann nicht getroffen werden. Der EAR-Wert ist also zunächst einmal nicht mehr als ein Schätzwert, der je nach Herkunft der Population unterschiedlich sein kann, da gerade traditionelle Ernährungsformen und damit deren Mikronährstoffdichte sehr unterschiedlich sein können. Dennoch werden diese Werte international genutzt, ohne dass dieser Tatsache wirklich Rechnung getragen würde.

Aus dem EAR-Wert wird der Referenzwert (**DRI**) abgeleitet, indem zwei Standardabweichungen der Normalverteilung diesem Wert hinzugefügt werden (19). Damit reduziert sich der Anteil der unzureichend Versorgten auf 2,5 %. Grundsätzlich darf davon ausgegangen werden, dass eine Unterschreitung der Referenzwerte beim Gesunden keine ernsthaften Konsequenzen haben muss. Dies ist alles eine Frage der Dauer der Unterschreitung und des Ausmaßes. Kommt es jedoch zu Erkrankungen oder weitergehenden Störungen der Nahrungsaufnahme, so kann diese Unterschreitung Konsequenzen haben.

Nun ist eine Analyse der Vitaminversorgung, ganz gleich in welcher Form, von Ausnahmen abgesehen, im Alltag wenig geeignet, da sie sehr zeitaufwendig und immer wieder auch stark abweichend von der tatsächlichen Versorgung ist (Over-Under-Reporting). Zweifellos gibt es Patienten, bei denen eine solche Analyse sinnvoll ist, besonders dann, wenn es um die Empfehlung und das Monitoring von Diäten geht oder aber um sehr spezielle Fragestellungen, die den zeitlichen Aufwand rechtfertigen. In der klinischen Routine jedoch – gerade, wenn es um die Empfehlung eines Vitaminpräparates geht – ist die Orientierung an Risikoprofilen bzw. -gruppen, die mit einer unzureichenden Versorgung einzelner oder mehrerer Vitamine verbunden sind, der schnellere Weg. Auf Risikogruppen und -profile wird in den Einzeldarstellungen eingegangen.

Zwecke" bezeichnet werden. Hierbei finden sich v. a. einzelne Vitamine oder Kombinationen in Dosierungen, deutlich über 100 % RDA (Recommended dietary Allowances), die einen medizinischen Bezug haben. Grundlage für diese Supplemente ist der Bezug zu Krankheiten, bei denen ein Mehrbedarf an einem oder mehreren Vitaminen angenommen oder nachgewiesen wurde, der nicht mit der Ernährung gedeckt werden kann.

Während die therapeutischen Studien einem pharmakologischen Ansatz folgen und Vitamine ganz wie Xenobiotika behandeln, zielen die Studien, bei denen es um die Kompensation eines Defizits geht, auf eine Vitaminwirkung ab. Im ersten Fall kann eine Wirkung, die nicht primär der Vitaminwirkung entspricht, durch eine unphysiologische, ergo pharmakologische Dosis erreicht werden. In diesen Fällen werden physiologische Kontrollmechanismen der Homöostase und Organverteilung umgangen, sodass durchaus ein unerwarteter positiver, aber eben auch negativer Effekt auftreten kann.

Für klassische Nahrungsergänzungsmittel gilt, dass sie die Ernährung ergänzen und keinesfalls, dass sie eine ungesunde Ernährung kompensieren können. Interessanterweise ist es genau die Gruppe derer, die sich gesund ernähren und die auch einen eher gesunden Lebensstil haben, die täglich Supplemente einnehmen [90].

Studien, die eine vorbeugende Wirkung von einzelnen Vitaminen bei der Entstehung von Krankheiten belegen, übersehen, dass Symptome einer Krankheit, sei es nun der Gedächtnisverlust, dem vorgebeugt werden soll oder die Intima-media-Dicke von Gefäßen, keinesfalls Zeichen eines Vitaminmangels sind, der analog wie die wirklichen Mangelsymptome behandelt werden kann. Mag sein, dass es frühe Zeichen gibt, die mit einem Mangel in Verbindung gebracht werden können, wie etwa die endotheliale Dysfunktion bei Vitamin-C-Unterversorgung, die mit der Zeit zu weiteren Veränderungen der Gefäße führt, die dann jedoch kaum mehr mit Vitamin C in Verbindung stehen und daher auch nicht damit behandelt werden können.

1.8 Supplemente – Wissenswertes in Kürze

1.8.1 Nahrungsergänzungsmittel und ergänzend bilanzierte Diät

Grundsätzlich lassen sich zwei unterschiedliche Bezeichnungen von Supplementen unterscheiden: Nahrungsergänzungsmittel und die ergänzend bilanzierte Diät.

Laut Nahrungsergänzungsmittelverordnung ist ein Nahrungsergänzungsmittel ein Lebensmittel, das

1. *dazu bestimmt ist, die allgemeine Ernährung zu ergänzen,*
2. *ein Konzentrat von Nährstoffen oder sonstigen Stoffen mit ernährungsspezifischer oder physiologischer Wirkung allein oder in Zusammensetzung darstellt und*
3. *in dosierter Form, insbesondere in Form von Kapseln, Pastillen, Tabletten, Pillen, Brausetabletten und anderen ähnlichen Darreichungsformen, Pulverbeutel, Flüssigampullen, Flaschen mit Tropfeinsätzen und ähnlichen Darreichungsformen von Flüssigkeiten und Pulvern zur Aufnahme in abgemessenen kleinen Mengen in den Verkehr gebracht wird.*

§ 1 Diätverordnung liefert die Definition für bilanzierte Diäten:

(1) Diätetische Lebensmittel sind Lebensmittel, die für eine besondere Ernährung bestimmt sind.

(2) Lebensmittel sind für eine besondere Ernährung bestimmt, wenn sie

1. den besonderen Ernährungserfordernissen folgender Verbrauchergruppen entsprechen:

a) bestimmter Gruppen von Personen, deren Verdauungs- oder Resorptionsprozess oder Stoffwechsel gestört ist oder

b) bestimmter Gruppen von Personen, die sich in besonderen physiologischen Umständen befinden und deshalb einen besonderen Nutzen aus der kontrollierten Aufnahme bestimmter in der Nahrung enthaltener Stoffe ziehen können, oder

c) gesunder Säuglinge oder Kleinkinder,

2. sich für den angegebenen Ernährungszweck eignen und mit dem Hinweis darauf in den Verkehr gebracht werden, dass sie für diesen Zweck geeignet sind, und

3. sich auf Grund ihrer besonderen Zusammensetzung oder des besonderen Verfahrens ihrer Herstellung deutlich von den Lebensmitteln des allgemeinen Verzehrs unterscheiden.

(4a) Im Sinne dieser Verordnung sind diätetische Lebensmittel für besondere medizinische Zwecke (bilanzierte Diäten) Erzeugnisse, die auf besondere Weise verarbeitet oder formuliert und für die diätetische Behandlung von Patienten bestimmt sind. Sie dienen der ausschließlichen oder teilweisen Ernährung von Patienten mit eingeschränkter, behinderter oder gestörter Fähigkeit zur Aufnahme, Verdauung, Resorption, Verstoffwechslung oder Ausscheidung gewöhnlicher Lebensmittel oder bestimmter darin enthaltener Nährstoffe oder ihrer Metaboliten oder der Ernährung von Patienten mit einem sonstigen medizinisch bedingten Nährstoffbedarf, für deren diätetische Behandlung eine Modifizierung der normalen Ernährung, andere Lebensmittel für eine besondere Ernährung oder eine Kombination aus beiden nicht ausreichen. Bilanzierte Diäten werden unterteilt in

1. vollständige bilanzierte Diäten
a) mit einer Nährstoff-Standardformulierung oder
b) mit einer für bestimmte Beschwerden spezifischen oder für eine bestimmte Krankheit oder Störung angepassten Nährstoffformulierung, die bei Verwendung nach den Anweisungen des Herstellers die einzige Nahrungsquelle für Personen, für die sie bestimmt sind, darstellen können und
2. ergänzende bilanzierte Diäten
a) mit einer Nährstoff-Standardformulierung oder
b) mit einer für bestimmte Beschwerden spezifischen oder für eine bestimmte Krankheit oder Störung angepassten Nährstoffformulierung, die sich nicht für die Verwendung als einzige Nahrungsquelle eignen.“

Wenn im Folgenden von Multivitaminen (MV) oder Multivitamin-/Mineral-Präparaten (MVM) die Rede ist, dann sind Nahrungsergänzungsmittel angesprochen, die mindestens 9 Mikronährstoffe enthalten und die Referenzwerte nicht wesentlich überschreiten. Bei Einzelvitaminen oder Mineralen können die Dosierungen zur Behandlung eines Defizites höher liegen. Bei diätetischen Lebensmitteln oder den vollständig bzw. ergänzend bilanzierten Diäten, wie sie zur Begleitbehandlung von Erkrankungen empfohlen werden, können die Referenzwerte überschritten werden, um dem gesteigerten Bedarf im Einzelfall Rechnung zu tragen.

1.8.2 Wirkung

Es wird immer wieder berichtet, dass so genannte synthetisch hergestellte Vitamine vom menschlichen Organismus nicht oder nur schlecht aufgenommen werden und auch eine geringere oder gar keine Wirkung im Vergleich zu natürlichen, also in Lebensmitteln vorkommenden Mikronährstoffen haben. Gegen diese Annahme spricht, dass die Behandlung von Defiziten mit den synthetischen Mikronährstoffen seit vielen Jahren erfolgreich ist. Die in Lebensmitteln natürlicherweise vorkommenden Verbindungen unterscheiden sich chemisch nicht (Ausnahme Vitamin E) von den synthetisch hergestellten. Der Organismus kann sie nach Aufnahme nicht von den Mikronährstoffen aus Lebensmitteln unterscheiden. Diese Aufnahme, d. h. Bioverfügbarkeit, kann aber zwischen natürlichen und synthetischen Mikronährstoffen in der Tat unterschiedlich sein. In den meisten Fällen ist die Bioverfügbarkeit von synthetisch hergestellten Mikronährstoffen deutlich besser als die in Lebensmitteln vorkommenden. Grund ist, dass Letztere erst aus der Matrix gelöst werden müssen oder teilweise aufgespalten (z. B. Folat aus Pflanzen mit einer Bioverfügbarkeit von 10–15 % gegenüber Folsäure-Supplementen mit 100 %). So ist z. B. die Bioverfügbarkeit von Provitamin-A-Supplementen nahezu 100 %, während die Bioverfügbarkeit dieses gelben Farbstoffs der Karotte bei nur 1–2 % liegt, wenn die Karotte roh verzehrt wird.

1.8.3 Nebenwirkung

Im Bereich der Referenzwerte (bis zum 3-Fachen) gibt es für Mikronährstoffe keine Hinweise, dass diese gesundheitlich bedenkliche Nebenwirkungen haben. Erst wenn der so genannte Upper Level überschritten wird, können zunächst meist unspezifische Nebenwirkungen auftreten. Besonders bei sehr hohen Dosierungen können Regulationsmechanismen der Verteilung und Metabolisierung nicht mehr eingreifen, sodass dann Wirkungen auftreten können, die mit der eigentlichen Vitaminwirkung nichts mehr gemein haben. Dies kann Vorteile (gewünschter pharmakologischer Effekt), aber auch Nachteile (Nebenwirkung) haben – wie es auch für pharmazeutische Präparate gilt.

1.8.4 Sicherheit von MVM-Präparaten

Die Sicherheit von Einzelpräparaten (Upper Level) findet sich in den jeweiligen Kapiteln.

Die Sicherheit von ausgewogenen Präparaten (100 % Referenzwert mit mehr als neun Mikronährstoffen) muss aus zwei Perspektiven betrachtet werden:

- Führt die Einnahme unterschiedlicher Kombinationen mit physiologischer Dosis (Menge, die durch Ernährung erreichbar ist) zu einer Überschreitung der UL für einzelne Mikronährstoffe, wenn diese zusätzlich zu einer normalen Ernährung, einschließlich angereicherter Lebensmittel, eingenommen werden?
  In einer umfangreichen und detaillierten Studie [490] wurde dieser Frage nachgegangen, indem die Versorgung mit Mikronährstoffen (Kalzium, Kupfer, Jod, Eisen, Magnesium, Phosphor, Selen, Zink, Folsäure, Niacin, Vitamin A als RE (Retinolequivalent), B6, D und E) aus der Einnahme von Supplementen zusammen mit den Lebensmitteln, einschließlich angereicherter auf der Basis nationaler Studien aus neun europäischen Ländern (Dänemark, Deutschland, Finnland, Irland, Italien, Niederlande, Polen, Spanien und Großbritannien), bewertet wurde. Die aufgenommene Gesamtmenge wurde bei Konsumenten mit besonders hoher Zufuhr (entsprechend 95 %-Perzentile) mit dem jeweiligen UL verglichen. In den meisten Fällen wurde bei den Hochdosis-Konsumenten der UL nicht erreicht. Bei Kindern wird der UL für Jod, Vitamin A (als RE) und Zink (95 %-Perzentile) bei einzelnen Ländern erreicht. Die niedrigeren UL-Werte bei Kindern sind darauf zurückzuführen, dass als Berechnungsgrundlage das Körpergewicht genommen wird. Bei Vitamin A muss berücksichtigt werden, dass die Berechnung der RE auf der Basis des in Deutschland noch verwendeten Konversionsfaktors 1:6, und nicht wie international 1:12, ermittelt wird.
  Schlussfolgerungen der Autoren:
  → Der wesentliche Anteil an Mikronährstoffen kommt aus den Lebensmitteln.
  → Es bestehen große länderspezifische Unterschiede bei Nahrungsergänzungsmitteln und Anreicherungen von Lebensmitteln. Nahrungsergänzungsmittel sind für die großen Differenzen bei der Mikronährstoffversorgung am ehesten verantwortlich.
  → Soweit feststellbar, ist das Risiko für eine exzessive Zufuhr für die meisten Mikronährstoffe relativ niedrig; mögliche Ausnahmen sind Vitamin A (RE), Zink, Jod, Kupfer und Magnesium. Bei Kindern besteht eine größere Wahrscheinlichkeit, dass sie höhere Aufnahmen relativ zu den UL haben.
- Gibt es typische Nebenwirkungen bei Langzeiteinnahme?
  Bei der Frage der Sicherheit hat eine Studie für große Verunsicherung in der Bevölkerung gesorgt: Die Metaanalyse der Autorengruppe um Bjelakovic [84], die 68 Studien, bei denen bei unterschiedlichsten Gruppen aus den verschiedensten Indikationen mit Kombinationen aus Antioxidanzien (Betakarotin, Vitamin C und E) oder mit Einzelsupplementen dieser Antioxidanzien in Dosierungen über unterschiedliche Zeiten (wenige Wochen bis Jahre) behandelt wurden, die weit über den Empfehlungen und auch in verschiedenen Fällen über den UL lagen. Als klinischer Endpunkt wurde Mortalität gewählt, die bei allen Studien keine Unterschiede zwischen Anwendern und Placebo ergab, sondern erst nach Trennung der Studien in solche mit hoher Qualität (47) und solche mit geringerer Qualität (21). Bei den Studien mit hoher Qualität ergab sich eine signifikante Zunahme der Mortalität bei den Anwendern um 5 %, bei den Studien mit geringerer Qualität eine (nicht signifikante) Abnahme der Mortalität um 9 % bei den Anwendern. Die Indikation für eine Anwendung hoch dosierter Antioxidanzien stellt sich kaum noch, nachdem die großen Interventionsstudien (CARET, ATBC, HOPE, SELECT u. a.) keine positiven Resultate einer Langzeiteinnahme in Bezug auf die Prävention von Krankheiten zeigen konnten. Vielmehr haben die CARET- und ATBC-Studie eine Zunahme an Krebsfällen (Lunge) in der mit hochdosiertem Betakarotin behandelten Gruppe gezeigt. Dies hat zu einem Umdenken geführt; hochdosierte Präparate für Betakarotin sind heute nicht mehr auf dem Markt.
  Bei MVM-Präparaten in unterschiedlichen Kombinationen und den Referenzwerten entsprechenden Dosierungen haben Metaanalysen ergeben, dass selbst bei langjähriger Einnahme keine erhöhte Mortalität gefunden wird [446]. Die Iowa Women's Health Study (WHS) hat über einen längeren Zeitraum (1986–2004) bei 38 772 Frauen (mittleres Alter 61,6 Jahre) die Einnahme von Supplementen (einzelne Vitamine, MVM in

unbekannter Dosierung) verfolgt. Bei Supplementen mit einzelnen Vitaminen, die üblicherweise in höherer Dosierung angeboten werden, zeigte sich erneut eine leichte Zunahme der Mortalität.
Bezüglich Nebenwirkungen einer Langzeitanwendung von MVM-Supplementen ist die kürzlich veröffentlichte Physicians Health Study (PHS) aufschlussreich. 7 317 Ärzte erhielten ein MVM über einen Zeitraum von elf Jahren und 7 324 ein Placebo. Mit der Ausnahme einer vorübergehenden Hautrötung in der Verumgruppe gab es keine Anzeichen von Nebenwirkungen, die sich in der behandelten Gruppe von der der Placebogruppe unterschieden. Hinsichtlich der Wirkung der MVM-Supplementierung ergab sich kein Effekt auf kardiovaskuläre Erkrankungen, Makuladegeneration oder spezifische Krebsentitäten (Kolon, Prostata). Allerdings zeigte sich eine signifikante Reduktion (12 %) der Gesamtkrebsinzidenz (ohne Prostata) in der behandelten Gruppe.

- **Fazit:** MVM-Supplemente, die die Referenzwerte für die einzelnen Mikronährstoffe nicht wesentlich übersteigen, können als sicher gelten. Je mehr einzelne Mikronährstoffe enthalten sind, desto sicherer ist die Anwendung in Bezug auf verborgene Defizite. Personen mit erhöhtem Bedarf oder unzureichender Zufuhr durch Ernährung können MVM-Supplemente als Nahrungsergänzung zusammen mit einer soweit möglichen Anpassung der Ernährung an die individuellen Möglichkeiten und Erfordernisse empfohlen werden.

1.8.5 Evidenzbasierte Ernährung

So wie es eine evidenzbasierte Medizin gibt, so wird auch immer wieder versucht, die Methoden der evidenzbasierten Medizin auf die Ernährung anzuwenden. Nun gibt es aber bei Übertragung solcher Verfahren von der Medizin in die Ernährungswissenschaften eine Reihe von Unterschieden, die dies zumindest fragwürdig erscheinen lassen. Dies gilt ganz besonders für die Beurteilung der Wirkung einzelner oder mehrerer Mikronährstoffe hinsichtlich Dosis, Bioverfügbarkeit oder Wirkung. Medikamente sind Xenobiotica, bei denen Behandlung gegen Nicht-Behandlung verglichen werden kann. Es besteht bei Medikamenten kein initialer Wirkspiegel und es besteht oft keine geregelte Homöostase oder eine spezielle Absorption bzw. Organverteilung im Gegensatz zu Mikronährstoffen. Bereits die Analyse der Bioverfügbarkeit ist schwierig, da kein Nullwert und oft eine sehr spezielle Verstoffwechslung und geregelte Homöostase existieren. Besonders problematisch ist die Beurteilung einer Dosis-Wirkungs-Beziehung. Um in den folgenden Kapiteln die Datenlage für einzelne Mikronährstoffe zu interpretieren, wird versucht so weit als möglich auf systematische Reviews und Cochrane-Analysen zurückzugreifen, wenn es um spezielle Indikationen oder Ansätze zur Prävention geht.

Wir wissen über die unterschiedlichen Mikronährstoffe immer noch sehr wenig, wenn es um die Indikatoren der Pharmakodynamik oder der speziellen Wirkungen geht. Dies macht eine Beurteilung schwierig und gibt oft Anlass zu Fehlinterpretationen. Bei den Einzeldarstellungen wird der Leser einige dieser Indikationen vermissen, da die Datenlage entweder unsicher ist oder aber inzwischen überholt. Gerade bei Mikronährstoffen gibt es immer wieder Trends, die ein einzelnes Vitamin (z. B. Vitamin E oder zurzeit Vitamin D) oder Kombinationen (Antioxidanzien) in den Mittelpunkt des öffentlichen Interesses rücken. In vielen Fällen ist von den besonders ausgelobten Wirkungen nicht viel übrig geblieben. Vielmehr zeigen sich immer wieder auch Nachteile einer hochdosierten Anwendung. Letzteres ist dann viel stärker im Gedächtnis der Medien und der Öffentlichkeit geblieben. Mikronährstoffe haben eher einen schlechten Ruf, bzw. heißt es, wir brauchten sie eigentlich nicht, da in der Ernährung genug vorhanden sei. Letzteres ist durchaus richtig, wenn man damit die gesunde Allgemeinheit meint. Der Individualfall kann jedoch völlig anders aussehen. Die folgenden Kapitel wollen sich kritisch mit der Frage von Bedarf und Nutzen auseinandersetzen und so auch die Diskussion um Sinn und Unsinn von Mikronährstoffen versachlichen.

Teil II

Vitamine und Minerale

II

II

2 Fettlösliche Vitamine

2.1 Vitamin A

Das Wichtigste in Kürze

Funktion
- entscheidend für die Synthese einer Vielzahl von Proteinen
- wichtig für Nerven- und Immunsystem, Erythrozyten- und Eiweißstoffwechsel, Haut, Schleimhäute und Knochenstoffwechsel, Glukose-Stoffwechsel und Insulinresistenz sowie für Reproduktion und embryonales Wachstum

Nährstoffquellen
Leber, Eier

Risikogruppen
Schwangere, Kinder (bis ca. 5. LJ), Veganer mit zusätzlicher Belastung (z. B. Infekte, Schwangerschaft, Traumata), Raucher, Patienten mit chronisch-obstruktiven Lungenerkrankungen

Analytik
- Überprüfung des Vitamins im Labor ist unzuverlässig, da der Blutspiegel über weite Bereiche des Status konstant bleibt.
- Bei Patienten mit Niereninsuffizienz oder Lebererkrankungen müssen andere Grenzwerte beachtet werden.

Mangel
Symptome vielfältig: z. B. Nachtblindheit, Akne, erhöhte Infektanfälligkeit, Wachstumsstörungen

Gesundheit und Prävention
Bisher keine präventive Wirkung gesichert

Therapie
Vitamin A-Mangel, Schwangerschaft, Neonatalperiode, Retinitis pigmentosa

Toxikologie
Teratogenität (Retinsäure), Alkohol kann Auswirkungen auf Leberfunktion verstärken

2.1.1 Nomenklatur

► **Vitamin A**
- präformiertes Vitamin A (in Lebensmitteln)
  - Retinol: Transportform
  - Retinylester: biologisch inerte Speicherform
- Metabolite
  - Retinal: Chromophore all-trans, 11-cis
  - Retinsäure: all-trans-, 9-cis, 11-cis, 13-cis (aktiver Metabolit)

► **Retinoide**
- synthetische Derivate
  - all-trans-Retinsäure: Tretinoin
  - 13-cis-Retinsäure: Isotretinoin

2.1.2 Funktion

Der aktive Metabolit des Vitamin A, die all-trans- bzw. die 9-cis-Retinsäure, ist Ligand für Kernrezeptoren verschiedener Gene, die die Transkription einer Vielzahl von Proteinen initiieren (► Tab. 18.2). Diese **Kernrezeptoren**, die zu den Steroid-Thyroid-Hormonrezeptoren zählen, kommen in den meisten Geweben des Menschen vor. Hierüber erfolgt – in vielen Fällen gemeinsam mit dem Kernrezeptor für Vitamin D, aber auch mit anderen Kernrezeptoren (z. B. Schilddrüsenhormonrezeptoren) – die Genexpression einer Vielzahl von Proteinen, die Bedeutung für Wachstum und Differenzierung haben. Damit erklärt sich die breite physiologische Wirkung dieses Vitamins.

In der **Embryogenese** wirkt Vitamin A als Morphogen. Die Folgen eines Mangels zeigen sich als Entwicklungsstörungen, v. a. an Herz, Urogenitaltrakt und Atemwegen (Lungenreifung!).

Vitamin A ist wichtig in der **Hämatopoese**, da es die Mobilisierung des Eisens aus den Eisenspeichern verbessert und die Bioverfügbarkeit des Non-Häm-Eisens steigert. Vitamin-A-Mangel macht sich oft vor den typisch klinischen Symptomen durch eine Anämie bemerkbar.

Im **Immunsystem** hat Vitamin A (oft gemeinsam mit Vitamin D) eine besondere Bedeutung. Diese Wirkung hat zur Bezeichnung des Vitamins als antiinfektiöser Faktor bereits kurz nach der Entdeckung geführt. Vitamin A ist Wachstumsfaktor für B-Lymphozyten und hat damit Bedeutung in der zellvermittelten Immunität. Bei gesunden Erwachsenen wird ein Anstieg von T-Zellen (CD3,

CD4) und Steigerung der Aktivität von NK-Zellen nach Supplementierung beobachtet. Die deutliche Verringerung der Mortalität und Morbidität von Infektionserkrankungen (Masern, respiratorische Infekte, chronische Durchfälle u. a.) nach Supplementierung von Kindern mit Vitamin-A-Mangel belegt die Bedeutung von Vitamin A für die körpereigene Abwehr.

Vitamin A ist für den regelrechten Aufbau und die **Barrierefunktion von Schleimhäuten** des Respirationstraktes unentbehrlich. Dies erklärt u. a. die Zunahme von respiratorischen Infekten im Vitamin-A-Mangel-Zustand.

Vitamin A ist weiterhin von Bedeutung für das Hell-Dunkel-Sehen, die Struktur der Cornea, Wachstum und Differenzierung von Epithelzellen, Regeneration von Haut und Schleimhäuten, Knochen- und Zahnwachstum sowie die Reproduktion.

2.1.3 Nährstoffquellen und Stoffwechsel

Etwa 90 % des mit der Nahrung von Mensch und Tier aufgenommenen Vitamin A wird in Form der Retinylester (Retinol verestert mit einer Fettsäure, meistens Palmitat) in der Leber gespeichert. Folglich ist das Vitamin-A-reichste Lebensmittel für den Menschen tierische Leber. Bereits 100 g alle 14 Tage genügen, um den Bedarf zu decken, d. h. die eigenen Speicher so zu versorgen, dass sie für einige Zeit ausreichen. Weitere Quellen mit geringeren Vitamin-A-Konzentrationen sind alle Arten von Leberprodukten, Lebertran, Käse, fetter Fisch. Das nur in Pflanzen enthaltene Provitamin A (Betakarotin) ist nur eine mäßig gute Quelle und wird getrennt besprochen (Kap. 2.2).

Wichtige Nährstoffquellen zur raschen Orientierung

Für präformiertes Vitamin A (als Retinylpalmitat oder Retinol) gibt es nur wenige Lebensmittel (ausschließlich tierische), die hohe Mengen enthalten und in geringen Verzehrmengen den Tagesbedarf decken (▶ Tab. 2.1).

Tab. 2.1 Tierische Lebensmittel mit dem höchsten Vitamin-A-Gehalt in mg/100 g.

Nährstoffquelle	Vitamin-A-Gehalt (mg/100g)
Rinderleber	bis 3
Hühnerei	0,25
Käse	bis 0,2
Hering	0,1

Die Versorgung kann grob abgeschätzt werden, wenn die Häufigkeit der Lebensmittel mit hoher Vitamin-Dichte erfragt werden. Die Leberspeicher können individuell stark schwanken und liegen bei 100–1000 µg/g. Damit ergibt sich eine Speicherkapazität von vier Wochen bis sechs Monaten im Falle einer fehlenden Vitamin-A-Zufuhr.

Referenzbereich

Vitamin A (Retinol), Betakarotin: empfohlene Zufuhr (▶ Tab. 2.2)

Upper Level (UL)

Der so genannte Upper Level ist die Menge eines Mikronährstoffes, die ohne gesundheitlichen Schaden pro Tag maximal aufgenommen werden kann (▶ Tab. 2.3).

Der UL gilt in diesem Fall (entgegen den Angaben des Bundesamtes für Risikobewertung, BfR) für präformiertes Vitamin A (Retinol) und nicht RE.

Umrechnungsfaktoren

Die Umrechnung in Retinol-Äquivalente (▶ Tab. 2.4) ist gemäß internationalem Standard 1:12 auf der Basis verschiedener wissenschaftlicher Untersuchungen und nicht, wie nur noch in den deutschsprachigen Ländern üblich, 1:6.

Das bedeutet, dass zur Erreichung des Referenzwertes für Erwachsene (1 mg/Tag) 12 mg Betakarotin aus pflanzlichen Lebensmitteln erforderlich sind. Das muss berücksichtigt werden, wenn die Vitamin-A-Versorgung vorwiegend oder wie bei veganer Ernährung ausschließlich über Provitamin A verläuft.

Tab. 2.2 Empfohlene Zufuhr an Vitamin A bzw. Betakarotin pro Tag.

Altersgruppe	Retinol (mg-Äquivalent[1]/Tag)	
	m	w
Säuglinge		
0 bis < 4 Monate[2]	0,5	0,5
4 bis < 12 Monate	0,6	0,6
Kinder		
1 bis < 4 Jahre	0,6	0,6
4 bis < 7 Jahre	0,7	0,7
7 bis < 10 Jahre	0,8	0,8
10 bis < 13 Jahre	0,9	0,9
13 bis < 15 Jahre	1,1	1,0
Jugendliche und Erwachsene		
15 bis < 19 Jahre	1,1	0,9
19 bis < 25 Jahre	1,0	0,8
25 bis < 51 Jahre	1,0	0,8
51 bis < 65 Jahre	1,0	0,8
65 Jahre und älter	1,0	0,8
Schwangere ab 4. Monat	–	1,1
Stillende[3]	–	1,5

[1] 1 mg Retinol-Äquivalent = 1 mg Retinol = 6 mg all-trans-β-Carotin = 12 mg andere Provitamin-A-Carotinoide = 1,15 mg all-trans-Retinylacetat = 1,83 mg all-trans-Retinylpalmitat; 1 IE = 0,3 µg Retinol (Internationale Einheiten werden nur noch im pharmazeutischen Bereich angegeben);
[2] Schätzwert;
[3] ca. 70 µg Retinol-Äquivalente-Zulage pro 100 g sezernierter Milch

Tab. 2.3 Upper Level für Retinol.

Alter (Jahre)	UL (µg RE/Tag)
1–3	800
4–6	1100
7–10	1500
11–14	2000
15–17	2600
Erwachsene	3 000

RE: Retinol Equivalent (Retinol-Äquivalent)

Tab. 2.4 Retinol-Äquivalente – Umrechnung.

1 Retinol-Äquivalent (RE) entspricht	1 Internationale Einheit (IE) entspricht
• 1 µg all-trans-Retinol	• 0,3 µg all-trans-Retinol
• 2 µg all-trans-Betakarotin in Supplementen	• 0,344 µg all-trans-Retinylacetat
• 12 µg all-trans-Betakarotin in Lebensmitteln	• 0,55 µg all-trans-Retinylpalmitat
• 24 µg andere Provitamin-A-Carotinoide in Lebensmitteln	

Versorgung gemäß nationaler Verzehrstudie II (NVS II)

„Die größte Menge an Retinol-Äquivalenten nehmen Männer über Fleisch/-erzeugnisse und Wurstwaren auf. Danach folgen Gerichte auf Basis von Gemüse sowie Gemüse, Pilze und Hülsenfrüchte. Bei Frauen stellen die Gruppen Gemüse, Pilze und Hülsenfrüchte sowie Gerichte auf Basis von Gemüse die Hauptlieferanten für Retinol-Äquivalente dar. Fleisch/-erzeugnisse und Wurstwaren folgen bei den Frauen erst an dritter Stelle.

Bei Männern und Frauen liegt in allen Altersgruppen der Median der Zufuhr an Retinol-Äquivalenten deutlich über der empfohlenen Zufuhr. 15 % der Männer und 10 % der Frauen erreichen die empfohlene tägliche Zufuhr für Retinol-Äquivalente nicht.

Diese Anteile sind bei Männern und Frauen in der jüngsten Altersgruppen am höchsten (29 % bei den Männern, 25 % bei den Frauen) und sinken mit zunehmendem Alter ab." [458]

Auch für die NVS gilt, dass der Umrechnungsfaktor 1:6 gewählt wurde.

2.1.4 Risikogruppen

Mangel

Ein Vitamin-A-Mangel entwickelt sich über längere Zeit (Wochen), wenn die oben genannten Nährstoffquellen fehlen und die Versorgung mit dem Provitamin A nicht ausreicht. Die klinischen Zeichen sind in ▶ Tab. 2.7 zusammengefasst.

Ein klinisch sichtbarer Vitamin-A-Mangel ist weltweit verbreitet und betrifft v. a. Schwangere und Kinder bis zum 5. Lebensjahr (▶ Tab. 2.8). Allerdings dürfte ein solch ausgeprägter Mangel in Deutschland selten sein. Es ist jedoch nicht auszuschließen, dass Kinder von Migranten betroffen sein könnten. Folglich sollte die Überprüfung der Dunkeladaptation bei Verdacht erfolgen.

Unterversorgung

Gemäß der Analyse der Nationalen Verzehrstudie II (NVS II) und des Bundesamtes für Risikobewertung (BfR) entspricht die Vitamin-A-Versorgung bei 30 % der deutschen Bevölkerung nicht den angegebenen Referenzwerten.

Von einer Unterversorgung kann immer dann ausgegangen werden, wenn die Ernährung über längere Zeit keine ausreichenden Mengen an präformiertem Vitamin A enthalten hat oder aber wenn Zustände bekannt sind, die einen erhöhten Bedarf erfordern.

Bei Vermeidung aller tierischen Lebensmittel, wie dies bei strengen Veganern der Fall ist, fehlt präformiertes Vitamin A (siehe auch Kap. 7). Eine reine Versorgung durch Provitamin A kann dazu beitragen, dass sich die Leberspeicher langsamer entleeren. Bei besonderen Belastungen (z. B. Infektionen, Schwangerschaft, Traumata) droht jedoch die Gefahr einer rasch eintretenden Unterversorgung. Gleiches gilt für Reduktionsdiäten, wenn diese länger als drei Monate durchgeführt wurden.

Bei älteren Menschen liegt die Vitamin-A-Zufuhr oft unterhalb der Referenzwerte (< 70 %), wie die Daten der NVS II sowie Daten großer amerikanischer Studien (NHANES II) zeigen. Gleiches gilt für Schwangere, die laut BfR den erhöhten Bedarf bei normaler Ernährung nur schwer erreichen.

Eine weitere Ursache für eine Unterversorgung können Störungen der Gallenfunktion oder des Pankreas sein, die die Fettabsorption einschränken. Dies gilt grundsätzlich für alle fettlöslichen Vitamine.

Infektionskrankheiten (besonders Masern) führen zu einem selektiven höheren Verbrauch an Vitamin A sowie einem Verlust von RBP über die Niere. Bei rezidivierenden Infekten, vor allem bei Kindern, ist mit einer Verschlechterung des Vitamin A-Status zu rechnen.

Frühgeburten haben oft nur geringe Leber- und Organspeicherkapazitäten (besonders der Lunge). Die Blutwerte bleiben in den ersten zwölf Lebensmonaten sehr niedrig.

Mukoviszidose-Patienten haben häufig (bis zu 40 %) sehr niedrige Retinol-Plasmaspiegel [101]. Bei entsprechender Therapie der Pankreasinsuffizienz sind tägliche Vitamin-A-Gaben nicht erforderlich. Allerdings sollten routinemäßige Kontrollen erfolgen, um zu vermeiden, dass es zu einer schleichenden Depletierung der Leberspeicher kommt.

2.1.5 Interaktionen

Interaktionen mit Medikamenten

Medikamente, die die Bioverfügbarkeit oder Metabolisierung des Vitamin A nachhaltig beeinträchtigen würden, sind nicht bekannt. Verschiedene Medizinprodukte, die die Fettaufnahme durch Adsorption der Fette hemmen und zur Behandlung des Übergewichts empfohlen werden, können jedoch dazu beitragen, dass nicht nur das fettlösliche Vitamin A, sondern auch andere fettlösliche Vitamine und Verbindungen schlechter resorbiert werden.

Medikamente, bei denen eine Hemmung der Bioverfügbarkeit oder metabolische Interaktionen beobachtet wurden, sind in ▶ Tab. 2.5 zusammengestellt.

Interaktionen mit anderen Mikronährstoffen

Vitamin-A-Defizite können zu einer Zunahme der Symptome bei Jod- und Eisenmangel führen. Große Mengen an Vitamin A können die Vitamin-K-Absorption reduzieren – dies könnte den negati-

Tab. 2.5 Medikamente mit Hemmung der Bioverfügbarkeit oder metabolischen Interaktionen.

Medikament(e)	Wirkungsweise
Tetracycline	Hirndrucksteigerung bei gleichzeitiger Vitamin-A-Supplementierung
Doxorubicin	Wirkungssteigerung
Neomycin	Einschränkung der Vitamin-A-Bioverfügbarkeit
Omeprazol	mögliche Hemmung der Betakarotin-Bioverfügbarkeit
Olristat	Hemmung der Bioverfügbarkeit
Warfarin	mögliche Wirkungsverstärkung
Cholestyramin	hemmt Vitamin-A-Absorption

ven Effekt einer hohen Zufuhr an Vitamin A auf das Skelett erklären. Im Zinkmangel wird eine Reduktion der Retinol-Serumwerte beobachtet. Ursache könnte eine unzureichende RBP-Synthese sein.

2.1.6 Analytik

Plasmawerte

Die Analyse von Retinol im Blut ist nur dann zielführend, wenn bereits ein Mangel besteht, der sich in diesen Fällen oft schon klinisch zu erkennen gibt (Bitotsche Flecken) (▶ Tab. 2.6).

Die Analyse des Retinols im Blut erfolgt mittels HPLC und ist ein einfaches und schnell durchzuführendes Verfahren. Normalwerte sind altersabhängig, bei Kindern liegen sie um 1,4 µmol/l, bei Erwachsenen bei 1,4–3,0 µmol/l. Sie können allerdings je nach Labor variieren. Aufgrund der Homöostase des Vitamins lässt sich im Normalbereich keine Aussage über Leberspeicher oder Qualität des Status machen (▶ Abb. 2.1). Bei Unsicherheit empfiehlt sich ein so genannter Relative Dose Response Test (RDR-Test), bei dem fünf Stunden nach Gabe von 3 000 IE Retinol der Anstieg im Blut gegenüber dem Zeitpunkt 0 gemessen wird.

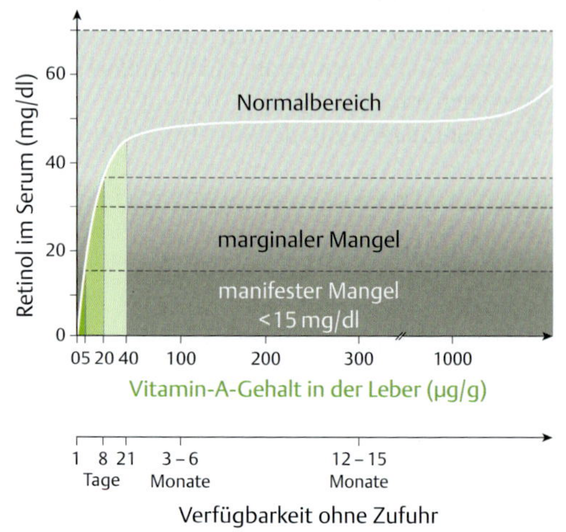

Abb. 2.1 Vitamin A Blutwerte und Leberspeicher. Am Beispiel des Vitamin A wird besonders deutlich, dass die homöostatischen Mechanismen eine Bestimmung des Versorgungsstatus in einfach zugänglichen Kompartimenten, wie z. B. dem Blut, oft unmöglich machen. Bei ausreichender Versorgung mit Vitamin A liegt der Gehalt in der Leber, dem Hauptspeicher dieses Vitamins, bei 300–1000 µg Vitamin A/g, im Serum bei ca. 50–90 µg/dl (interindividuell schwankend). Wird die Vitamin-A-Zufuhr unterbrochen, so wird dieser Blutspiegel für 12–15 Monate aufrechterhalten, während der Gehalt in der Leber kontinuierlich abnimmt. Erst im letzten Stadium, wenn die Lebervorräte fast erschöpft sind, wird im Serum ein marginaler Mangel registriert (Quelle: [70]).

$$\text{RDR}(\%) = \frac{\text{Retinolwert im Blut nach 5h} - \text{initialer Blutwert}}{\text{Retinolwert im Blut nach 5h}} \times 100$$

Liegt dieser Wert unter 20 %, so kann man davon ausgehen, dass noch Leberspeicher vorliegen, überschreitet er jedoch 20 %, so ist dies ein Hinweis auf einen beginnenden Mangel. Insgesamt ist die alleinige Analyse des Vitamin A (Retinol) im Blut kaum geeignet, die Versorgung zu überprüfen.

Tab. 2.6 Plasmawerte von Retinol.

Status	Plasma-Retinol (µmol/l)	Leberspeicher* (µg/g)	Klinik
schwerer Mangel	< 0,35	gering; < 5	Xerophthalmie
Mangel	< 0,7	gering; 5–20	Nachtblindheit, Bitotsche Flecken
marginaler Mangel	0,7–1,0	moderat; bis 100	Infektlabilität
adäquat	> 1,0–3,0	> 300	

* < 10 µg/g reichen für ca. 7 Tage zur Versorgung bei ausbleibender Zufuhr

Eine Bestimmung des Transportproteins (RBP, Retinol bindendes Protein) hilft nur dann weiter, wenn die Unterversorgung auf eine mangelnde RBP-Synthese zurückgeführt werden kann, z. B. bei Lebererkrankungen.

Besonders hohe Retinolwerte im Blut finden sich bei Nierenfunktionsstörungen, da die Katabolie des apo-RBP (RBP nach Abgabe des Retinols an die Zielzellen) nicht ausreichend stattfindet. Die Menge an zirkulierendem apo-RBP signalisiert der Leber einen erhöhten peripheren Bedarf, was eine gesteigerte Ausschleusung von Vitamin A zur Folge hat. Niedrige Retinol-Blutwerte stellen einen unabhängigen predictor der Mortalität bei Hämodialysepatienten dar [363]. Die Ausscheidung des RBP mit dem Urin kann als Marker für den Grad der Nierenfibrose herangezogen werden [526]. Da die Analyse in den meisten Labors etabliert ist, sollte RBP im Urin in die Verlaufskontrolle von Patienten mit chronischer Niereninsuffizienz einbezogen werden.

Cave

Die erhöhten Retinol-Blutwerte bei Niereninsuffizienz dürfen nicht darüber hinwegtäuschen, dass die Leberspeicher rascher geleert werden und so ein Vitamin-A-Mangel droht.

Besonders niedrige Retinol-Blutwerte finden sich bei Erkrankungen der Leber bzw. unzureichender Proteinzufuhr. Die Ursache ist eine geringe RBP-Synthese in der Leber. Eine Analyse des RBP kann hier weiterhelfen. In seltenen Fällen kann eine Mutation des für die RBP-Synthese zuständigen Gens vorliegen, was zu einem stark erniedrigten RBP-Wert (heterozygote Form) oder nicht nachweisbarem RBP (homozygote Form) führt.

Merke

Die Diagnostik einer Mangelernährung über viszerale Proteine (Albumin und Präalbumin) kann auch über die Analyse des RBP geführt werden und erfasst damit auch das Risiko einer sekundären Unterversorgung.

Eine weitere Ursache abnehmender RBP-Spiegel sind Entzündungen und Infektionskrankheiten. Hier kommt es zum Verlust von RBP und Retinol über die Niere.

2.1.7 Mangel/Unterversorgung

Typische Zeichen eine Unterversorgung mit Vitamin A gibt es nicht. Auffällig ist eine Zunahme respiratorischer Infekte, was durch die besondere Bedeutung des Vitamin A im Immunsystem und bei der Kontrolle der Differenzierung des Respirationsepithels zu erklären ist. Nicht zuletzt deshalb wurde Vitamin A zunächst auch als antiinfektöses Vitamin bezeichnet. Zu Beginn einer Infektionskrankheit (besonders Masern) kommt es zu einem raschen und ausgeprägten Absinken der Blut-Retinolwerte [712], was an der gesteigerten renalen Ausscheidung des Retinol und RBP liegt [645]. Eine Supplementierung mit Vitamin A kann die Masernmortalität um bis zu 50 % verringern [634].

Ein eher unspezifisches Zeichen eines klinisch nicht eindeutig identifizierten Vitamin-A-Mangels ist je nach Dauer und Schweregrad eine höhere Infektlabilität, besonders der Atemwege (▸ Tab. 2.7).

Mit abnehmendem Status kommt es zunächst zu unspezifischen Ereignissen, ehe nach vollständiger Entleerung der Leberspeicher die typisch klinischen Zeichen des Vitamin-A-Mangels nachweisbar sind.

Bei Verdacht auf einen subklinischen Vitamin-A-Mangel sollte auch die Versorgung mit Eisen und Zink geprüft werden, da diese Defizite oft gemeinsam auftreten [37].

Vitamin-A-Mangel am Auge

Klassische klinische Zeichen des ausgeprägten Vitamin-A-Mangels am Auge sind in ▸ Tab. 2.8 zusammengestellt.

Genetische Formen

Für Vitamin A liegt bisher nur eine beim Menschen beschriebene genetische Form vor [72], [611] (▸ Tab. 2.9).

Sehr niedrige Retinolwerte können auch bei Vorliegen eines genetischen Polymorphismus des Betakarotin spaltenden Enzyms (BCMO) bestehen. Stark erhöhte Werte (> 1,5 µmol/l) im Blut legen dann den Verdacht auf einen BCMO-Polymorphismus nahe.

Tab. 2.7 Zeichen einer Unterversorgung mit Vitamin A.

System	Zeichen von Unterversorgung/Mangel
allgemein	Appetitverlust, Wachstumsstörung, Muskel-, Gelenk-, Kopfschmerzen, Gewichtsverlust, Keratinisierung von Schleimhäuten
Blut	mikrozytäre Anämie, Hämolyse, Nasenbluten, Ausbleiben der Regelblutung
Knochen	Wachstumshemmung, Schmerzen (s. a. Vitamin D), gesteigerte Periostbildung mit Verengung verschiedener Foramina (z. B. Kompression N. opticus), Substanzverlust mit Frakturrisiko
Schleimhäute	Cheilitis, Stomatitis
Zähne	Störung der Zahnschmelzbildung – dadurch Bruchstellen an den Zähnen und Zahnverlust
Respirationstrakt	Differenzierungsstörung des Bronchialepithels mit Abnahme zilientragender Zellen, Zunahme sezernierender Zellen und Auftreten von Plattenepithel
Verdauungstrakt	entzündliche Veränderungen, Übelkeit, Erbrechen, Diarrhoe
Niere	gehäufte Nephritis
Leber	Transaminasenanstieg, langfristig Zirrhose
Immunsystem	Infektlabilität und kritische Verläufe (besonders Masern)
ZNS	gesteigerter Liquordruck
Sinnesorgane	gesteigerte Lärmempfindlichkeit (Zunahme lärminduzierter Hörverluste), verschwommenes Sehen, Cornea: Degeneration des Cornea-Epithels mit Erblindung
Haut	Hyperkeratose, Erythema, Alopezie

Tab. 2.8 Klassische klinische Zeichen des ausgeprägten Vitamin-A-Mangels am Auge.

Stadium	Zeichen
Nachtblindheit	Retinal für die Bildung des Rhodopsins fehlt
Xerosis (Austrocknung)	Bitotsche Flecken (Grauweiße, schaumig erscheinende Auflagerungen auf der Conjunctiva in der Nähe der Cornea; darin enthalten degenerierte Epithelzellen und Leukozyten)
Keratomalazie (zunehmende Bildung von Keratinablagerungen in denen sich Entzündungsherde ausbreiten)	Ausbreitung auf Iris und Linsenbereich → Xerophthalmie (Aufweichung der Cornea) → sekundäre Infektion → Erblindung

Tab. 2.9 Genetische Ursache des Vitamin-A-Defizits [72], [611].

Störung	Pathomechanismus	Symptomatik
RBP4-Mutation	• Störung der sRBP-Synthese • Bei homozygoten Betroffenen ist die Synthese so gut wie aufgehoben, bei heterozygoten Trägern liegt sie bei ca. 50 % der Norm.	• bei homozygoten Betroffenen sehr niedrige bis nicht mehr nachweisbare Retinol- und sRBP-Werte im Blut • Heterozygote Träger liegen bei etwa 50 % des Medians des Normbereiches. Normale bis erhöhte Serumwerte der Retinylester. Absorption fettlöslicher Vitamine einschl. Vitamin A normal • Auge: bei homozygoten Betroffenen initial Nachtblindheit, im Verlauf Retinitis-pigmentosa-analoge degenerative Veränderungen bis zur vollständigen Blindheit. Bei Trägern i. d. R. keine merkbaren Einschränkungen • Entwicklungsstörungen kommen bei Nachkommen von heterozygoten Trägerinnen fakultativ und bei Nachkommen homozygot betroffener Mütter obligat vor (typisch: Kolobom).

2.1.8 Gesundheit und Prävention

Krebs

Eine Vielzahl epidemiologischer Studien kam zu dem Ergebnis, dass eine gute Versorgung mit Vitamin A auch als Provitamin A das Risiko einer Krebserkrankung (besonders der Lunge) vermindert. Interventionsstudien mit hochdosiertem Vitamin A und/oder Provitamin A haben jedoch keinen Vorteil ergeben, vielmehr bei Subgruppen (gleichzeitig hoher Alkoholkonsum) eine deutliche Risikosteigerung.

Diabetes

Es gibt zunehmend Hinweise aus In-vitro- und In-vivo-Studien, dass Vitamin A im Glukosestoffwechsel einschließlich der Insulinsensitivität und damit bei metabolischem Syndrom und Diabetes eine wichtige Rolle spielt [172], [571]. Tierexperimentell konnte bei Mäusen bei Vitamin A-Mangel eine Hyperglykämie sowie Verlust von Pankreas-Beta-Zellen gezeigt werden [668]. Auch bei Diabetes Typ I wird eine immunmodulatorische protektive Rolle des Vitamins angenommen [43]. Ob eine Therapie mit synthetischen Retinoiden bei Diabetes I und II erfolgreich ist, müssen zukünftige Studien zeigen. Genom-Analysen des Diabetes Genome Anatomy Project haben ergeben, dass bei Diabetes II und Insulinresistenz die Expression eines Vitamin A metabolisierenden Enzyms (Retinol Saturase) verändert ist und dadurch sowohl zum Übergewicht als auch zur Insulinresistenz beiträgt [529].

2.1.9 Therapie

Neben der Behandlung des Vitamin-A-Mangels mit unterschiedlichen Dosierungen an Vitamin A beschreiben einige wenige Studien eine Vitamin-A-Therapie mit präformiertem Vitamin A (nicht Retinsäure!).

▸ **Retinitis pigmentosa.** In einer klinischen Studie an 600 Patienten führte die Behandlung mit täglich 4 500 µg (15 000 IE) Vitamin A (Retinol) zu einer signifikanten Verlangsamung des retinalen Funktionsverlustes in einem Zeitraum bis zu sechs Jahren [61]. Vitamin E dagegen war ohne Effekt.

▸ **Retinsäuretherapie.** Die Therapie mit synthetischen Retinsäure-Präparaten zur Behandlung von Acne vulgaris, Psoriasis, aktinischen Keratosen oder Promyelozyten-Leukämie ist ein pharmakologischer Ansatz, der hier nicht besprochen wird. Es sollte jedoch beachtet werden, dass die Behandlung mit Retinsäure einen sicheren Konzeptionsschutz voraussetzt.

Indikationen zur Substitution

Die Indikation zur Supplementierung mit Vitamin A ist immer dann gegeben, wenn Zeichen eines klinischen Mangels bestehen oder aber, wenn die Retinolwerte im Blut unterhalb der Referenzbereiche liegen. Besteht Unsicherheit, so sollten die Retinol- und evtl. auch eine RBP-Bestimmung im Abstand von fünf Tagen wiederholt werden. Allerdings kann auch bei Vorliegen eines Risikoprofils eine Supplementierung erwogen werden, die für den Patienten ohne jedes Risiko ist, selbst wenn er ausreichend versorgt ist.

Bei verschiedenen Zuständen wird ein rasches Absinken des Retinol-Blutwertes beschrieben. Hierzu zählen polytraumatisierte Patienten sowie Patienten mit erhöhten CRP-Werten (> 200). Inwieweit es sich hier um Verschiebungen innerhalb verschiedener Kompartimente handelt oder um Störungen der RBP-Synthese, ist nicht hinreichend untersucht. In den meisten Fällen ist auch nicht nur Vitamin A betroffen, sondern es kommt ebenfalls zur Reduktion der Plasmaspiegel anderer Mikronährstoffe.

▸ Tab. 2.10 zeigt das Behandlungsschema des klinischen Vitamin-A-Mangels [718].

Behebung einer Unterversorgung

- **oral:** Es empfiehlt sich zunächst eine orale Gabe von 3 000 IE Vitamin A/Tag bis zur Normalisierung der Plasmawerte. Alternativ kann auch eine höhere Dosis (20 000–30 000 IE/Woche) gegeben werden.
- **parenteral:** In den Leitlinien der europäischen Gesellschaft für enterale und parenterale Ernährung (ESPEN) wird eine Supplementierung mit 3 300 IE/Tag empfohlen.

Infektionskrankheiten

Bei Infektionskrankheiten wird ein Verlust des RBP über die Niere beschrieben. In Folge kommt es zum Absinken des Retinol-RBP-Komplexes. Hier kann eine begleitende Supplementierung mit Vitamin A (Kinder < 2. LJ 1500 IE, Kinder und Erwach-

- in kleineren Interventionsstudien protektive Effekte des Provitamin A auf die Entwicklung von Lungenkrebs beobachtet wurden,

sprachen angesehene Wissenschaftler von Betakarotin als „Magic Bullitt gegen Krebs".

Die Folge waren zwei große Interventionsstudien (ATBC, CARET), die beide nicht die erwünschten Ergebnisse brachten. Das Lungenkrebsrisiko war keinesfalls erniedrigt, es war am Ende in der Verumgruppe sogar erhöht. Fazit: Betakarotin alleine ist zur Lungenkrebsprävention ungeeignet, Ernährung lässt sich nicht auf einen Wirkstoff reduzieren und Rauchen ist nach wie vor nicht gesund.

Koronare Herzkrankheit (KHK)

In einer großen amerikanischen Studie an 22 071 herzgesunden Ärzten wurde die Wirkung des Verzehrs Provitamin-A-reicher Früchte und Gemüse auf die KHK untersucht [436]. Jede Mahlzeit Früchte oder Gemüse verringerte das 12-Jahres-KHK-Risiko um 17%. In einer analogen Studie an 73 286 Krankenschwestern war die Risikoreduktion nach zwölf Jahren bei denjenigen in der höchsten Zufuhrgruppe (7,64 mg/Tag) um 26% niedriger als bei der Gruppe mit der niedrigsten Zufuhr (1,7 mg/Tag) [522]. Wurden die Blutspiegel bestimmt, so zeigte sich bei einigen Studien ein geringeres KHK-Risiko mit steigenden Blutspiegeln, bei anderen nicht. Wenngleich die Datenlage für andere Carotinoide (Lutein, Zeaxanthin) durchaus positive Signale gibt, muss festgehalten werden, dass Provitamin A allein keine protektive Wirkung hat und – wie auch die anderen Carotinoide – Marker für reichlichen Obst- bzw. Gemüseverzehr ist. Diese Ernährung sollte nicht nur KHK-Patienten empfohlen werden!

2.2.7 Therapie

Betakarotin wird in hohen Dosierungen zur Behandlung der Lichtsensitivität der Haut bei der erythropoetischen Protoporphyrie (EPP) eingesetzt. Eine Metaanalyse hat bei 16 bewerteten Studien (337 Patienten) mit Konzentrationen von 25–300 mg/Tag bei 54% eine Verbesserung, bei 28% eine leichte Verbesserung und bei 18% keine Verbesserung der Symptomatik ermittelt [475].

2.2.8 Toxikologie

Eine Zunahme der Lungenkrebshäufigkeit bei starken Rauchern ist nach Supplementierung mit dem mehr als 10-Fachen der Empfehlung über 4–12 Jahre zu verzeichnen. Demzufolge wird Rauchern abgeraten, Betakarotin-Supplemente einzunehmen.

2.3 Vitamin D

Das Wichtigste in Kürze

Funktion
Knochenmineralisierung, Kalziumhomöostase, Immunsystem (angeborenes und erworbenes)

Nährstoffquellen
Fetter Fisch, UV-getrocknete Pilze

Risikogruppen
Schwangere, Neugeborene, Kleinkinder, alte Menschen, dunkle Hautfarbe, wenig Kontakt der Haut mit Sonnenlicht (saisonal)

Analytik
Bestimmung von 25(OH)D: verlässlicher Marker für den Status

Mangel
- marginal: bei Erwachsenen diffuse Knochen- und Muskelschmerzen, eingeschränkte Mobilität
- manifest: bei Kindern Rachitis, bei Erwachsenen Osteomalazie

Gesundheit und Prävention
Frakturrisiko, kindliche Entwicklung

Therapie
Je nach Ausmaß des Defizits

Toxikologie
Enge therapeutische Breite

2.3.1 Nomenklatur

In ► Tab. 2.13 sind die gebräuchlichen Bezeichnungen für die unterschiedlichen Vitamin-D-Derivate aufgelistet.

2.3.2 Funktion

Vitamin D gehört wie Vitamin A zu den fettlöslichen Vitaminen und gilt ebenso als Prohormon, da es über Kernrezeptoren seine Wirkung entfaltet. Der aktive Metabolit ist das 1,25$(OH)_2D_3$. Die beiden Hydroxylierungsschritte der in der Haut aus dem 7-Dehydrocholesterol gebildeten Vorstufe Cholecalciferol erfolgen ausschließlich in Position 25 in der Leber und in Position 1 in der Niere – so die Annahme bis vor einigen Jahren. Inzwischen weiß man, dass die 1-Hydroxylierung zur Bildung des aktiven Metaboliten in einer Vielzahl von Geweben stattfindet und auf diese Weise eine ganze Reihe neuer Wirkungen abseits der klassischen Effekte auf den Kalziumhaushalt erklärt werden können.

Die Bioverfügbarkeit des mit der Nahrung zugeführten Vitamin D liegt bei ca. 50 %. Vitamin D kann nicht wirklich gespeichert werden. Die höchsten Konzentrationen finden sich im Blut und nicht in den Geweben. Lediglich im Fettgewebe kann der aktive Metabolit, in der Muskulatur der Vorläufer – das 25$(OH)D_3$ – gespeichert werden. Das bedeutet, dass der Mensch auf eine kontinuierliche Versorgung angewiesen ist.

Spezielle Wirkungen

Die bekannteste Wirkung des Vitamin D ist die Regulation des **Mineralhaushaltes** (Kalzium und Phosphor). Dies geschieht durch Vermittlung verschiedener Hormone (Calcitonin, Parathormon) sowie durch die damit verbundene Kontrolle der 1α-Hydroxylierung in der Niere. Die Regulation der Mineralhomöostase erfolgt auf verschiedenen Ebenen (intestinale Absorption, Skelettstoffwechsel und renale Ausscheidung).

Wie der aktive Metabolit des Vitamin A wirkt auch Vitamin D ganz wie ein **Steroidhormon**. Eine Vielzahl von Genen wird über die Wirkung des aktiven Vitamin-D-Metaboliten reguliert. Dazu gehört die Bildung von Wachstumsfaktoren ebenso

Tab. 2.13 Vitamin-D-Derivate und ihre Bezeichnungen.

chemische Bezeichnung	Vitamin-D-Form
Calciferol	Vitamin D
Ergocalciferol	Vitamin D_2
Ergosterol	pflanzliches Prävitamin D für Vitamin D_2
Cholecalciferol	Vitamin D_3 – tierisches Vitamin D
Calcidiol	25(OH)D
Calcitriol	1,25$(OH)_2D$

wie verschiedener Zytokine oder Nervenwachstumsfaktoren.

Vitamin D hat zusammen mit Vitamin A eine bedeutende Rolle im menschlichen **Immunsystem**. Dies betrifft die Induktion der Differenzierung von Monozyten und Makrophagen ebenso wie den Effekt auf die Funktion dieser Zellen. Vitamin D kontrolliert die Zytokin-Bildung bei Entzündungsreaktionen und kann proinflammatorische Zytokine herunterregulieren. Es hat damit eine wichtige Bedeutung in der Regulation des erworbenen wie angeborenen Immunsystems [297].

Vitamin D induziert die Bildung von **antimikrobiellen Peptiden (Cathelicidin)** und stärkt damit die antimikrobielle Wirkung von Makrophagen, besonders gegen Mycobacterium tuberculosis. Dies erklärt die bis heute beobachtete Komorbidität von Vitamin-D-Mangel und Tuberkulose [374]. Zu Beginn des vergangenen Jahrhunderts war das gemeinsame Auftreten von Rachitis und Tuberkulose bei Kindern eine häufige Todesursache. Bereits damals hatte man die positive Wirkung des Sonnenlichts bzw. künstlicher UV-Lampen auf die Tuberkulose und auch auf das Knochenwachstum bei Kindern beobachtet, ohne dies jedoch genau interpretieren zu können [80].

2.3.3 Nährstoffquellen und Stoffwechsel

Wichtige Nährstoffquellen zur raschen Orientierung

In ▶ Tab. 2.14 sind wichtige Quellen für Vitamin D in der Nahrung (Mittelwerte) aufgelistet.

Fetter Seefisch ist somit die wichtigste Quelle. Milch und Milchprodukte sind schlechte Quellen. In USA und einigen anderen Ländern wird Milch mit Vitamin D angereichert.

Tab. 2.14 Wichtige Lebensmittel und ihr Gehalt an Vitamin D.

Quelle	Vitamin-D-Gehalt (IE/100g)
Rindfleisch	13
Leber	80
Lebertran	10 000
Hering	350
Makrele	120
Lachs	400
Sardinen	1500
Shrimps	1000

Referenzbereich

Der Referenzwert wurde für alle Altersgruppen (auch für Schwangere und Stillende) ab dem 1. Lebensjahr auf 20 µg/Tag (800 IE) als Schätzwert unter Annahme einer fehlenden Hautsynthese festgelegt. Grundsätzlich gilt, dass im Kindes- und jungen Erwachsenenalter die wichtigste Quelle für die Vitamin-D-Versorgung die UV-Licht-induzierte Synthese in der Haut ist. Mit zunehmendem Alter wird die Ernährung als Quelle wichtiger. Da bei älteren gesunden Menschen die Hautsynthese stetig geringer wird (> 65. LJ ca. 20 % eines 30-Jährigen), bleibt für diese Gruppe zur Erreichung der empfohlenen Zufuhr nur die Supplementierung.

Für Vitamin D gibt es nur sehr wenige Nährstoffquellen, zu denen fetter Fisch und einige Pilze gehören. Die unterschiedlichen „Provitamin"-Formen haben immer wieder zu Missverständnissen bzgl. der relevanten Quellen für den Menschen geführt. Das eigentliche Vitamin D, das Cholecalciferol (D_3) und das Ergocalciferol (D_2) – Letzteres kommt ausschließlich in Pilzen, besonders in getrockneten, vor – sind die wirksamen Verbindungen. Das sehr viel weiter verbreitete Ergosterol als Vorläufer des Ergocalciferol findet sich in verschiedenen Pflanzen und ist für den Menschen als Vitamin-D-Quelle nicht von Bedeutung, da es nicht in die aktive Form umgewandelt werden kann.

In ▶ Tab. 2.15 sind Schätzwerte für eine angemessene Vitamin-D-Zufuhr bei fehlender endogener Synthese zusammengestellt.

Upper Level (UL)

Gemäß den Daten des BfR und des IOM sollte eine tägliche Zufuhr von 100 µg nicht überschritten werden. Für den Serumspiegel werden 200 nmol/l als Grenzwert angegeben.

Versorgung gemäß nationaler Verzehrstudie II (NVS II)

„Der Median der Vitamin-D-Zufuhr liegt bei Männern bei 2,9 µg/Tag und bei Frauen bei 2,2 µg/Tag. Die mediane Zufuhr an Vitamin D steigt bei Männern und Frauen bis zum Alter von 51–64 Jahren an und bleibt in der darüber liegenden Altersgruppe konstant.

Bei Männern und Frauen liegt in allen Altersgruppen der Median der Vitamin-D-Zufuhr deutlich unter der empfohlenen Zufuhr. Ab dem Alter von 65 Jahren ist der Referenzwert für die Vitamin-D-

Tab. 2.15 Schätzwerte für eine angemessene Vitamin-D-Zufuhr bei fehlender endogener Synthese.

Altersgruppe	Zufuhr an Vitamin D (µg[1]/Tag)
Säuglinge (0 bis < 12 Monate)	10[2]
Kinder (1 bis < 15 Jahre)	20[3]
Jugendliche und Erwachsene (15 bis < 65 Jahre)	20[3]
Erwachsene (ab 65 Jahre)	20[3]
Schwangere	20[3]
Stillende	20[3]

[1] 1 µg = 40 IE; 1 IE = 0,025 µg;
[2] Der Schätzwert wird durch Gabe einer Vitamin-D-Tablette zur Rachitisprophylaxe ab der 1. Lebenswoche bis zum Ende des 1. LJ bei gestillten und nicht gestillten Säuglingen erreicht. Die Gabe erfolgt unabhängig von der endogenen Vitamin-D-Synthese und der Vitamin-D-Zufuhr durch Frauenmilch bzw. Säuglingsmilchnahrungen. Die Prophylaxe sollte im 2. LJ in den Wintermonaten weiter durchgeführt werden [695];
[3] Die Vitamin-D-Zufuhr über die Ernährung mit den üblichen Lebensmitteln (1–2 µg/Tag bei Kindern, 2–4 µg/Tag bei Jugendlichen und Erwachsenen) reicht nicht aus, um die gewünschte Versorgung (25(OH)D-Serumkonzentration von mind. 50 nmol/l) bei fehlender endogener Synthese sicherzustellen. Hierfür werden 20 µg/Tag benötigt; d. h. die Versorgung muss zusätzlich über die Einnahme eines Vitamin-D-Präparats gewährleistet werden. Bei häufiger Sonnenbestrahlung kann die gewünschte Vitamin-D-Versorgung ohne die Einnahme eines Vitamin-D-Präparats erreicht werden.

Zufuhr im Hinblick auf die Prävention von Osteoporose mit 10 µg/Tag doppelt so hoch wie in den Altersgruppen darunter. Die Zufuhr an Vitamin D wird jedoch nicht dementsprechend im Alter angepasst. Demzufolge erreicht der Median der Vitamin-D-Zufuhr bei den 65- bis 80-jährigen Senioren nur etwa ein Viertel der Empfehlung. Aber auch die Jugendlichen und jungen Erwachsenen im Alter von 14–24 Jahren fallen durch einen geringen Median der Vitamin-D-Zufuhr im Vergleich zu den Referenzwerten auf. Insgesamt 82 % der Männer und 91 % der Frauen erreichen die empfohlene tägliche Zufuhr von Vitamin D nicht. Die Anteile sind am höchsten bei den Jugendlichen und jungen Erwachsenen (> 86 % bei den Männern, > 96 % bei den Frauen) und den Senioren (94 % bei den Männern, 97 % bei den Frauen).“ [458]

M!

Merke

Der neue Referenzwert von 20 µg/Tag wird als Schätzwert unter Annahme einer fehlenden Hautsynthese angegeben. Durch Ernährung allein ist eine solche Menge kaum zu erreichen. Für alte Menschen und solche, die auch während der Sommermonate tagsüber in geschlossenen Räumen arbeiten, bedeutet dies, dass sie supplementieren müssten.

Vitamin D_2 vs. D_3

Bei Vitamin D_2, wie es etwa in Pilzen vorkommt, wird immer wieder diskutiert, dass seine Wirksamkeit nicht der des Vitamin D_3 entspricht. Dies gilt aber bisher nur für Vögel und einige Säugetiere; für den Menschen scheint dies nicht zuzutreffen [297]. Vielmehr ist Vitamin D_2 sicherer in der Anwendung als Supplement als D_3. Das liegt daran, dass selbst bei hoher Zufuhr von D_2 dieses nicht zu vergleichsweise starken Anstiegen der Blutkonzentration an 25(OH)D führt, wie bei Gabe hoher Dosen von D_3. So erklärt sich auch die Annahme einer geringeren Wirksamkeit von Vitamin D_2, die lediglich auf der Grundlage der unterschiedlichen Blutwerte beruht.

Bildung von Vitamin D in der Haut als limitierende Größe der Versorgung

Der Aufenthalt in der Sonne in Badebekleidung mit der Folge einer leichten Rötung der Haut nach 24 Stunden entspricht einer Vitamin-D-Synthese äquivalent einer Einnahme von 10 000–25 000 IE Vitamin D [334].

Nur 10–15 % des in der Epidermis liegenden 7-Dehydrocholesterol werden durch UV-Licht (295 nm) zum Prävitamin D_3. Da 7-Dehydrocholesterol in den tieferen Schichten der Epidermis unterhalb des Stratum corneum (Malpighian Layer) liegt, wird bereits viel UV-Licht absorbiert, bevor es die Konversion initiieren kann. Je nach Melaningehalt der Haut und Dicke des Stratum corneum kann die Synthese unterschiedlich sein. Die Anwendung von Sonnencremes mit einem Lichtschutzfaktor von > 8 führt zu einer starken Verminderung der Vitamin-D-Synthese der Haut [723]. Nicht zuletzt sind es die saisonalen Veränderungen der UV-Intensität, die v. a. in der nördlichen Atmosphäre einen wesentlichen Einfluss auf die Bildung des Vitamin D haben. Starke Bewölkung und Smog verringern die Synthese um bis zu 60 % [714].

2.3.4 Risikogruppen

Grundsätzlich ist eine schlechte Versorgung mit Vitamin D bedingt durch

- unzureichende kutane Synthese durch
  - mangelnde Sonnenbestrahlung der Haut
  - altersbedingte Abnahme der Synthese
  - den Hauttyp
- unzureichende Zufuhr mit der Nahrung

Schwangerschaft

Vitamin-D-Defizite haben Konsequenzen für die Schwangerschaft und das Kind und sind nicht selten [690]. Eine Metaanalyse zeigt einen deutlichen Zusammenhang zwischen Vitamin-D-Defizit und Auftreten eines Gestationsdiabetes [742]. Die Entwicklung des kindlichen Skeletts zeigt Einschränkungen, die noch 20 Jahre später als verminderte Knochendichte auffallen [744]. Hinzu kommt ein signifikant höheres Risiko für einen Diabetes Typ 1 bei Kindern, die postnatal keine Vitamin-D-Supplemente erhalten im Vergleich zu supplementierten, wie in einer Metaanalyse gezeigt [745].

Neugeborene

Je nach Vitamin-D-Status der Mutter kann das Neugeborene bereits ein Defizit aufweisen. Die Prävalenz liegt je nach Land bei 20–80 % [545]. Eine besondere Risikogruppe stellen Frühgeborene dar, bei denen bei bis zu 90 % ein Defizit und bis zu 50 % ein schweres Defizit beschrieben wird [181].

Stillzeit

Gestillte Kinder stellen eine Risikogruppe dar, da Muttermilch nur begrenzte Mengen an Vitamin D (25–75 IE/l) enthält und vom Vitamin-D-Status der Mutter abhängt. So verwundert es auch nicht, dass Rachitis besonders häufig bei gestillten Säuglingen von Afro-Amerikanern auftritt (siehe Kap. Hauttyp). In Kanada wurde eine Inzidenz von 2,9 Fällen je 100 000 beschrieben – allesamt Kinder, die gestillt wurden [705]. Daher wird empfohlen, gestillte Kinder täglich mit 400 IE Vitamin D zu supplementieren.

Hauttyp

Das Stratum corneum ist bei dunkler Hautfarbe dicker ist als bei heller. Daher ist der Anteil des UV-Lichts, der die Schichten, in denen das 7-Dehydrocholesterol liegt, deutlich geringer. Während bei weißen Kaukasiern (Hauttyp II) 20–30 % des UV-Lichts (295 nm) die Epidermis durchdringen, sind es bei dunkelhäutigen (Hauttyp V) nur noch 2–5 %. Leben diese in nördlichen Breiten (Migranten und Flüchtlinge), so tragen sie ein hohes Risiko für eine Unterversorgung.

Übergewicht

Übergewichtige (BMI > 30) haben ein hohes Risiko für Vitamin-D-Unterversorgung, da das Körperfett (v. a. subkutanes Fettgewebe) Vitamin D anreichert und nicht mehr in die Zirkulation entlässt [261], [731]. Folglich ist bei Übergewichtigen zum Erhalt eines ausreichenden Vitamin-D-Status eine deutlich höhere Menge als Supplement erforderlich (6 000–10 000 IE/Tag) als bei Normalgewichtigen.

Alter

Untersuchungen des Robert-Koch-Institutes sowie verschiedene Analysen in Altenheimen haben eine Prävalenz für Serumwerte < 20 ng/ml bei 75 % der Untersuchten ergeben. Mit zunehmendem Alter nimmt der 7-Dehydrocholestero-Gehalt der Haut ab, was zu einer starken Reduktion der Prävitamin-D_3-Bildung führt. Mit einem Alter über 55 kann so gut wie immer von einer unzureichenden Versorgung ausgegangen werden, wenn nicht substituiert wird oder ganz besondere Ernährungsformen (regelmäßig fetter Fisch, z. B. 100 g Hering/Tag oder Lebertran) vorliegen. Die Analyse des Status sollte hier obligat sein.

Besondere Ernährungsformen

Auch bei Vitamin D haben Veganer ein Risiko für eine Unterversorgung. In den diversen für Veganer verfassten Anleitungen werden immer wieder Nahrungsmittel angegeben, die als Quellen entweder ungeeignet sind, da sie eine inaktive Vorstufe enthalten oder nur sehr geringe Mengen der Vitamin D Vorstufe.

Nierenerkrankungen

Patienten mit chronischer Niereninsuffizienz haben ein hohes Risiko für eine Unterversorgung durch gesteigerte renale Ausscheidung sowohl von $1{,}25(OH)_2D_3$ als auch eine eingeschränkte Synthese durch unzureichende 1-Hydroxylierung (siehe Nierenerkrankungen, Kap. 15).

Onkologische Patienten

Bei Patienten mit neoplastischen Erkrankungen wird häufiger als bei anderen Gruppen ein Vitamin-D-Defizit beschrieben. Diese Gruppe wird in Kap. 10 gesondert besprochen.

Fettmalabsorption

Betroffen sind v. a. Patienten mit zystischer Fibrose, Zöliakie, Morbus Crohn sowie Colitis ulcerosa. In diesen Fällen ist eine Supplementierung meist unumgänglich (siehe gastrointestinale Erkrankungen, Kap. 11).

Bariatrische Chirurgie

Besonders wenn der obere Dünndarm ausgeschaltet wird, entwickelt sich rasch ein Vitamin-D-Mangel, der behandelt werden muss (siehe auch Kap. 12).

2.3.5 Interaktionen

Interaktionen mit Medikamenten

Folgende Medikamente können einen Vitamin-D-Mangel verursachen:

- Antiepileptika
- Glukokortikoide
- HIV-/AIDS-Medikamente
- Pilzmittel, z. B. Ketoconazol
- Cholestyramin

Antiepileptika und Antikonvulsiva (z. B. Phenobarbital, Diphenylhydantoin) reduzieren die Halbwertszeit des zirkulierenden $1{,}25(OH)_2D_3$. Die Blutspiegel des $25(OH)D_3$ sind bei Patienten unter Phenobarbital-Behandlung ebenfalls deutlich erniedrigt. Es ist jedoch unklar, ob dies ein direkter Effekt der Medikamente auf den Vitamin-D-Stoffwechsel ist oder ob andere Ursachen vorliegen.

Sowohl Orlistat als auch Cholestyramin können die Absorption des Vitamin D herabsetzen. Gleiches gilt möglicherweise für Medikamente oder Medizinprodukte, die die Aufnahme von Fett aus der Nahrung hemmen.

Bei Patienten, die eines der o. g. Arzneimittel einnehmen, sind zum Erreichen eines adäquaten Plasmaspiegels höhere Dosierungen (6 000–10 000 IE/Tag) erforderlich; ebenso sollte eine Kontrolle über die 25(OH)D-Plasmawerte erfolgen. Vitamin D kann den pro-oxidativen Effekt des Doxorubicin steigern. Eine Hyperkalzämie durch Einnahme größerer Mengen an Vitamin D steigert die Zytotoxizität von Digoxin. Rifampin, Theophyllin und Isoniazid können durch Induktion des P450 zu einem verstärkten Abbau von Vitamin D führen. Cimetidin hemmt P450 und damit die Bildung der aktiven Form des Vitamin D. Heparin und niedermolekulare Heparine hemmen die 1α-Hydroxylierung [444].

Interaktionen mit anderen Mikronährstoffen

- Zinkmangel verringert die Wirksamkeit des Vitamin D auf die Kalziumhomöostase.
- Eisenmangel scheint die Bioverfügbarkeit des Vitamin D zu senken.
- Blei kann die Bildung des aktiven Metaboliten in der Niere reduzieren. Gleichzeitig scheint dadurch die Bioverfügbarkeit des Bleis im Darm erhöht.
- Die Absorption von Aluminium kann bei Einnahme aluminiumhaltiger Antazida durch Vitamin D deutlich gesteigert werden.

2.3.6 Analytik

Die Analyse des Vitamin D im Blut erlaubt weit besser als die des Vitamin A eine Aussage über den Status (▶ Tab. 2.16). Allerdings ist dies erst der Fall, seit nicht mehr der aktive Metabolit, das $1{,}25(OH)_2D_3$ bestimmt wird, sondern der Vorläufer, das $25(OH)D_3$. Dies ermöglicht eine gute Erfas-

Tab. 2.16 Vitamin-D-Serumwerte und entsprechender Status.

Serumwert (nmol/l*)	Serumwert (ng/ml)	Status
<30	<12	Mangel
0–12,5	0–5	• schwer
12,5–25	5–10	• moderat
25–50	10–20	• leicht
30–50	12–20	unzureichend
≥50	≥20	adäquat
>400	>160	überversorgt

*Umrechnung: 1 ng/ml = 0,4 nmol/l

Tab. 2.17 Zeichen von Unterversorgung/Mangel bei Kindern: Rachitis und Osteomalazie.

System	Zeichen der Rachitis	Zeichen der Osteomalazie
allgemein	Wachstumsstörung, Appetitverlust	unauffällig
Muskulatur	Schwäche, zeitweise Spasmen	Schwäche mit Mobilitätsstörung
Skelett	• unzureichende bis fehlende Mineralisierung, mit Gelenk- und Knochenschmerzen • klassischer „rachitischer Rosenkranz" wie auch starke Deformierungen des Brustkorbs nur bei schweren Formen	diffuse Schmerzen, besonders an Sehnenansätzen
Zähne	verspätete Zahnung	keine
ZNS	Tetanie, besonders wenn Rachitis im 1. LJ auftritt	vereinzelt Berichte über Tetanie

sung des Status. Abweichungen zwischen verschiedenen Labors müssen jedoch immer beachtet werden.

Verschiedene wissenschaftliche Studien kommen zu dem Ergebnis, dass ein Plasmawert von 75 nmol/l und mehr eher anzustreben sei, um Folgen einer inadäquaten Versorgung zu vermeiden.

Die Analyse des aktiven Metaboliten kann bei Osteoporose hilfreich sein, da hier eine deutliche Reduktion v. a. bei Frauen in der Menopause beobachtet wird. Hier wird der Rückgang des Östrogens für die eingeschränkte 1-Hydroxylierung in der Niere verantwortlich gemacht.

Niedrige Serum-Kalziumspiegel (5–7 mg/100 ml) und hohe alkalische Phosphatase sind für die Diagnose Rachitis wie auch Osteomalazie geeignet. Erniedrigte Spiegel an $1{,}25(OH)_2D_3$ sind oft vorhanden, jedoch nicht beweisend.

2.3.7 Mangel/Unterversorgung

Rachitis und Osteomalazie

Vitamin-D-Mangel äußert sich bei Kindern als Rachitis, bei Erwachsenen als Osteomalazie. Rachitis entwickelt sich vom 6.–24. Lebensmonat, Osteomalazie (nicht mit Osteoporose zu verwechseln) dann bei älteren Kindern und Erwachsenen.

Die typischen Zeichen der **Osteomalazie** (▸ Tab. 2.17) sind muskuläre Schwäche und diffuse Knochen-Muskel-Schmerzen, die oft mit niedrigen Vitamin-D-Werten (25(OH)) einhergehen [345]. Pathophysiologisch steht dahinter eine unzureichende Mineralisierung des Knochens bei sonst normaler Osteoblasten-Funktion. Die Supplementierung mit Vitamin D hat in verschiedenen Studien zu einer raschen Reduktion der Schmerzen beigetragen. Bei muskuloskeletalen Schmerzen unklarer Genese sollte immer der Vitamin-D-Status überprüft werden.

Nahezu 100 % der Teilnehmer der NVS II unterschritten die Referenzwerte (5 µg/Tag) um mehr als 30 %, d. h. ihre Ernährung enthielt nicht die in den Referenzwerten empfohlene Menge an Vitamin D. Dies sagt allerdings nichts darüber aus, inwieweit die kutane Synthese die Unterschreitung kompensiert hat. Dennoch muss an diese Stelle festgehalten werden, dass Referenzwerte für die Nährstoffzufuhr berechnet wurden und nicht für die kutane Synthese. Inzwischen sind die Referenzwerte auf 20 µg/Tag angehoben worden, mit dem Hinweis: ‚bei ausbleibender oder unzureichender kutaner Synthese'. Dies war Folge der Resultate verschiedener wissenschaftlicher Studien, die zeigen, dass eine schlechte Versorgung mit Vitamin D Ursache für eine Reihe von Erkrankungen ist, die besonders den alten Menschen betreffen. Dazu gehört neben einem erhöhten Risiko für Dickdarmkrebs auch ein gesteigertes Frakturrisiko und eine verringerte Mobilität (► Abb. 2.2).

Auch bei Kindern ist wiederholt eine Unterschreitung der Referenzwerte beschrieben. Dennoch wird man in Deutschland keine Zunahme der Rachitis beobachten können. Ausgenommen sind Kinder von Migranten, bei denen dies häufiger festgestellt wird.

Weitere Ursachen für Vitamin-D-Unterversorgung

Es gibt eine Reihe von Ursachen einer Unterversorgung mit Vitamin D, die nicht durch mangelnde kutane Synthese oder unzureichende Ernährung erklärt werden können:

- Malabsorption und Maldigestion
- Lebererkrankungen mit eingeschränkter Aktivität der 25-Hydroxylase
- Nierenerkrankungen mit eingeschränkter Aktivität der 1α-Hydroxylase
- nephrotisches Syndrom mit gesteigertem Verlust von 25(OH)D
- Störung der Nebenschilddrüsenfunktion mit eingeschränkter PTH-Synthese
- Pseudohypoparathyreoidismus
- genetische Mutationen des Vitamin-D-Rezeptors

Genetische Formen

In ► Tab. 2.18 sind diverse genetische Mutationen zusammengestellt [447].

Tab. 2.18 Genetische Ursachen für Vitamin-D-Defizite.

Störung	Pathomechanismus	Symptomatik
Mutation im Gen (CYP27B1) für die Expression der 1a-Hydroxylase	Hydroxylierung von 25(OH)D zu $1{,}25(OH)_2D_3$ (Calcitriol) gestört	• Vitamin-D-abhängige Rachitis Typ I meist vor dem 2. LJ • Knochenschmerzen mit Deformierungen, Hypotonie, Muskelschwäche • fakultativ hypokalzämische Krämpfe oder Frakturen • Labor: Hypokalzämie, sek. Hyperparathyreoidismus, gesteigerte AP und sehr niedriges Calcitriol
hereditäre Vitamin-D-resistente Rachitis bzw. Rachitis Typ II	• Mutation im Vitamin-D-Rezeptor (VDR) • bisher 34 verschiedene Mutationen bekannt • je nach Mutation Bindung des Calcitriols an den VDR ganz oder teilweise gestört • auch Störung der Dimerisierung mit dem RXR-Rezeptor (9-cis-Retinsäure als Ligand) beschrieben	• schwere Form der Rachitis in den ersten Lebensmonaten • Knochenschmerzen, Muskelschwäche, hypokalzämische Krämpfe • im Gegensatz zu Typ I Serum-Vitamin-D-Werte normal bis deutlich erhöht • besonderes Merkmal: ausgeprägte Alopezie
Vitamin-D-Binding-Protein (VDP) Polymorphismus	bindet im Normalfall bis zu 90 % des 25(OH)D	führt zu einer Abnahme des zirkulierenden 25(OH)D

2.3.8 Gesundheit und Prävention

Knochengesundheit (Osteoporose)

Eine bestehende Osteoporose erhöht das Risiko für Frakturen. Die Entwicklung der Osteoporose geht oft mit einer unzureichenden Kalziumversorgung einher. Ein Vitamin-D-Defizit verstärkt dies, da es die Absorption des Kalziums aus der Nahrung hemmt. Somit kann Osteoporose auch als Langzeitfolge einer Vitamin-D-Unterversorgung interpretiert werden.

Die Darstellung der Zusammenhänge zwischen Unterversorgung und Risiko für Krankheiten (Dickdarmkrebs) bzw. für Frakturen und Mobilitätsstörungen in ► Abb. 2.2 [81] macht deutlich, wie sich bereits eine moderate Unterversorgung langfristig auswirken kann. Ob allerdings dauerhaft Werte über 70 nmol/l v. a. in den nördlichen Breiten erreicht werden können, ist fraglich.

Prävention osteoporotischer Frakturen

Die präventive Wirkung von Vitamin D gegenüber der Entwicklung der Osteoporose ergibt sich aus der dadurch verbesserten Kalziumaufnahme, weniger aus einer direkten Wirkung von Vitamin D am Knochen. Eine gute Vitamin-D-Versorgung bei alten Menschen, postmenopausalen Frauen und Personen mit länger anhaltender Steroidtherapie kann den Knochenabbau verlangsamen und damit die Osteoporose-Folgen verringern. Inwieweit eine gute Vitamin-D-Versorgung über diesen Effekt für die oft beobachtete Reduktion der Stürze verantwortlich ist, oder ob dies andere Mechanismen sind, ist nicht genau geklärt.

Auf der Basis von Metaanalysen wurde beobachtet, dass eine tägliche Einnahme von Vitamin D_3 (700–800 IE) das Frakturrisiko um 25 % vermindert. 400 IE waren dagegen ohne Effekt [82]. Dabei sollte der Serumwert kontrolliert werden und auf eine ausreichende Kalziumzufuhr (1000–1200 mg/Tag) geachtet werden. Daher wird oft eine Kombinationstherapie bei postmenopausalen Frauen empfohlen.

Infektionskrankheiten

Die Beobachtung, dass Kinder, die Rachitis hatten, häufiger an Atemwegsinfekten und Tuberkulose erkrankten, hat bereits vor 100 Jahren zu dem Begriff der „rachitischen Lunge" geführt. Die Supplementierung mit Vitamin D hat in verschiedenen Studien positive Resultate bei Mycobacterium tuberculosis sowie viralen Infekten des Respirationstraktes erbracht. Dabei wurden Dosierungen von einmalig 36 000 IE bis zu 1,3 Mio. IE über einen Zeitraum von mehreren Monaten (bis zu 36) eingesetzt. In einem systematischen Review wurden die Ergebnisse kürzlich zusammengestellt [730]. Sie scheinen eine Anwendung von Vitamin D bei Personen mit erhöhter Infektlabiliät zu rechtfertigen. Das Risiko für eine Tuberkulose-Infektion steigt aber nicht nur bei unzureichender Vitamin-D-Versorgung, sondern auch im Zusammenhang mit den genetischen Polymorphismen des Vitamin-D-Rezeptors. Bei häufigen Infektionen der Atemwege wird empfohlen, den Vitamin-D-Status zu kontrollieren und im Falle eines Defizits Vitamin D bis zur Erreichung normaler Blutwerte zu supplementieren [60].

Krebs

Fall-Kontroll-Studien (520 000 Teilnehmer aus zehn europäischen Ländern) zeigen einen inversen Zusammenhang zwischen hohen Plasma-Vitamin-D-Spiegeln und Krebsrisiko, besonders für kolorektalen Krebs (CRC) [353]. Blutspiegel unterhalb von 50 nmol/l zeigten gegenüber höheren Vitamin-D-Serumspiegeln ein signifikant höheres Risiko (40 %) für CRC. Auch bei Prostata- und Brustkrebs wurden Beziehungen zwischen niedrigem Vitamin-D-Status und Krankheitsrisiko beschrieben.

Autoimmunerkrankungen

Es gibt eine Reihe von Hinweisen aus Beobachtungsstudien und experimentellen Arbeiten, dass niedrige Vitamin-D-Spiegel häufiger mit dem Auftreten von Diabetes mellitus I, multipler Sklerose (MS) [440] und rheumatoider Arthritis verbunden sind. Bei MS hat sich jedoch kein Effekt einer Supplementierung (6 000 IE Vitamin D_2) auf den Krankheitsverlauf ergeben [644].

M!

Merke

Eine kürzlich veröffentlichte Analyse [663] von 74 Metaanalysen (Beobachtungsstudien) und 87 Metaanalysen (randomisierte klinische Studien) kommt zu folgendem Resultat (▶ Tab. 2.19):

Tab. 2.19 Einfluss von Vitamin D auf diverse Krankheiten und Evidenz [663].

Einstufung	
überzeugend	bisher keine Indikation
wahrscheinlich	• reduziertes Kariesrisiko bei Kindern • geringeres Geburtsgewicht und niedrigere Vitamin-D-Spiegel bei der Mutter zum Geburtszeitpunkt • abnehmende PTH-Spiegel bei chronischer Niereninsuffizienz und Dialysepatienten
Hinweise	Risikoreduktion: CRC, nicht vertebrale Frakturen, KHK, Hypertonie, Schlaganfall, Depression, BMI, Prävalenz metabolisches Syndrom, Typ-II-Diabetes, Gestationsdiabetes, verringertes Geburtsgewicht

Alle anderen Krankheiten bzw. Risiken wurden als nicht gesichert oder unwahrscheinlich eingestuft.

Chronische Niereninsuffizienz

Bei Patienten in den Stadien 3–5 (siehe ▶ Tab. 15.1) einer chronischen Nierenerkrankung wird gemäß den Internationalen Leitlinien (KDIGO) vorgeschlagen, die Messung von 25(OH)-Vitamin-D (Calcidiol)-Spiegeln in Betracht zu ziehen und wiederholte Bestimmungen von den Ausgangswerten und therapeutischen Interventionen abhängig zu machen. Ein Vitamin-D-Mangel (< 20 ng/ml), der bei diesem Kollektiv sehr häufig beschrieben wird [165], sollte entsprechend der Empfehlungen für die Allgemeinbevölkerung korrigiert werden, sofern sich dadurch die Plasmaspiegel normalisieren lassen. Bei niedrigen Plasmaspiegeln (< 30 ng/ml) ist eine Supplementierung mit 10 000 IE/Woche erfolgreich [165]. Bei Hyperphosphatämie sollte die Vitamin-D-Dosis reduziert werden (siehe Kap. 15).

Chronisch-obstruktive Bronchitis (COPD)

Es gibt eine Reihe von Studien, die bei Patienten mit COPD gegenüber gleichaltrigen Kontrollen häufiger Vitamin-D-Defizite beschreiben [346]. Gleichzeitig treten bei COPD-Patienten gehäuft Fälle von Osteoporose und Osteopenie auf, die einen Bezug zum Vitamin-D-Defizit nahelegen. In einer jüngst veröffentlichten klinischen Studie (randomisiert, doppel-blind, placebo-kontrolliert) wurden 240 COPD-Patienten über einen Zeitraum von einem Jahr mit 3 mg Vitamin D_3 (einmal jeden zweiten Monat) bzw. mit einem Placebo supplementiert. Die Gabe von Vitamin D schützte vor moderater und schwerer Exazerberation bei den Patienten, die einen Basis Vitamin-D-Spiegel < 50 nmol/l aufwiesen. Folglich wird die Korrektur eines moderaten Defizites bei diesen Patienten empfohlen [454].

2.3.9 Therapie

Indikationen zur Substitution

Die Substituierung (400 IE/Tag) während des 1. Lebensjahres (auch bei gestillten Kindern) dürfte inzwischen Standard sein. Während in vielen Ländern die Milch und auch verschiedene Milchprodukte mit Vitamin D angereichert sind und folglich eine zusätzliche Quelle nach dem 1. Lebensjahr besteht, ist dies in Deutschland nicht der Fall. Daher empfiehlt die US-amerikanische Gesellschaft für Pädiatrie [697], dass bei Kindern und Jugendlichen, die keinen Zugang zu angereicherten Produkten haben, die Supplementierung (400–600 IE/Tag) beibehalten werden sollte.

Die frühzeitige Kompensation des Defizits kann den Verlauf einer akuten Erkrankung, aber auch chronisch degenerativer Erkrankungen günstig beeinflussen. Dies hat die Auswertung verschiedener umfangreicher Kohorten aus Europa und den USA mit mehr als 25 000 Teilnehmern im Alter von 50–79 Jahren ergeben. Fast 60 % der Teilnehmer waren nicht ausreichend versorgt, und eine schlechte Versorgung korrelierte mit einer deutlich gestei-

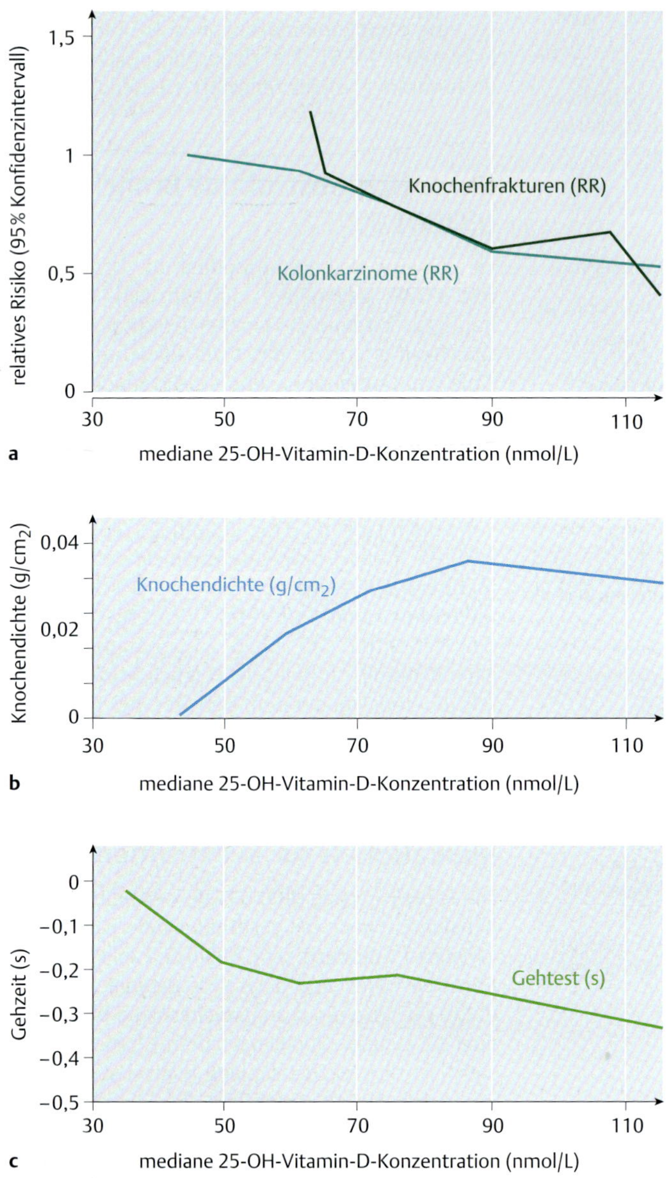

Abb. 2.2 Vitamin D-Defizit: Risiko für Frakturen, verringerte Mobilität und Dickdarmkrebs. Relatives Risiko für Frakturen und Kolonkrebs (linke Ordinate) sowie Knochendichte (BMD) für ältere (kaukasische) Frauen (g/cm^2) in Abhängigkeit der mittleren Vitamin-D-Konzentration im Blut. Die Abhängigkeit der Mobilität von der Vitamin-D-Versorgung zeigt der Gehtest (8-Fuß-Gehzeit in Sekunden). Optimaler Bereich des Plasmawertes >90 nmol/l [81].

- **a** Vitamin D im Serum und relatives Risiko (RR) für Frakturen und Kolonkarzinom.
- **b** Vitamin D im Serum und Knochendichte.
- **c** Vitamin D im Serum und Mobilität (Veränderung der 8 s Gehstrecke).

gerten Mortalität [600]. Die besondere Bedeutung des Vitamin D für das Immunsystem und in der Bildung endogener antimikrobieller Peptide ist eine Erklärung für diese Effekte.

Eine Supplementierung auch mit höheren Dosierungen bis 10 000 IE/Tag über einen begrenzten Zeitraum ist v. a. bei Senioren aufgrund der hohen Inzidenz des Vitamin-D-Mangels zu empfehlen. Eine umfangreiche Metaanalyse kommt zu dem Ergebnis, dass die Behandlung einer Unterversorgung mit Vitamin D bei asymptomatischen Personen zu einer Reduktion der Mortalität bei alten Menschen in Pflegeheimen und zu einer Minderung des Sturzrisikos führt [410].

Die Substituierung kann je nach Indikation mit täglicher Gabe oder auch wöchentlich erfolgen.

Tab. 2.20 Dosierung von Vitamin D für verschiedene Altersgruppen und Patienten mit Risiko für Vitamin-D-Defizit.

Alter	EAR (IE/Tag)	RDA (IE/Tag)	UL (IE/Tag)	RDA Risk (IE/Tag)	UL Risk (IE/Tag)
0–6 Monate		400	1000	400–1000	2000
6–12 Monate		400	1500	400–1000	2000
1–8 Jahre	400	600	2500	600–1000	4 000
9–18 Jahre	400	600	4 000		
19–70 Jahre	400	600	4 000	1500–2000	10 000
> 70 Jahre	400	800	4 000	1500–2000	10 000
Schwangerschaft 18–50 Jahre	400	600	4 000	1500–2000	10 000
Stillzeit 18–50 Jahre	400	600	4 000	1500–2000	10 000

Gemäß den Empfehlungen des amerikanischen Institute of Medicine (IOM) aus dem Jahr 2011 und den Leitlinien der Gesellschaft für Endokrinologie der USA ergeben sich die folgenden Dosierungen für die verschiedenen Altersgruppen und für Patienten mit Risiko für Vitamin-D-Defizit (RDA-Risk) (▶ Tab. 2.20).

Behebung einer Unterversorgung

Myopathie/Sarkopenie

Die schlechte Vitamin-D-Versorgung hat Folgen für die Mobilität und die Frakturrate bei älteren Menschen. Bei Patienten mit Rachitis sowie Osteomalazie wird neben den Veränderungen des Knochens v. a. Muskelschwäche beschrieben. Diese Myopathie betrifft im Besonderen die Typ-II-Muskelfasern, wie sie auch bei Sarkopenie betroffen sind. Tatsächlich zeigen Interventionen mit 700–800 IE Vitamin D/Tag bei Vitamin-D-Defizit und Sarkopenie einen positiven Effekt auf Muskelmasse und Funktion (Verbesserung von Körperbeherrschung, Gangsicherheit und Balance), nicht jedoch bei jüngeren Personen [568].

Osteoporose

Auch wenn die Osteoporose nicht die eigentliche Folge einer Unterversorgung mit Vitamin D ist, begünstigt ein Vitamin-D-Defizit die Entwicklung. Ohne ausreichendes Vitamin D ist die Kalziumabsorption nicht optimal. Die Folge ist ein Anstieg des PTH und die damit verbundene gesteigerte Resorption des Knochens.

Supportive Therapie bei Tuberkulose

Eine quasi supportive Therapie der Tuberkulose wurde bereits vor mehr als 100 Jahren entwickelt und erfolgreich eingesetzt: Die Bestrahlung der Betroffenen mit natürlichem oder künstlichem Sonnenlicht. Die hierdurch verbesserte Vitamin-D-Versorgung hat zu einer Zunahme der Expression des Cathelicidins geführt, welches eine direkte Wirkung gegen Mycobacterium tuberculosis hat. Eine Metaanalyse zu Vitamin-D-Supplementierungsstudien berichtet über einen Rückgang der Tuberkulose-positiven Sputum- und Kulturanalysen gegenüber Kontrollen um 39 % (nicht signifikant) nach 8 Wochen Behandlung [727]. Unabhängig von der Notwendigkeit der Behebung eines Vitamin-D-Defizits kann eine Supplementierung zur Therapieunterstützung sinnvoll sein.

Vitamin-D-Status und Zustand nach Operationen

Eine Metaanalyse von 31 Studien hat ergeben, dass in 84 % der untersuchten Studien ein nicht kompensierter Vitamin-D-Mangel das Risiko für postoperative Komplikationen (Infektionen, Abstoßungsreaktionen, kardiale und pulmonale Komplikationen, größere Länge des Aufenthaltes auf der Intensivstation, Gesamtzeit des Krankenhausaufenthaltes sowie Mortalität) gegenüber gut versorgten Patienten deutlich steigerte [328].

Besonders bei Patienten mit Traumata oder akuten Erkrankungen erscheint eine rasche Supplementierung gerechtfertigt. Die Erfahrung zeigt, dass sich die Plasmawerte nicht sofort nach der ersten Dosis erhöhen – daher wiederholt kontrollieren. Bei niedrigen Kalziumwerten sollte immer an ein Vitamin-D-Defizit gedacht werden. Ansonsten ist die wichtigste Indikation die Kompensation des Defizits.

Hyperparathyreoidismus

Der PTH-Wert korreliert meist invers zur Konzentration des 25(OH)D. Dieser so genannte sekundäre Hyperparathyreoidismus (SHPT) [371] tritt besonders dann auf, wenn gleichzeitig die Ernährung kalziumarm ist (< 600 mg/Tag). Ein SHPT tritt auch bei Patienten mit chronischer Niereninsuffizienz auf (Störung der Wirkung der 1α-Hydroxylase) und wird mit dem aktiven Metaboliten $1{,}25(OH)_2D$ erfolgreich behandelt. Der Wert des PTH steht in positiver Beziehung zum Kreatinin. Bei einem Serumkreatinin > 300 µmol/l ergibt sich eine 2- bis 4-fache Erhöhung des PTH. Da die hohen PTH-Spiegel zu einem starken Knochenumbau führen, sollte mit der Vitamin-D-Intervention nicht gezögert werden. Zielgröße ist dabei der Blutspiegel an 25(OH)D, der deutlich über 30 ng/ml liegen sollte. Hierbei muss berücksichtigt werden, dass bei chronischer Niereninsuffizienz auch die Expression des VDR erniedrigt ist.

Dosierung:

- Tagesdosis 2000–4 000 IE, oder 20 000 IE/Woche
- Erhaltungsdosis 2000 IE/Tag, besonders bei älteren Patienten
- Orientierung der Supplementierung am Plasmaspiegel

Unabhängig davon ist die Therapie mit Vitamin-D-Analoga, die in den Leitlinien beschrieben sind. Die Vitamin-D-Substituierung kann außerdem dazu beitragen, dass bei Patienten mit chronischer Niereninsuffizienz und Dialyse das erhöhte Risiko für Katheter- und Shuntinfektionen und andere Infektionskrankheiten gesenkt werden kann.

Hypoparathyreoidismus

Eine Unterfunktion der Nebenschilddrüse ist entweder genetisch bedingt oder – sehr viel häufiger – durch unbeabsichtigte Entfernung der Nebenschilddrüse im Zuge eine Operation im Halsbereich oder nach Bestrahlung. Die Folge sind Hypokalzämie und Hyperphosphatämie. Um eine Normokalzämie zu erreichen, sind meist sehr hohe Dosierungen (50 000–200 000 IE) an 25(OH)D notwendig.

Spezielle klinische Problematik

Grundsätzlich darf in nördlichen Regionen davon ausgegangen werden, dass die Vitamin-D-Versorgung mäßig bis unzureichend ist. Dies gilt ganz besonders für Herbst und Winter. Wird ein Patient mehrere Tage stationär aufgenommen, so wird seine Vitamin-D-Versorgung auf jeden Fall kritisch werden. Die Hautsynthese fehlt und im klinischen Alltag lassen sich regelmäßige Mahlzeiten, die reich an Vitamin D sind, nicht sicherstellen. Zur Vermeidung einer zunehmenden Unterversorgung ist zu empfehlen, von Beginn des stationären Aufenthaltes an Vitamin D zu substituieren. Dies gilt ganz besonders bei parenteral ernährten Patienten.

Kontraindikationen und Nebenwirkungen

Kontraindikationen sind Hyperkalzämie bzw. Hyperparathyreoidismus.

2.3.10 Toxikologie

Die tolerierbare Höchstmenge (Upper Level, UL) ist altersabhängig (▶ Tab. 2.21).

Symptome bei Überdosierung

Eine Hypervitaminose D mit Übelkeit und Erbrechen wird bei Dosierung von 500–1000 µg/Tag über einen längeren Zeitraum bei Erwachsenen und über 150 µg/Tag bei Kindern beschrieben. Typische Zeichen sind weiter eine Anorexie, Kopfschmerzen, Polyurie und Durchfälle (▶ Tab. 2.22). Laboruntersuchungen belegen, dass im Serum 25(OH)D stark erhöht ist, nicht unbedingt dagegen $1{,}25(OH)_2D_3$. Mit der Zeit entwickelt sich eine Hyperkalzinose, die zur Ablagerung von Kalzium und Phosphat in Herzmuskel, Gefäßsystem und Lunge

Tab. 2.21 Vitamin D: tolerierbare Höchstmenge (IOM).

Alter (Jahre)	UL (µg/Tag)
0–1	25 (1000 IE)
1–10	50 (2000 IE)
11–17	100 (4 000 IE)
> 18*	100 (4 000 IE)

*auch Schwangere und Stillende

Tab. 2.22 Vitamin D – Zeichen einer Überversorgung.

System	Symptom(e)
allgemein	Appetitverlust und Anorexie, Kopfschmerzen
Gastrointestinaltrakt	Übelkeit, Erbrechen
Muskulatur	Schwäche, Lähmungserscheinungen
Niere	Polyurie, Polydipsie
ZNS	Erregbarkeit, Nervosität

führt. Eine Hypervitaminose D durch Sonnenbestrahlung der Haut ist wegen der metabolischen Regulierung ausgeschlossen und wurde bisher auch nicht beobachtet.

Therapie: Vitamin-D-Zufuhr beenden, evtl. Kalziumzufuhr reduzieren; in schwereren Fällen Steroide.

Fazit: Eine Unterversorgung mit Vitamin D unterschiedlichen Grades bis hin zum klinisch-symptomatischen Mangel ist in Deutschland und im nördlichen Europa aber auch in anderen südlicheren Ländern (Migranten!) nicht selten. Die Prüfung des Status sollte im Verdachtsfall (Risikoprofil) erfolgen und gegebenenfalls eine Supplementierung bis zur Erreichung eines ausreichenden Blutspiegels durchgeführt werden. Die Normalisierung des Vitamin-D-Status kann einen positiven Einfluss auf Schweregrad und Verlauf unterschiedlicher Erkrankungen haben.

2.4 Vitamin E

Das Wichtigste in Kürze

Funktion
Fettlösliches Antioxidans

Nährstoffquellen
Pflanzenöle, Keimlinge, Nüsse

Risikogruppen
Keine spezifischen

Analytik
Vitamin E immer auf LDL beziehen (mol E/mol LDL)

Mangel
Besonders bei genetischen Formen, sonst symptomatisch selten

Gesundheit und Prävention
Koronare Herzkrankheit

Therapie
Bei oxidativem Stress und bei genetischen Formen hochdosiert

Toxikologie
In sehr hoher Dosis gerinnungshemmend

2.4.1 Nomenklatur

Vitamin E ist ein Sammelbegriff für fettlösliche Substanzen mit antioxidativen und nicht antioxidativen Wirkungen. Anfang der 1920er Jahre wurde erstmals über einen Nahrungsfaktor berichtet, der bei Ratten für die Aufrechterhaltung der Trächtigkeit verantwortlich ist. Dieser Faktor erhielt den Namen Vitamin E. Die am häufigsten vorkommenden Vitamin-E-Formen werden Tocopherole und Tocotrienole genannt. Häufig wird der Begriff Vitamin E fälschlicherweise allein für α-Tocopherol, die am besten erforschte Form von Vitamin E, verwendet.

Die IUPAC empfiehlt (analog zu Vitamin A) die Verwendung der biochemischen Nomenklatur: Vitamin E sind alle **Tocopherole** und **Tocotrienole**, die qualitativ die biologische Aktivität von RRR-α-Tocopherol zeigen. Quantitativ unterscheiden sich deren biologische Wirkungen jedoch sehr stark. Im Vergleich zu RRR-α-Tocopherol (= 100 %) weisen alle natürlich vorkommenden Tocopherole/Tocotrienole weniger als 50 % der Aktivität auf; das all-rac-α-Tocopherol 47 % und das in Medikamenten häufig verwendete, zur Stabilitätserhöhung veresterte all-rac-α-Tocopherylacetat 67 %.

Um diesen verschiedenen Vitamin-E-Aktivitäten Rechnung zu tragen, wird z. B. in Nährstofftabellen der Begriff α-Tocopherol-Äquivalent (αTÄ) verwendet, wobei die Wirkung von RRR-α-Tocopherol = 100 % gesetzt wird. Bei Medikamenten und Reinsubstanzen wird mit IE gerechnet (1 IE = 1 mg all-rac-Tocopherol, 0,67 mg RRR-Tocopherol oder 0,74 mg Tocopherylacetat).

2.4.2 Funktion

Vitamin E spielt eine wesentliche Rolle im normalen Stoffwechsel der Zellen. Ein Mangel kann daher die Funktion mehrerer Organe beeinträchtigen. α-Tocopherol ist Bestandteil aller biologischen Membranen. Heute wird angenommen, dass seine wichtigste Funktion darin besteht, Membranlipide, Lipoproteine und Depotfette vor dem Abbau durch Lipidperoxidation zu schützen. Als Antioxidans bietet Vitamin E Schutz vor reaktiven Sauerstoffspezies, die bei Stoffwechselvorgängen entstehen oder normalerweise in der Umwelt vorkommen.

Neuere Erkenntnisse ergaben, dass Vitamin E auch nicht antioxidative Funktionen bei der Regulierung der Genexpression und Signaltransduktion ausübt.

Vitamin E wird im Darm zusammen mit Lipiden absorbiert. Tocopherylester werden zuvor durch Lipasen oder Mukosaesterasen hydrolysiert. Absorbiertes Vitamin E wird zur Leber transportiert. An den Endothelzellen wird durch das Enzym Lipoproteinlipase (LPL) Vitamin E aus den Chylomikronen freigesetzt. Das in der Leber in VLDL (Very low Density Lipoprotein) verpackte Vitamin E wird wieder in den Blutkreislauf abgegeben. Die Aufnahme in die Zielzellen erfolgt durch Freisetzung durch endothelständige LPL oder rezeptorvermittelte Endozytose von LDL (Low Density Lipoprotein). Vitamin E wird v. a. in Muskulatur und Fettgewebe als RRR-α-Tocopherol gespeichert.

2.4.3 Nährstoffquellen und Stoffwechsel

Vitamin E wird ausschließlich von Pflanzen synthetisiert. Aus diesem Grund kommt es nur in

Tab. 2.23 Pflanzliche Lebensmittel mit dem höchsten Gehalt an Vitamin E.

Quelle	Gehalt (mg/Teelöffel)	Gehalt (mg/100g)
Weizenkeimöl	20	151
Sonnenblumenöl	6	62
Distelöl	5	45
Maiskeimöl	2	26
Olivenöl	2	12
Mandeln		7
Haselnüsse		4
Erdnüsse		2
Spinat*		2
Broccoli*		1

* Die meisten anderen Obst- und Gemüsesorten < 1 mg

pflanzlichen Nahrungsmitteln vor. Pflanzenkeime und -saaten, die daraus gewonnenen Öle und hieraus hergestellte Produkte sind die ergiebigsten Quellen für Vitamin E. In geringeren Mengen ist es auch in Getreide enthalten. Da **α-Tocopherol** vornehmlich in den Chloroplasten pflanzlicher Zellen vorkommt, enthalten grüne Pflanzen mehr Vitamin E als gelbe. In Weizenkeim-, Sonnenblumen- und Olivenöl stellt RRR-α-Tocopherol mit 50–100 % den Hauptanteil des Vitamin E, während in Soja- und Maiskeimöl das nur 10 % der biologischen Aktivität aufweisende RRR-γ-Tocopherol dominiert.

Lebensmittel, die sich aus pflanzlichen Ölen zusammensetzen (z. B. Margarine, Backwaren), weisen einen stark variierenden Gehalt an Vitamin E auf. Dieser hängt zum einen von der Art des verwendeten pflanzlichen Öls und zum anderen von der thermischen Stabilität des Vitamin E ab. Da fast alle nicht deklarierten, raffinierten Pflanzenöle und Margarinen aus Sojaöl hergestellt sind, ist deren natürliche Vitamin-E-Aktivität (γ-Tocopherol) gering. Höchste Gehalte an natürlichem Vitamin E finden sich in kalt gepresstem Weizenkeimöl. **γ-Tocopherol** ist die am meisten verbreitete Form des Vitamin E in Lebensmitteln. Sie ist auch Bestandteil von Nahrungsergänzungsmitteln.

Wichtige Nährstoffquellen zur raschen Orientierung

Die wichtigste Vitamin-E-Quelle sind Pflanzenöle, gefolgt von Nüssen (▶ Tab. 2.23). Im Rahmen von energiereduzierten Diäten wird oft auf Öle und Nüsse verzichtet; die Versorgung mit Vitamin E kann nach längerer Zeit kritisch werden.

Referenzbereich

Vitamin E (Tocopherole): Schätzwerte (▶ Tab. 2.24)

Upper Level (UL)

Als UL für Erwachsene wurde ein Wert von 1000 mg/Tag angenommen [330]. Für Frühgeborene gilt ein UL von 21 mg/Tag.

▶ Tab. 2.25 gibt den UL für verschiedene Altersgruppen [330] in mg/Tag an.

Versorgung gemäß nationaler Verzehrstudie II (NVS II)

„Der Median der Vitamin-E-Zufuhr (Tocopherol-Äquivalente) liegt bei Männern bei 13,7 mg/Tag und bei Frauen bei 12,0 mg/Tag (▶ Tab. 19.3). Die mediane Zufuhr an Vitamin E nimmt bei Männern und Frauen bis zum Alter von 65–80 Jahren ab. Die Vitamin-E-Zufuhr sinkt bei Männern deutlich stärker als bei Frauen, sodass sich in der ältesten Altersgruppe die Werte zwischen Männern und Frauen nur gering unterscheiden. Der Median der Vitamin-E-Zufuhr (Tocopherol-Äquivalente) entspricht bei Männern und Frauen in etwa dem Referenzwert für Vitamin E. 48 % der Männer und 49 % der Frauen erreichen die empfohlene tägliche Zufuhr von Vitamin E nicht. Diesbezüglich zeigt sich kein Alterseffekt.“ [458]

Tab. 2.24 Vitamin E (Tocopherole) – Schätzwerte für eine angemessene Zufuhr.

Altersgruppe	Tocopherol (mg-Äquivalent[1,2]/Tag)	
	m	w
Säuglinge		
0 bis < 4 Monate	3	3
4 bis < 12 Monate	4	4
Kinder		
1 bis < 4 Jahre	6	5
4 bis < 7 Jahre	8	8
7 bis < 10 Jahre	10	9
10 bis < 13 Jahre	13	11
13 bis < 15 Jahre	14	12
Jugendliche und Erwachsene		
15 bis < 19 Jahre	15	12
19 bis < 25 Jahre	15	12
25 bis < 51 Jahre	14	12
51 bis < 65 Jahre	13	12
65 Jahre und älter	12	11
Schwangere	–	13
Stillende[3]	–	17

[1] 1 mg RRR-α-Tocopherol-Äquivalent = 1 mg RRR-α-Tocopherol = 1,49 IE; 1 IE = 0,67 mg RRR-α-Tocopherol = 1 mg all-rac-α-Tocopherylacetat;
[2] 1 mg RRR-α-Tocopherol (D-α-Tocopherol)-Äquivalent = 1,1 mg RRR-α-Tocopherylacetat (D-α-Tocopherylacetat) = 2 mg RRR-β–Tocopherol (D-β–Tocopherol) = 4 mg RRR-γ-Tocopherol (D-γ-Tocopherol) = 100 mg RRR-δ-Tocopherol (D-δ-Tocopherol) = 3,3 mg RRR-α-Tocotrienol (D-α-Tocotrienol) = 1,49 mg all-rac-α-Tocopherylacetat (D, L-α-Tocopherylacetat);
[3] ca. 260 µg RRR-α-Tocopherol-Äquivalente-Zulage pro 100 g sezernierte Milch

Tab. 2.25 Vitamin E – UL für verschiedene Altersgruppen [330].

Altersgruppe	m/w	Schwangerschaft	Stillzeit
1–3 Jahre	200 mg (300 IE)		
4–8 Jahre	300 mg (450 IE)		
9–13 Jahre	600 mg (900 IE)		
14–18 Jahre	800 mg (1200 IE)	800 mg (1200 IE)	800 mg (1200 IE)
19 Jahre und älter	1000 mg (1500 IE)	1000 mg (1500 IE)	1000 mg (1500 IE)

► **Hauptquellen für Vitamin E.** *„Die Haupt-Lieferanten für Vitamin E stellen bei den Männern Fette, alkoholfreie Getränke sowie Gerichte auf Basis von Gemüse dar. Auch bei den Frauen sind diese drei Gruppen die Haupt-Vitamin-E-Lieferanten, in jeweils nahezu gleichen Anteilen. Bei beiden Geschlechtern tragen die Gruppen Obst/-erzeugnisse und Brot darauffolgend zur Vitamin-E-Zufuhr bei."* [458]

2.4.4 Risikogruppen

Zu den Risikogruppen für eine Vitamin-E-Unterversorgung gehören Frühgeborene, Personen, die an einer Fettmalabsorption und/oder an diversen Krankheiten, wie etwa der zystischen Fibrose, cholestatischen Lebererkrankungen oder Zuständen nach bariatrischer Chirurgie leiden (siehe entsprechende klinische Kapitel).

2.4.5 Interaktionen

Interaktionen mit Medikamenten

Orlistat oder Olestra, die als Fettersatzstoffe Verwendung finden bzw. die Absorption von Fetten im Rahmen einer Diät hemmen sollen, verringern so auch die Aufnahme fettlöslicher Vitamine.

Auch Etzetimib (hemmt Cholesterin-Aufnahme) reduziert die Vitamin-E-Bioverfügbarkeit.

Dosierungen über 400 IE/Tag können die Wirkung von Vitamin-K-Antagonisten verstärken und damit zu einer unerwünscht gesteigerten Blutungsneigung führen.

Bei einer Kombinationstherapie Simvastatin mit Niacin kann Vitamin E (wie auch andere Antioxidanzien) die erwünschte Zunahme des HDL, besonders des kardioprotektiven HDL2 verhindern [147].

2.4.6 Analytik

Blutspiegelbestimmung

Der wesentliche Teil des Vitamin E wird in LDL transportiert und von diesen an Endothelzellen abgegeben. Ein maximale Beladung liegt bei 9 mol Vitamin E/mol LDL. Um Effekte einer Hyperlipidämie auszuschließen, wird der Serum-Vitamin-E-Wert auf das LDL-Cholesterin bezogen. Für α-Tocopherol liegt der Normalwert bei etwa 7 mol/mol LDL, für γ-Tocopherol bei 1,5 mol/mol LDL. Wird nur der Vitamin-E-Gehalt bestimmt, so liegt der Normalwert bei etwa 25 µmol/l.

2.4.7 Mangel/Unterversorgung

Im Sinne eines Multikomponentensystems, das vor schädlichen Wirkungen der reaktiven Sauerstoffspezies schützt, ist die Funktion des Vitamin E stark an die Funktion vieler anderer Nährstoffe und endogener antioxidativer Systeme gekoppelt. Daher können der Bedarf an Vitamin E und die Manifestation eines Vitamin-E-Defizits durch andere Nährstoffe beeinflusst werden, wie etwa Selen, Vitamin C und prooxidative Faktoren wie mehrfach ungesättigte Fettsäuren (PUFA), Luftverschmutzung sowie UV-Licht und Medikamente.

Eine alimentäre Unterversorgung macht sich lange nicht durch typische Symptome bemerkbar. Zeichen eines Vitamin-E Mangels finden sich bei stark Mangelernährten, bei Patienten mit Fettmalabsorption (siehe Kap. 11.1) oder als genetische Ursache (Abetalipoproteinämie mit Störung der Absorption oder bei Fehlen des Tocopherol-Transferproteins α-TTP, mit Einschränkung der Verteilung). Im Vordergrund stehen neurologische Symptome mit Gleichgewichts- und Koordinationsstörungen, peripherer Neuropathie und Muskelschwäche. Diese Symptome werden auch bei Kindern beobachtet, die bereits mit einer schlechten Vitamin-E-Versorgung geboren wurden (Frühgeburten). Bei Erwachsenen sind solche Symptome sehr selten. Aus diesem Grund ist es sehr schwierig eine Unterversorgung zu erfassen und deren klinische Relevanz abzuschätzen.

Genetische Ursachen

In ► Tab. 2.26 sind diverse genetische Mutationen [262] zusammengestellt.

2.4.8 Gesundheit und Prävention

Herz-Kreislauf-Erkrankungen

Kaum ein Vitamin ist in so vielen unterschiedlichen Dosierungen in so vielen verschiedenen klinischen Studien geprüft worden wie Vitamin E. Man setzte große Hoffnung auf die Prävention von Herz-Kreislauf-Erkrankungen durch langfristige Gabe hochdosierter Vitamin-E-Präparate. Die Ergebnisse waren und sind bis heute ernüchternd.

Das Grundproblem war einerseits, dass man ganze Lebensmittelgruppen, die zu hohen Vitamin-E-Blutwerten beitragen, auf Vitamin E allein reduziert hat. Der epidemiologische Befund, dass hohe Blutwerte des Vitamins mit geringerer Inzidenz der KHK korrelieren, sagt nichts weiter, als dass Personen, die viel pflanzliche Öle und Nüsse verzehren, offensichtlich einen Vorteil haben. Große Studien wie die Nurses Health Study (NHS) an 98 000 Krankenschwestern haben ergeben, dass die Personen mit der höchsten Vitamin-E-Zufuhr gegenüber denen mit der niedrigsten Zufuhr ein um 30–40 % geringeres Risiko für KHK hatten. In der untersten Quintile lag die Versorgung unter 3 mg/Tag, in der höchsten bei 8 mg ohne und 208 mg mit Supplementen. Ob es die Supplemente alleine waren oder einfach die bessere Grundversorgung, lässt sich schwer sagen. Auch hier, wie in vielen anderen Studien, gilt, dass eine gute alimentäre Vitamin-E-Versorgung viele andere protektive Nahrungsbestandteile (z. B. ungesättigte Fettsäuren) liefert, bei schlechter Versorgung entsprechend weniger.

Tab. 2.26 Genetische Ursachen für Vitamin-E-Defizite.

Störung	Pathomechanismus	Diagnostik und Therapie
α-TTP-Mutation • bisher 6 verschiedene Mutationen beschrieben • je nach Mutation unterschiedliche Klinik	• Transferprotein überträgt Vitamin E auf Lipoproteine • kommt auch in Purkinje-Zellen vor überträgt Vitamin E in ZNS • fehlende antioxidative Abwehr im ZNS wird für neurologische Symptome verantwortlich gemacht	• ausgeprägter Vitamin-E-Mangel mit neurologischer Symptomatik (ähnlich Friedreich-Ataxie), oft auch in Verbindung mit Retinitis pigmentosa • Beginn ab 2. LJ • frühzeitige Supplementierung mit hohen Dosierungen (800 mg/Tag) verringert Ataxiesymptome und normalisiert Vitamin-E-Blutspiegel [239]
Abetalipoproteinämie • autosomal rezessive Mutation des mikrosomalen TTP	gestörte Absorption von Lipiden (Triglyceride, Cholesterin u. a.) sowie fettlöslicher Vitamine	• niedrige Vitamin-E-Blutwerte • Klinik: Steatorrhoe, fehlendes Apolipoprotein B, Ataxie • familiäre homozygote Form oft asymptomatisch
Marinesco-Sjögren-Syndrom und Chylomikron-Retention-Erkrankung	• gestörte Lipoproteinbildung in den Enterozyten • dadurch Fettmalabsorption	• zerebelläre Ataxie, Katarakt, physische und kognitive Entwicklungsstörung • erniedrigte Vitamin-E-Blutwerte

Gezielte klinische Interventionsstudien (HOPE) konnten bei bereits erkrankten Patienten keinen Effekt auf Verlauf und Schweregrad finden. Auch hier gilt zu bedenken, dass die Beobachtungsstudien gesunde Probanden bzw. solche prüfen, bei denen kein Krankheitsbefund vorliegt. Ist die Erkrankung klinisch fassbar, so kommt die Vitamin-E-Gabe möglicherweise zu spät. Zwei Studien haben die kontroverse Debatte weiter beflügelt. 40 000 gesunde Frauen > 45 Jahre erhielten 600 IE Vitamin E bzw. Placebo über einen Beobachtungszeitraum von zehn Jahren. Die Frauen, die Vitamin E nahmen, hatten eine um 24 % geringere Rate an Herzattacken sowie in der Altersgruppe > 65 eine um 49 % geringer Rate an Herztod [414]. Die ähnlich gelagerte Untersuchung von 15 000 Ärzten > 50 Jahre (400 IE Vitamin E + 500 mg Vitamin C vs. Placebo) kam zu dem ernüchternden Befund, dass es keine signifikanten Unterschiede in Bezug auf Herzattacken oder Herztod gab, in der Verumgruppe jedoch eine höhere Inzidenz an hämorrhagischen Schlaganfällen beobachtet wurde [613]. Eine Metaanalyse, die 90 RCT beurteilte, kommt zu keinem positiven Ergebnis, d. h. der Effekt war nicht unterschiedlich zur Placebogruppe [217], [619].

M!

Merke

Trotz vieler Widersprüche scheint Vitamin E nach wie vor ein interessanter „Kandidat“ zu sein. Ob dies allerdings nur für Gesunde gilt, ob der „Viel hilft viel“-Grundsatz oder einfach die gesunde, Vitamin-E-liefernde Ernährung das Geheimnis ist, kann zum jetzigen Zeitpunkt nicht gesagt werden.

Krebs

Ähnlich wie bei KHK sieht es bei Krebserkrankungen aus. Große Hoffnungen aus Beobachtungsstudien und Tierexperimenten endeten in ebenso großer Ernüchterung nach klinischen Studien. Grundlage, wie auch bei KHK, ist der antioxidative Effekt des Vitamin E, der die Zellen und auch deren DNA vor Oxidation durch freie Radikale schützen soll.

Nun ist Vitamin E zwar ein wichtiges fettlösliches Antioxidans, aber bei weitem nicht das wichtigste unter den vielen Antioxidanzien, die entweder mit der Nahrung zugeführt oder im Organismus synthetisiert werden. In der vorab zitierten Studie wurde auch die Krebshäufigkeit erfasst: keine signifikanten Unterschiede! Die anfangs hoffnungsvollen Befunde in der Prävention von Prostatakrebs durch Vitamin E wurden durch eine große Studie (SELECT) relativiert [433]. Nach fünfeinhalb Jahren Supplementierung (mit oder ohne Selen) ergab sich keine Differenz zu Placebo. Auch für Brust- und Dickdarmkrebs waren Effekte oft nur in kleinen Randgruppen sichtbar. Möglicherweise sind es aber gerade diese Randgruppen, etwa mit besonderen Polymorphismen, die einen Gewinn haben.

Demenz

Weil Vitamin E Wirkungen auf das Gefäßendothel zeigt, war es naheliegend zu prüfen, inwieweit Vorteile einer Vitamin-E-Gabe besonders bei Vorliegen einer vaskulären Demenz bestehen könnten. Ebenso gab es die Überlegung, dass das Gehirn, welches reich an mehrfach ungesättigten Fettsäuren ist, die ein Ziel für oxidative Veränderungen sind, durch Vitamin E geschützt werden könnte. Interventionsstudien mit Vitamin E haben jedoch keine eindeutigen Ergebnisse erbracht, sodass bisher keine Empfehlung zur Substitution gegeben werden konnte [337].

2.4.9 Therapie

Indikationen zur Substitution

Ein Vitamin-E-Mangel als solcher ist schwer nachweisbar und in klinisch relevanter Form nur bei den erblichen Formen sichtbar. Eine spezielle Indikation zur Supplementierung gibt es daher im Wesentlichen bei alimentärer Unterversorgung unterhalb der EAR (8 mg/Tag). Bei Abetalipoproteinämie und Fehlen des α-TTP sind zur Behebung der Mangelerscheinungen Dosierungen von 100 mg/kg Körpergewicht erforderlich.

Therapie der genetischen Störungen

Bei Fettmalabsorption, wie sie auch bei den genetischen Störungen vorliegt, kann die Applikation einer wasserlöslichen Formulierung eingesetzt werden [42]. Durch hohe orale Dosierungen wird erreicht, dass freies, d. h. nicht Lipoprotein-assoziiertes Vitamin E im Blut zirkuliert. Hierzu erhöht man die Dosis um jeweils 100 mg, bis die Plasmawerte ansteigen.

Die Ataxie im Zusammenhang mit einem Vitamin-E-Mangel ist eine seltene, autosomal rezessive neurodegenerative Erkrankung, die klinisch Ähnlichkeiten mit der Friedreich-Ataxie aufweist. Mit 800 mg Vitamin E/Tag können die neurologischen Symptome einschließlich der häufig auftretenden Sprachstörungen verbessert werden [239].

Kontraindikationen und Nebenwirkungen

Der Einfluss hoher Dosierungen Vitamin E auf die Blutgerinnung ist einer der wesentlichen Faktoren, die gegen eine Einnahme hoher Dosierungen sprechen. Eine Zunahme hämorrhagischer Schlaganfälle in zwei Interventionsstudien in der Verumgruppe scheint dies zu bestätigen.

2.5 Vitamin K

Das Wichtigste in Kürze

Funktion
Kofaktor wichtiger Carboxylierungsreaktionen bei der Knochenmineralisierung, der Gerinnungskaskade (7 Vitamin-K-abhängige Gerinnungsfaktoren, Zellwachstum)

Nahrungsquellen
Grüne Blatt- und Kohlgemüse

Referenzbereich und UL
75–90 µg/Tag

Risikogruppen
Neugeborene, Senioren, Malabsorption, Hämodialyse

Analytik
Verlässlich nur Prothrombinzeit

Mangel
Selten; bei Neugeborenen jedoch kritisch

Therapie
3 × 2 mg Vitamin K oral am 1., 3., 10. postnatalen Tag oder 1 mg i. m. postnatal

Toxikologie
Befürchtung, dass die Vitamin-K-Prophylaxe (egal in welcher Form) Krebs auslösen könnte, gilt als widerlegt

2.5.1 Nomenklatur

Die Grundstruktur des Vitamin K ist das 1,4-Naphtochinon. Die in 2-Stellung angehängte Methylgruppe ist für die Vitaminwirkung entscheidend, während die langen Seitenketten die Fettlöslichkeit und andere Eigenschaften bestimmen. Vitamin K_2 ist ein Sammelbegriff für Menachinone mit unterschiedlich langer Seitenkette, wobei immer eine Isopreneinheit angehängt ist. Von praktischer Bedeutung, auch aus pharmakologischer Sicht, sind heute nur noch die fettlöslichen Vitamine K_1 und K_2. Die verschiedenen Menachinone werden je nach Länge der Seitenkette in MK-4 bis MK-13 unterteilt.

K_1 kommt in pflanzlichen Lebensmitteln vor, K_2 wird von Bakterien gebildet. Menadion, das es als synthetisches Vitamin K_3 gibt (Anreicherung von Tierfutter) bzw. welches aus K_1 gebildet werden kann, ist Vorstufe des MK-4, welches nicht von Bakterien synthetisiert wird.

2.5.2 Funktion

Die Vitamin-K-Abhängigkeit des Blutgerinnungssystems wurde als erste Vitamin-K-Wirkung entdeckt und wird auch seit langem therapeutisch genutzt. Die in der Leber synthetisierten, inaktiven Vorstufen der Gerinnungsfaktoren werden dort durch die γ-Glutamylcarboxylase aktiviert. Bei dieser Reaktion wirkt Vitamin K als Kofaktor und wird dabei in ein 2,3-Epoxid umgewandelt, das anschließend in zwei Schritten wieder zum aktiven Vitamin K regeneriert wird. Alle Vitamin-K-Formen sind über den Naphtochinonring Kofaktoren des Enzyms γ-Glutamylcarboxylase. Dieses Enzym katalysiert die γ-Carboxylierung von proteingebundenen Glutamatresten zu so genannten Gla-Proteinen, die damit aktiviert werden. Zu den wichtigsten Gla-Proteinen zählen sieben in der Leber gebildete Proteine, die in der Gerinnung eine Rolle spielen, das im Knochen gebildete Osteocalcin sowie das Matrix-Gla-Protein (MGP) in Knorpel und Gefäßwand. Von weiteren acht Gla-Proteinen ist die Funktion nicht hinreichend untersucht.

Spezielle Wirkungen

Für alle Wirbeltiere ergibt sich ein besonderes Problem: die „Verkalkung" – und somit die erforderliche Vorbeugung. Durch die sehr hohen Blutwerte an Kalzium und Phosphat besteht eine spontane Bereitschaft zur Kalzium-Phosphat-Präzipitation. Dies gilt v. a. für die so genannten weichen Gewebe. Wesentliche Aufgabe des MGP ist die Kontrolle und Hemmung dieser Verkalkung.

2.5.3 Nährstoffquellen und Stoffwechsel

Phyllochinon (Vitamin K_1) ist in variabler Konzentration in den Chloroplasten von Grünpflanzen enthalten, wo es als Bestandteil des Fotosyntheseapparates dient. Grampositive Bakterien, wie etwa einige Stämme von Escherichia coli und Bacteroides fragilis, produzieren Menachinone (Vitamin K_2); diese werden, zusammen mit K_1 aus pflanzlicher Nahrung, von tierischen Organismen absorbiert. Entsprechend findet sich Vitamin K als Phyllochinon in pflanzlichen und als Menachinon in tierischen und fermentierten Nahrungsmitteln.

Das mit der Nahrung aufgenommene Vitamin K wird im Zuge der Lipidverdauung im proximalen Dünndarm aktiv absorbiert und durch Chylomikronen zur Leber transportiert (K_1), zirkuliert aber auch in allen Lipoproteinfraktionen (v. a. in VLDL). Die Resorptionsquote liegt bei 20–70 %.

Die Versorgung in Deutschland liegt bei ca. 75–90 % K_1 und 25–10 % K_2. Dabei wird die Bedeutung einer ausreichenden Vitamin-K_2-Versorgung oft unterschätzt.

Wichtige Nährstoffquellen zur raschen Orientierung

In ► Tab. 2.27 sind die Lebensmittel mit dem höchsten Gehalt an Vitamin K_1 bzw. K_2 zusammengestellt.

Besonderheiten in Verteilung und Versorgung

Bakterien der Mikroflora synthetisieren Vitamin K.
- Vitamin K_2 (Menachinon) wird auch von Darmbakterien in unteren Dünndarmabschnitten und im Kolon synthetisiert.
- Die Gallensäurekonzentration ist in diesen Bereichen jedoch sehr gering, sodass die Resorption des fettlöslichen K_2 aus Darmbakterien keine große Bedeutung hat.

Vitamin K_1 und K_2 werden unterschiedlich verteilt.
- Während K_1 bevorzugt in der Leber aufgenommen wird und hier kurzzeitig gespeichert werden kann, findet sich der größte Anteil des K_2 in den extrahepatischen Geweben (Knochen, Knorpel, Gefäßwand).
- Dies erklärt die besondere Wirksamkeit des K_2 bei Erkrankungen wie Osteoporose und Gefäßverkalkung.

Vitamin K wird kaum gespeichert und rasch metabolisiert.
- So erklären sich die geringen Blut- und Gewebespiegel.
- 30–40 % einer oralen Dosis bleiben im Organismus.
- 50–60 % gehen mit den Fäces verloren und 20 % werden renal ausgeschieden.

Referenzbereich

Vitamin K – Schätzwerte für eine angemessene Zufuhr (► Tab. 2.28).

Upper Level (UL)

Ein Upper Level konnte laut BfR nicht genau festgelegt werden. In anderen Quellen wird ein UL von 250 µg/Tag angegeben.

Tab. 2.27 Lebensmittel mit dem höchsten Gehalt an Vitamin K_1 bzw. K_2.

Nährstoffquelle	Gehalt (µg/100g)	
Phyllochinon		
grüne Gemüse (Spinat, Kohl, Rüben etc.)	100–500	
Pflanzenöle (Soja, Raps, Oliven)	50–200	
Avocado	40	
alle anderen Lebensmittel	< 10	
Menachinon	**MK-4**	**MK-7**
Natto (Mit B. subtilis fermentierte Sojabohnen)	2	900
Curry-Pulver	2	< 10
Milch, Milchprodukte	2–8	< 0,2
Käse	5	< 0,5
Rindfleisch	15–20	n.d.
Hühnerfleisch	25–40	n.d.
Eigelb	60–80	n.d.

n.d.: nicht dokumentiert

Tab. 2.28 Vitamin K – empfohlene Zufuhr pro Tag.

Altersgruppe	Vitamin K (µg/Tag)	
	m	w
Säuglinge		
0 bis < 4 Monate	4	4
4 bis < 12 Monate	10	10
Kinder		
1 bis < 4 Jahre	15	15
4 bis < 7 Jahre	20	20
7 bis < 10 Jahre	30	30
10 bis < 13 Jahre	40	40
13 bis < 15 Jahre	50	50
Jugendliche und Erwachsene		
15 bis < 19 Jahre	70	60
19 bis < 25 Jahre	70	60
25 bis < 51 Jahre	70	60
51 bis < 65 Jahre	80	65
65 Jahre und älter	80	65
Schwangere	–	60
Stillende	–	60

2.5.4 Risikogruppen

Neugeborene

Bei Neugeborenen sind zwar die einzelnen Komponenten des Blutgerinnungssystems vorhanden, jedoch erreichen die Vitamin-K-abhängigen Faktoren erst nach Wochen bis Monaten die Aktivitäten des Erwachsenen. Die Versorgung über die Plazenta ist schlecht und erhöht das Mangelrisiko. Der klassische Vitamin-K-Mangel wird bei voll gestillten Säuglingen (meist nach 2–12 Wochen) gefunden. Es kommt zu Blutungen (gastrointestinal, Haut, Nase etc.), deren gefürchtetste Variante Hirnblutungen in die Ventrikel darstellen. Zusätzlich bedingt ein nur geringer Gehalt in Muttermilch und Kuhmilch eine Unterversorgung des Säuglings.

Fettmalabsorption

Alle Formen der Fettmalabsorption reduzieren die Vitamin-K-Aufnahme durch den Darm. Dazu gehören auch die Anwendung von Fett-Replacern oder Fettadsorbern, wie sie im Rahmen von Gewichtsreduktionsmaßnahmen eingesetzt werden. Auch nach bariatrischer Chirurgie muss auf eine gute Vitamin-K-Versorgung geachtet werden.

Hämodialyse

Hämodialyse-Patienten haben häufig ein Vitamin-K-Defizit und neigen zur gesteigerten Kalzifizierung von Gefäßen. Das Defizit zeigt sich an der Unterkarboxylierung der MGP, besonders des Osteocalcins.

Die Supplementierung der Patienten mit Vitamin K_2 (MK-7) in einer Dosierung von 135 µg/Tag und 360 µg/Tag ergab eine deutliche Verbesserung der Carboxylierung [713]. Im Rahmen einer Dosisfindungsstudie mit Menachinon (MK-7) erhielten Hämodialyse-Patienten 360 µg, 720 µg und 1080 µg/Tag. Je höher die Dosis, desto ausgeprägter die MGP-Karboxylierung [125]. Der lineare Verlauf der Zunahme der Karboxylierung erlaubt, so die Autoren, dass auch höhere Dosierungen eingesetzt werden können, zumal die beobachteten Nebenwirkungen (milde gastrointestinale Beschwerden) oft nur vorübergehend und nur bei 11 % der Patienten auftraten.

Senioren

Wenngleich immer wieder darauf hingewiesen wird, dass ein Vitamin-K-Mangel in der gesunden Bevölkerung sehr selten ist, so gibt es doch Untersuchungen bei Senioren mit Hypoprothrombinämien in Pflegeeinrichtungen, die auf eine Vitamin-K-Behandlung ansprechen [286].

2.5.5 Interaktionen

Interaktionen mit Medikamenten

Warfarin und andere **Antikoagulanzien** (Phenprocoumon, Acenocoumarol, Tioclomarol) antagonisieren die Wirkung von Vitamin K und damit die blutstillenden Effekte des Vitamin-K-aktivierten Prothrombin II. Ein Risiko für eine Unterversorgung besteht dann besonders, wenn Antikoagulanzien mit **Orlistat** (hemmt Absorption von Fett) kombiniert werden.

Medikamente, die eingesetzt werden, um durch Bindung der Gallensäuren die Aufnahme von Cholesterin zu reduzieren, wie etwa **Cholestyramin** oder **Colestipol**, können die Aufnahme fettlöslicher Vitamine beeinträchtigen. Besonders bei Langzeitanwendung sollte der Vitamin-K-Status geprüft werden.

Interaktionen mit anderen Mikronährstoffen

Eine hohe Dosis Vitamin A hemmt die Vitamin-K-Absorption, eine hohe Dosis Vitamin E die Vitamin-K-abhängige γ-Carboxylierung. Bisher liegen jedoch nur Einzelfalldarstellungen vor.

2.5.6 Analytik

Der verlässlichste Marker des Vitamin-K-Status ist die **Prothrombinzeit**. Inzwischen wird auch die Untercarboxylierung als Marker herangezogen. Dies ist jedoch bisher nur für wissenschaftliche Studien von Interesse.

Der Blutwert (K_1) unterliegt großen interindividuellen Schwankungen und kann 0,3–3 nmol/l betragen. Er ist als Status-Indikator wenig geeignet.

Als weitere Indikatoren werden die so genannten „unter-γ-carboxylierten Plasmaproteine" (auch **PIVKA**, Protein induced by Vitamin K Absence) verwendet (ein inaktives Prothrombin ohne Gla-Reste, die es zur Kalziumbindung und damit Aktivierung benötigt). Das untercarboxylierte Osteocalcin wird ebenfalls als Marker für die Vitamin-K-Versorgung herangezogen und ist bei postmenopausalen Frauen erhöht. Es hat sich als hilfreich bei der Dosierung von Warfarin erwiesen.

2.5.7 Mangel/Unterversorgung

Ein Vitamin-K-Mangel ist bei gesunden Individuen unwahrscheinlich. Allerdings ist die Frage, inwieweit eine Vitamin-K_2-Unterversorgung vorliegen kann, unklar.

Symptome

Einziges Symptom der Unterversorgung ist die Vitamin-K-Mangel-bedingte Blutung bei Neugeborenen.

Genetische Ursachen

In ► Tab. 2.29 wird die genetische Mutation im MPG-Gen genauer vorgestellt.

2.5.8 Gesundheit und Prävention

Osteoporose

Als Kofaktor der Carboxylierung des Osteocalcins hat Vitamin K Bedeutung für die dynamischen Prozesse des Knochenauf- und -abbaus. Unzureichende Vitamin-K-Versorgung resultiert in einer Untercarboxylierung des Osteocalcins und einer verringerten Mineralisierung des Knochens. In einigen Studien zeigte sich eine Beziehung zwischen hoher Vitamin-K-Aufnahme, höherer Knochendichte und geringerer Frakturrate. Metaanalysen haben ergeben, dass die Supplementierung bei vorwiegend postmenopausalen Frauen mit MK-4 (15 mg bzw. 45 mg/Tag) zu einer Verbesserung der Mineralisierung und zu einem Rückgang der Frak-

Tab. 2.29 Genetische Ursachen für Vitamin-K-Defizite.

Störung	Pathomechanismus	Symptomatik
Mutation im MGP-Gen (Keutel-Syndrom); autosomal rezessiver Erbgang	Fehlen bzw. funktionslose MPG mit gesteigerter Kalzifizierung	• schwere Kalzifizierungen der Gelenke • periphere pulmonale Aortenstenose • Hörverlust und Gesichtsdysmorphien (fliehendes Kinn) • mentale Retardierung

II

turen geführt hat [158]. Eine Interventionsstudie bei postmenopausalen Frauen mit 180 µg MK-7/Tag über drei Jahre ergab eine signifikante Verbesserung der Knochendichte sowie eine abnehmende Reduktion der Höhe der Brust- und Lendenwirbel [383]. Andere Studien konnten diese Zusammenhänge nicht zeigen. Allerdings muss berücksichtigt werden, dass neben Vitamin K auch die Versorgung mit Vitamin D eine Rolle spielt. Ist diese schlecht, so relativiert das den Vitamin-K-Effekt.

Koronare Herzkrankheit

„Gefäßverkalkung", d. h. Kalzium-Phosphat-Präzipitation v. a. in den Elastinfibrillen der glatten Gefäßmuskulatur, stellt eine der grundlegenden Pathomechanismen der Arteriosklerose dar. Hierdurch wird besonders die Elastizität der Gefäße beeinträchtigt. Im Vitamin-K-Mangel kann eine Zunahme der Kalzifizierung beobachtet werden, und umgekehrt führt die gute Versorgung zu einer geringeren Verkalkung. Die Höhe der Aufnahme von Menachinon (MK-2) mit der Ernährung, weniger jedoch die von Phyllochinon zeigte in großen Beobachtungsstudien eine inverse Beziehung zur Kalzifizierung [64].

Ein besonderes Risiko besteht bei Antikoagulanzientherapie. Vor allem nach Langzeitanwendung zeigt sich eine deutliche Risikosteigerung für die Verkalkung von Gefäßen, einschließlich Koronarien und Aortenklappen [389], [707].

Eine dreijährige Anwendung von 500 µg/Tag Phyllochinon gegen Placebo zeigte einen hemmenden Effekt auf die Progression der Gefäßverkalkung bei männlichen und weiblichen Senioren (200 vs. 188) [618]. In der Rotterdam Herz Studie [250] zeigte sich, dass eine hohe Zufuhr von Vitamin K_2, nicht aber von K_1, mit einer signifikanten Reduktion der KHK-Mortalität und der Verkalkung der Aorta einherging.

2.5.9 Therapie

Behebung einer Unterversorgung

Neugeborene

Hier wird wegen der unsicheren Versorgungslage eine Vitamin-K-Prophylaxe empfohlen. Mit 1 mg Vitamin K i. m. bzw. 2 mg oral am 1., 3. und 10. Lebenstag können Vitamin-K-Mangelblutungen bis auf Einzelfälle vermieden werden [100]. In den 1990er Jahren wurde ein gehäuftes Auftreten von Leukämie und anderen Krebsformen in zwei retrospektiven Studien beschrieben. Diese konnten jedoch durch groß angelegte Untersuchungen an 1,3 Mio. Kindern widerlegt werden. Daher sollte, so die Amerikanische Akademie der Pädiater, die Prophylaxe beibehalten werden, da ein Krebsrisiko sehr unwahrscheinlich sei [22]. Eine Reduzierung der Dosis, wie von manchen Gesellschaften vorgeschlagen, erhöhe das Blutungsrisiko und sollte daher vermieden werden.

Postmenopausale Frauen

Hier kann die Supplementierung mit Vitamin K (1 mg/Tag) eine therapeutische Option zur Osteoporose-Behandlung sein. Es sollte allerdings ein ausreichender Vitamin-D-Status sichergestellt sein.

Hämodialyse

Bei Unterkarboxylierung von Hämodialyse-Patienten kann ein Versuch mit Vitamin K_2 unternommen werden. Bei Unterkarboxylierung und Vitamin-K-Zufuhr durch Ernährung besteht ein Zusammenhang zu K_2, weniger jedoch zu K_1 [125].

Kontraindikationen und Nebenwirkungen

Besonders MK-7 kann die Wirkung von Antikoagulanzien herabsetzen. Dabei kann ein solcher Effekt bereits bei Mengen auftreten (10–40 µg), die durch Ernährung erreicht werden können.

2.5.10 Toxikologie

Bisher sind keine Nebenwirkungen bei der Anwendung von Vitamin K_1 oder K_2 bekannt. Die Verabreichung eines synthetischen Vitamin-K-Derivates Menadion (Vitamin K_3) hat jedoch zu einer Reihe ernsthafter Nebenwirkungen geführt, weshalb es heute nicht mehr für die Behandlung eines Vitamin-K-Mangels eingesetzt wird.

3 Wasserlösliche Vitamine

3.1 Wasserlösliche Vitamine – eine kurze Übersicht

Die meisten wasserlöslichen Vitamine spielen eine wichtige Rolle im Energiestoffwechsel (▶ Tab. 3.1). Dazu gehört die Metabolisierung energiereicher Verbindungen, wie auch die Kontrolle der ATP-Bereitstellung. Folglich muss v. a. bei Zuständen mit Hypermetabolismus auf die ausreichende Zufuhr dieser Mikronährstoffe geachtet werden.

Tab. 3.1 Wasserlösliche Vitamine im Überblick.

Vitamin	Funktion	Mangel	Lebensmittel	Risikogruppe
Vitamin C	Antioxidans, Hormonsynthese	Skorbut	Südfrüchte, Paprika, Hagebutten	Alkoholkrankheit, Senioren
Thiamin	Energiestoffwechsel, ATP-Bildung	Beri-Beri	Schweinefleisch, Hefe, Bohnen	Alkoholkrankheit, Malabsorption, Senioren, Hypermetabolismus (Trauma, Herzinsuffizienz, Krebs)
Riboflavin	Energiestoffwechsel, Elektronentransfer	Cheilosis, Glossitis, Stomatitis	Rinderleber, Fleisch, Eier, Käse, Milch	Alkoholkrankheit, Hypermetabolismus (Trauma, Krebs)
Niacin	Energiestoffwechsel, Elektronentransfer	Pellagra	Rinderleber, Kalb, Huhn, Tunfisch	Alkoholkrankheit, Malabsorption, Hartnup-Erkrankung
Biotin	Energiestoffwechsel, Carboxylierung	Glossitis, Dermatitis, Anorexie	Leber, Sojabohnen, Eier	Alkoholkrankheit, Malabsorption
Pyridoxin	Energiestoffwechsel, Decarboxylierung, Hämatopoese	Dermatitis, Glossitis, Krämpfe	Kartoffeln, Lachs, Getreide, Fleisch	Alkoholkrankheit, Medikamente, Senioren, Hypermetabolismus (Trauma, Krebs)
Folsäure	C_1-Übertragung, Hämatopoese, Epigenetik	megaloblastäre Anämie	Rinderleber, Gemüse (v. a. grünes Blattgemüse)	Alkoholkrankheit, Medikamente, Senioren
Cobalamin	Methylierung (Homocystein), Hämatopoese	megaloblastäre Anämie	Fleisch, Fisch, Rinderleber	Senioren, Veganer, Medikamente, H.-pylori-Infektion
Pantothensäure	Energiestoffwechsel, Acyltransfer	Müdigkeit, Burning Feet Syndrome	in fast allen Lebensmitteln	Alkoholkrankheit, Malabsorption

3.2 Vitamin C

Das Wichtigste in Kürze

Funktion
- wasserlösliches Antioxidans
- wichtig für Hydroxylierungsreaktionen

Nährstoffquellen
Obst, Gemüse

Risikogruppen
Einseitige Ernährung, Senioren, genetische Polymorphismen

Interaktionen
Acetylsalicylsäure

Analytik
Plasmaspiegel bedingt verwertbar

Mangel
- marginal: Müdigkeit, Appetitverlust
- manifest: Skorbut

Therapie
Bei manifestem Vitamin-C-Mangel

Toxikologie
Oxalatsteine

3.2.1 Nomenklatur

Unter dem Begriff Vitamin C werden die L-[+]-Ascorbinsäure und deren Derivate mit qualitativ identischer biologischer Wirkung zusammengefasst. Chemisch handelt es sich um ein 2,3-Endiol-L-Gulonsäurelacton Dieses kann von Pflanzen und Tieren aus Glucuronsäure aufgebaut werden. Das letzte Enzym der Stoffwechselkette, die L-Gulonolacton-Oxidase, fehlt bei Mensch, Menschenaffen und Meerschweinchen sowie einigen anderen Spezies.

3.2.2 Funktion

Ein Teil der biologischen Wirkungen von Vitamin C lässt sich durch die Eigenschaft von L-Ascorbinsäure als starkes Reduktionsmittel erklären (▶ Abb. 3.1). Auch bei der Carnitinsynthese ist Vitamin C ein wichtiger Kofaktor. Die durch Ascorbinsäure vermittelte Hydroxylierung des Hypoxia inducible Factor (HIF-1α) hat Einfluss auf die Transkription verschiedener Gene, die für Proteine kodieren, die in der Eisenhomöostase, der Angiogenese und der Zellproliferation eine wichtige Rolle spielen.

3.2.3 Nährstoffquellen und Stoffwechsel

Wichtige Nährstoffquellen zur raschen Orientierung

Lebensmittel mit hohem Vitamin-C-Gehalt sind ▶ Tab. 3.2 zu entnehmen.

Die Verluste bei Lagerung können v. a. bei großen Oberflächen (Blattgemüse wie Spinat) innerhalb von zwei Wochen bis zu 80 % betragen. Stabiler sind Zitrusfrüchte und Hagebutten.

Besonderheiten in Versorgung und Verteilung

- Vitamin C wird in den Magensaft sezerniert und hat dort 3-fach höhere Werte als im Plasma
  → Eine Helicobacter-pylori-Infektion kann zu einer starken Erniedrigung der Vitamin-C-Konzentration im Magen führen.
- Vitamin-C-Absorption ist dosisabhängig
  → ab 200 mg abnehmend; bei 1000 mg noch 50 %
- Die renale Reabsorption hängt von der Versorgung ab
  → Bei schlechter Versorgung nimmt die Reabsorption zu.

Tab. 3.2 Lebensmittel mit hohem Vitamin-C-Gehalt.

Lebensmittel	Vitamin-C-Gehalt (mg/100g)
Hagebutten	1000
rote Johannisbeeren	200–800
Orangen	50
Zitronen	50
Paprika	50–250
Kohl	50–150
Broccoli	100–200
Petersilie	150
Spinat	50–100
Kartoffeln	10–50
Fleisch	< 50
Innereien	10–50

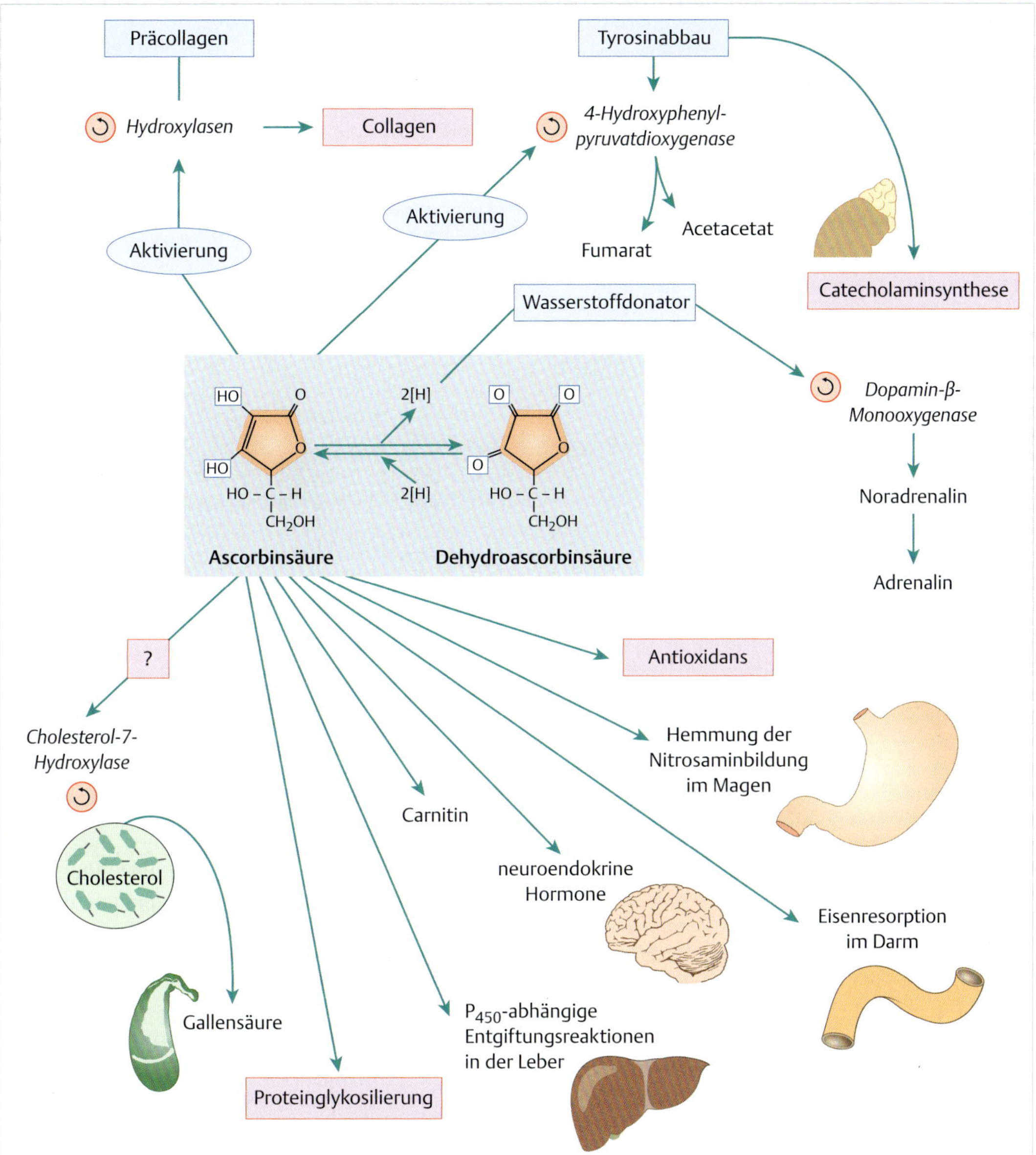

Abb. 3.1 Vitamin C: biologische Wirkungen. Die drei chemischen Formen von Vitamin C stellen ein reversibles Redoxsystem dar. Die oxidierte Form kann durch eine Reduktase, an der andere Redoxsysteme wie Glutathion oder Tocopherol beteiligt sind, wieder in Ascorbinsäure überführt werden. Ascorbinsäure kann so als Wasserstoffdonator an Hydroxylierungsreaktionen mitwirken. Dies ist z. B. bei der Biosynthese der **Catecholamine** Noradrenalin und Adrenalin der Fall, wo Ascorbinsäure als Kofaktor der Dopamin-β-Monooxygenase wirkt.
Bei anderen biologischen Wirkungen liegen andere, z. T. bisher unbekannte Mechanismen zugrunde. So ist Ascorbinsäure an der **Kollagenbiosynthese** beteiligt. Auch beim **Abbau von Tyrosin** erfolgt eine Aktivierung eines beteiligten Enzyms, ohne dass das Redoxsystem Ascorbinsäure-Dehydroascorbat beansprucht wird. Ascorbinsäure ist weiterhin an der **Gallensäuresynthese** aus Cholesterol sowie an der **Synthese von Carnitin** aus Lysin und Methionin beteiligt. Durch eine Ascorbinsäure-abhängige Amidierung werden **neuroendokrine Hormone** wie z. B. Gastrin, Bombesin, CRH und TRH aktiviert. Die Synthese des für Entgiftungsreaktionen notwendigen **Cytochrom P_{450}** in Lebermikrosomen wird durch Ascorbinsäure stimuliert. Seit langem bekannt ist die Förderung der Eisenresorption sowie die Hemmung der **Nitrosaminbildung** aus Nitrit und Aminen im Magen. Die kompetitive Hemmung der **Glykosylierung von Proteinen** könnte v. a. für die Langzeitprognose bei Diabetes von Bedeutung sein (Quelle: [73]).

Tab. 3.3 Empfohlene Zufuhr an Vitamin C (mg/Tag).

Altersgruppe	Vitamin C (mg/Tag)	
	m	w
Säuglinge[1]		
0 bis < 4 Monate	20	20
4 bis < 12 Monate	20	20
Kinder und Jugendliche		
1 bis < 4 Jahre	20	20
4 bis < 7 Jahre	30	30
7 bis < 10 Jahre	45	45
10 bis < 13 Jahre	65	65
13 bis < 15 Jahre	85	85
15 bis < 19 Jahre	105	90
Erwachsene[2]		
19 bis < 25 Jahre	110	95
25 bis < 51 Jahre	110	95
51 bis < 65 Jahre	110	95
65 Jahre und älter	110	95
Schwangere ab 4. Monat	–	105
Stillende	–	125

[1] Schätzwerte;
[2] Raucher 155 mg/Tag (Männer) bzw. 135 mg/Tag (Frauen)

→ Abnahme der Urinkonzentration ist Zeichen einer Unterversorgung; als Biomarker aber wenig geeignet

Referenzbereich

Der tägliche Bedarf und die daraus abgeleiteten Referenzwerte werden seit Längerem diskutiert. Die DGE hat kürzlich die Empfehlungen für Männer auf 110 mg/Tag und für Frauen auf 95 mg/Tag festgelegt (▶ Tab. 3.3). Für Schwangere gilt nun ein Wert von 105 mg/Tag und für Stillende 125 mg/Tag [195]. Das Institute of Medicine (IOM) der USA hat dagegen als optimale Zufuhr für Männer und Frauen einen Wert von 200 mg/Tag angegeben [334].

Upper Level (UL)

Nicht definiert, da die Datenlage unzureichend ist. Eine Aufnahme von 2 g Vitamin C/Tag wird durch das IOM als UL angegeben, da es hier in Einzelfällen zu gastrointestinalen Beschwerden kommt.

Versorgung gemäß nationaler Verzehrstudie II (NVS II)

„Bei Männern und Frauen liegt in allen Altersgruppen der Median der Vitamin-C-Aufnahme deutlich oberhalb der empfohlenen Zufuhr. 32 % der Männer und 29 % der Frauen erreichen die empfohlene tägliche Zufuhr von Vitamin C nicht. Es zeigt sich diesbezüglich nur ein geringer Alterseffekt: Die Anteile sind bei den Männern im Alter von 19–34 Jahren und bei den Frauen im Alter von 19–24 Jahren etwas höher als in den anderen Altersgruppen.“ [458]

3.2.4 Risikogruppen

Eigentliche Risikogruppen für eine Unterversorgung gibt es nicht, wenn von besonderen Ernährungsformen, in denen kein Obst und Gemüse vorkommt, einmal abgesehen wird. Allerdings werden immer wieder Einzelfälle (Anorexia nervosa, soziale Isolation) beschrieben, bei denen auch schwere Fälle von Skorbut beobachtet werden [421] – ebenso wie bei Alkoholkranken und streng einseitig ernährten Kindern. Eine Besonderheit stellen Kinder dar, die mit abgekochter Kuhmilch gefüttert werden. Da diese kaum Vitamin C enthält, droht hier ein Defizit.

Patienten mit schwerer Malabsorption, Tumorkachexie oder Hämodialyse können ebenfalls ein Defizit entwicklen.

3.2.5 Interaktionen

Interaktionen mit Medikamenten

Acetylsalicylsäure (regelmäßiger Gebrauch) reduziert den Plasmaspiegel v. a. in Leukozyten und steigert die Ausscheidung.

Orale Kontrazeptiva reduzieren den Plasmaspiegel.

Hochdosierte Vitamin-C-Supplemente können die Warfarin-Wirkung verringern.

Interaktionen mit anderen Mikronährstoffen

Vitamin C steigert die Chrom-, Kupfer- und Eisenabsorption.

3.2.6 Analytik

Die Konzentration des Vitamin C im Blut zeigt Abhängigkeit von der Zufuhr. Mit steigender Zufuhr resultiert eine sigmoide Konzentrationskurve. Bis 100 mg Vitamin C/Tag steigt die Konzentration bis auf 70 µmol/l an. Bei einer Zufuhr über 100 mg/Tag geht sie zwischen 80 und 90 µmol/l in ein Plateau über. Allerdings gibt es hier beträchtliche Schwankungen. Das Plateau stellt sich zwischen 100–200 mg/Tag ein und signalisiert den Plasmawert, bei dem eine optimale Gewebesättigung, einschließlich zellulärer Blutkompartimente, erwartet werden kann.

Genetische Varianten haben einen wesentlichen Einfluss auf die Beziehung zwischen Zufuhr und Plasmaspiegel. So können diese Varianten dazu beitragen, dass die Träger mehr Vitamin C in der Nahrung benötigen, um einen adäquaten Plasmaspiegel zu erreichen. Sie haben folglich auch ein höheres Risiko für ein Vitamin-C-Defizit [123].

3.2.7 Mangel/Unterversorgung

Symptome einer **Unterversorgung** sind schwer zu erfassen und besonders schwierig von anderen Ursachen abzugrenzen. Müdigkeit, Appetitverlust, erhöhte Körpertemperatur und erhöhte Infektbereitschaft sind auch bei anderen Defiziten zu beobachten. Eine Unterversorgung kann je nach Ausmaß und Begleiterkrankungen (Infektionen) bereits nach 8–12 Wochen zu Symptomen führen [20].

Skorbut

Die klassischen Zeichen des Skorbuts sind Gingivitis, perifollikuläre Hämorrhagie, petechiale Blutungen, Blutungen im Bereich der Gelenke, gestörte Wundheilung und Ecchymosen (▸ Tab. 3.4).

Typischerweise kommt es zu verringerter Bildung von Osteoid, was zu einer Unterbrechung der enchondralen Ossifikation führt, bei ungestörter Mineralisierung. Die Knochen bleiben dennoch spröde (erhöhte Gefahr von Frakturen).

Die Gelenkveränderungen (ohne zunächst sichtbare Blutungen) können frühzeitig zu schmerzhaften Bewegungseinschränkungen führen. Diese stellen sich oft als dominante und frühe Zeichen dar. Bei Kindern aus sozial schwachen Verhältnissen oder solchen, die schlecht betreut werden, können solche Störungen auftreten, die zunächst dem Orthopäden vorgestellt werden. Es sollte in diesen Fällen immer auch an ein Vitamin-C-Defizit und auch an andere Mikronährstoffdefizite gedacht werden. Die Veränderungen an den Gelenken sind bei Skorbut fast immer symmetrisch. Radiologisch zeigen sich typische Veränderungen an den distalen Enden der langen Extremitätenknochen, besonders im Bereich der Fuß- und Kniegelenke (Osteopenie, verringerte Osteoidmatrix, Verlust von Trabeculae etc.) [9].

Tab. 3.4 Chronologie des Vitamin-C-Mangels [9].

frühe Zeichen	Zahnfleisch	Knochen	schwerer Mangel
• Appetitverlust • Fieber • Petechien • Unterhautblutung	• Schwellungen • Ecchymosen • Blutungen • Zahnverlust	• Extremitätenschwellung • Gehbehinderung • Gelenkschwellung • Arthralgie, Myalgie	• psychologische Veränderungen • gestörte Wundheilung • Tod

Ein weiteres Zeichen des Mangels ist die oft vorhandene Eisenmangelanämie, die durch Blutungen und eingeschränkte Absorption des Eisens bei fehlendem Vitamin C erklärt wird.

Differenzialdiagnose des Skorbut

Da Skorbut in Industrienationen sehr selten geworden ist, kann dieser Mangel leicht übersehen werden [9]. Ähnliche Symptome finden sich bei:

- Osteomyelitis
- septischer Arthritis
- Misshandlung und Vernachlässigung
- hämotologische maligne Erkrankung
- Autoimmunerkrankung (Sjögren-Syndrom, systematischer Lupus erythematodes, Henoch-Schönlein-Purpura)
- Vitamin D-Mangel
- disseminierte intravaskuläre Koagulation
- thrombozytopenischer Purpura
- Thrombophlebitis, tiefe Venenthrombose
- nekrotisierende Gingivits

Letztlich sollte die Ernährungsanamnese die Ursache klären helfen. Eine Blutanalyse kann irreführend sein. Als Ausschlussdiagnose kann auch der Versuch einer vorübergehenden Supplementierung unternommen werden.

Genetische Ursachen

In ▶ Tab. 3.5 werden verschiedene genetische Mutationen näher erläutert.

Polymorphismen der Glutathion-Transferase sowie der Mangan-abhängigen Superoxiddismutase haben ebenfalls Effekte auf Vitamin C im Zusammenhang mit oxidativem Stress und können so auch Einfluss auf den Blutspiegel des Vitamins haben. Bisher liegen jedoch nur wenige aussagekräftige Studien vor.

3.2.8 Gesundheit und Prävention

Erkältungskrankheiten

Eine Metaanalyse (29 RCT) zeigte einen durchgehenden positiven Effekt einer Vitamin-C-Supplementierung (200 mg/Tag) in Form einer Reduktion der Erkältungsdauer um 8 % bei Erwachsenen und 13,5 % bei Kindern [200]. Die Wirkung war dann am ausgeprägtesten, wenn vorher eine schlechte Vitamin-C-Versorgung bestand.

Vitamin-C-Supplementierung bei Helicobacter-pylori-Infektion kann die Seropositivität des Keims reduzieren und den Prozess der Schleimhautatrophie bei Seropositiven hemmen [623].

Kardiovaskuläre Erkrankungen

Eine Reihe von Studien und Metaanalysen hat einen positiven Zusammenhang zwischen Vitamin-C-Aufnahme und dem Risiko für koronare Herzkrankheit ergeben. In einer Metaanaylse aus 14 Kohortenstudien ergab sich ein Bezug zwischen Vitamin-C-Aufnahme mit der Ernährung, nicht aber durch Supplemente [732]. Eine Reihe wei-

Tab. 3.5 Genetische Ursachen für Vitamin-C-Defizite.

Störung	Pathomechanismus	Symptome
SLC 23A1-Gen-Polymorphismus [507]	• SLC 23A1 reguliert die Verteilung der Vitamin-C-Transporter SVCT 1 • Polymorphismus zeigt reduzierte Transportaktivität sowie verminderte renale Reabsorption	• erniedrigte Blut- und Gewebespiegel • gesteigerte renale Elimination
SLCT 23A2-Gen-Polymorphismus	• reduzierte Aktivität des SVCTA2-Transporters, der besonders in Geweben mit hoher Vitamin-C-Konzentration vorkommt (Gehirn, Auge, Nebenniere)	• geringer Einfluss auf Plasmaspiegel • erniedrigte Gewebespiegel könnten Krankheitsrisiko (Auge, kardiovaskulär, Krebs) erklären
Haptoglobin (HP1; HP2)	• bindet freies Hb (HP1 besser als HP2 Phänotyp) und sequestriert Fe-Porphyrinring • verhindert damit oxidative Reaktion durch freies Eisen • bei Polymorphismus gesteigerter oxidativer Stress und Oxidation des Vitamin C, v. a. bei HP2 Phänotyp	• erniedrigte Serum-Vitamin-C-Spiegel • bei Diabetikern reduziert glykosyliertes Hb die HP-Proteinbindung; Folge: höherer oxidativer Stress • Diabetiker mit HP2-Allel haben höheres Risiko für Komorbidität

terer Kohortenstudien (Nurses Health, Physicians Health NHANES I, II) mit mehr als 50 000 Personen kommt dann zu dem Ergebnis, dass eine tägliche Aufnahme von 400 mg Vitamin C eine kardioprotektive Wirkung hat [523], [613]. Das National Institute of Health (NIH) der USA hat auf der Grundlage pharmakokinetischer Daten festgestellt, dass eine optimale Versorgung von Zellen und Geweben mit einer täglichen Aufnahme von 400 mg Vitamin C gewährleistet ist und auf dieser Basis eine Empfehlung für Frauen gegeben [423]. Selbst bei einer entsprechenden Nahrungsmittelauswahl sind solche Mengen auf Dauer allerdings kaum erreichbar. Bei allen Studien ist aber ein wesentlicher Faktor, das Vorliegen eines Polymorphismus am Gen SLCT 23A1 für den Vitamin-C-Transporter SVCT 1, nicht berücksichtigt. Bei diesem bei weißen Kaukasiern nicht selten vorkommenden Polymorphismus ist die Ausscheidung gesteigert und der Transport reduziert. Folglich könnten solche Personen von einer höheren Vitamin-C-Zufuhr profitieren.

Krebs

Bei der Prävention von Krebs durch Vitamin C ist die Datenlage weitaus weniger überzeugend als bei kardiovaskulären Erkrankungen. Zwar gibt es Beobachtungsstudien, die eine Beziehung zwischen der Aufnahme von Vitamin C mit Lebensmitteln und einem geringeren Krebsrisiko (Kolon, Brust, Magen, Prostata) beschreiben, randomisierte klinische Studien mit Supplementen (500 mg/Tag) haben jedoch enttäuscht [249]. Zur Prävention des Magenkrebses bei Helicobacter-pylori-Infektion scheint eine Supplementierung mit Vitamin C sinnvoll zu sein [435]. Bei Magenkrebs hat die EPIC Studie eine Risikosteigerung (OR 1,63) für solche Probanden ergeben, die einen Polymorphismus des Gens SLCT 23A2 für den SVCT 2-Transporter aufwiesen [206].

Sonstige

Immer wieder wird auch eine Beziehung zwischen Vitamin C und Katarakt diskutiert – v. a., weil die Linse besonders reich an Vitamin C ist und bei Kataraktpatienten der Vitamin-C-Gehalt der Linse erniedrigt ist. Allerdings haben Supplementierungsstudien keinen Einfluss auf den bestehenden Katarakt oder auf die Vorbeugung gezeigt.

Ähnlich sieht es bei Gichterkrankung aus. Bei hohen Vitamin-C-Blutspiegeln zeigen sich oft niedrigere Harnsäurekonzentrationen im Blut. Eine Kohorte (46 994 Männer), die über 20 Jahre beobachtet wurde, ergab ein signifikant niedrigeres Gichtrisiko bei der höchsten Zufuhr an Vitamin C sowohl durch Ernährung als auch durch Supplemente [151].

3.2.9 Therapie

Bei Skorbut wird bei Kindern eine Supplementierung mit 100–300 mg/Tag, bei Erwachsenen 500–1000 mg/Tag für einen Monat empfohlen.

3.2.10 Toxikologie

Die Bildung von Kalziumoxalat-Steinen wird immer wieder als toxischer Effekt bei Einnahme großer Mengen an Vitamin C diskutiert. Grundlage ist die Bildung von Oxalsäure als Abbauprodukt des Vitamin C. Allerdings nimmt die Konzentration an Oxalsäure nicht linear zur Aufnahme an Vitamin C zu, sondern zeigt nur eine geringe Variationsbreite von maximal 10 % nach Einnahme von 2 g/Tag [136]. Andere Studien haben bei Personen mit einem Risiko für die Bildung von Kalziumoxalat-Steinen allerdings vor der Einnahme von mehr als 1 g/Tag gewarnt.

3.3 Vitamin B_1 (Thiamin)

Das Wichtigste in Kürze

Funktion
- Koenzym im Kohlenhydrat- und Proteinstoffwechsel
- wichtig für Funktion zentraler wie peripherer Nerven
- Bedeutung für Myokardfunktion

Nährstoffquellen
Schweinefleisch, Erdnüsse, Tomaten

Referenzbereich und UL
1,1–1,2 mg/Tag (m/w); UL nicht definiert. Halbwertszeit 9–18Tage; Höchstwert limitiert bei 30 mg

Risikogruppen
Chron. Alkoholkonsum, Senioren, Diabetiker

Interaktionen
- häufiger Kaffeegenuss verringert Speicher
- Schleifendiuretika erhöhen Ausscheidung
- 5-FU steigert Verbrauch
- Vitamin C verbessert Status

Analytik
- verringert: Ausscheidung mit dem Urin, Ery-Transketolase, Serum-Thiamin
- gesteigert: Laktat, Pyruvat

Mangel
- marginal: Anorexie, Gangstörung, Parästhesien, Muskelkrämpfe
- manifester: Beri-Beri (feucht bzw. trocken); Wernicke-Korsakoff-Syndrom

Therapie
Parenteral 100 mg/Tag über 7 Tage, dann enteral 50 mg bis Normalisierung des Status (bei Alkoholkrankheit Kombinationstherapie)

Toxikologie
Keine bekannt. Bei hohen i. v. Dosierungen Anaphylaxie beschrieben

3.3.1 Nomenklatur

Unter dem Begriff Vitamin B_1 werden verschiedene Verbindungen mit Thiaminwirkung zusammengefasst. In der Natur liegen hauptsächlich die Thiaminphosphate vor. In Pharmaka kommen sowohl wasserlösliche Thiaminderivate wie Thiaminhydrochlorid oder -nitrat als auch lipophile Thiaminanaloga wie Benfotiamin oder Fursultiamin zur Anwendung.

3.3.2 Funktion

Thiamin ist wichtiger Kofaktor für fünf verschiedene Enzyme im Glukose-, Fett- und Aminosäurestoffwechsel. Damit spielt es eine wichtige Rolle bei vielen energieabhängigen Prozessen der Zellteilung, bei Wachstum sowie der Funktion vieler Organe. Zur Bildung des aktiven Metaboliten Thiamintriphosphat (TTP) – vermittelt durch das Enzym Thiamin-Pyrophosphokinase – werden Magnesium und ATP benötigt.

Generell ist Thiamin an Reaktionen beteiligt, die entweder eine Decarboxylierung von α-Ketosäuren, die Bildung von α-Hydroxyketonen oder die Übertragung eines α-Ketorestes zum Ziel haben. Im Kohlenhydratstoffwechsel hat Thiamin zusammen mit den Vitaminen B_2, Niacin, Pantothensäure sowie Magnesium eine wichtige Rolle als Kofaktor des Multienzymkomplexes Pyruvat-Dehydrogenase (PDH). Im Thiaminmangel ist die Aufnahme von Pyruvat in die Mitochondrien über den PDH reduziert. Stattdessen wird Pyruvat zu Laktat metabolisiert, was die im Thiaminmangel auftretende Laktazidose erklärt.

Die genaue Bedeutung des Thiamins im Gehirn ist nicht geklärt. Die neurologischen Veränderungen im Thiaminmangel sprechen jedoch für eine wichtige Rolle dieses Vitamins. Inzwischen gibt es Anzeichen, dass im Thiaminmangel im Gehirn verstärkt inflammatorische Zytokine gebildet werden, die eine neurotoxische Wirkung entfalten [287].

3.3.3 Nährstoffquellen und Stoffwechsel

Wesentliche Nahrungsquellen sind alle Arten von Getreide, Fleisch und Fisch (► Tab. 3.6). Schlechte Quellen dagegen sind Obst und Milchprodukte. Erhitzen von Lebensmitteln kann bis zu 30 % des enthaltenen Thiamins zerstören.

Tab. 3.6 Lebensmittel mit hohem Gehalt an Thiamin.

Quelle	Gehalt (mg/100g)
Schweinefleisch	0,8
Rindfleisch	0,15
Leber	0,2
Eigelb	0,3
brauner Reis roh	0,6
brauner Reis gekocht	0,15
Weißbrot	0,25
Vollkornbrot	0,25
Tomatenpüree	0,4
Gemüse	0,08
Orangen	0,1
Obst	0,03
Erdnüsse, unbehandelt	1,2
Erdnüsse, gebrannt	0,2

Wichtige Nährstoffquellen zur raschen Orientierung

Besonderheiten in Versorgung und Verteilung

- Der Thiaminbedarf ist nicht konstant, sondern muss in Relation zum Energieumsatz gesehen werden.
  → Aus Bilanzuntersuchungen ist bekannt, dass ca. 0,5 mg Thiamin/Tag pro 1000 kcal (4,2 MJ) notwendig sind, um die Transketolase-Aktivität der Erythrozyten und die Thiamingewebespeicher aufrechtzuerhalten.
- Thiamin wird in geringen Mengen in der Leber gespeichert und hat eine kurze Halbwertszeit.
  → biologische Halbwertszeit 10–20 Tage
  → 75 % des Thiamins findet sich in Erythrozyten, 15 % in Leukozyten
- Darmbakterien können Thiamin synthetisieren.
  → Dieses Thiamin ist wahrscheinlich nicht systemisch bioverfügbar, kann jedoch in Kolonozyten aufgenommen werden.
- Antithiamine: Thiaminase I und II: Vorkommen in einigen Mikroorganismen, Typ I auch in Fisch (Karpfen)
  → inaktivieren Thiamin und können die Versorgung verschlechtern
- Sulfite sowie hitzestabile Polyphenole (z. B. Tannin-, Chlorogen-, Caffeinsäure), die in Tee, Kaffee und Betelnüssen sowie in verschiedenen Beeren (Blau-, Johannisbeeren) und Gemüsen (Chicoree, Rote Beete, Rosenkohl) vorkommen, können zur Zerstörung des Thiamins führen.
  → Vitamin C kann den Abbau hemmen
  → exzessiver Genuss einzelner Lebensmittel mit Antithiaminen kann die Thiaminversorgung einschränken.

Die Bioverfügbarkeit von Thiamin aus Lebensmitteln liegt unter 10 % und unterliegt keiner Sättigung, selbst bei hohen Dosierungen bis 1500 mg/Tag.

Referenzbereich

Thiamin (Vitamin B_1) – empfohlene Zufuhr (▶ Tab. 3.7)

Versorgung gemäß nationaler Verzehrstudie II (NVS II)

„Die Hauptlieferanten für Vitamin B_1 stellen bei den Männern die Gruppen Fleisch/-erzeugnisse und Wurstwaren sowie alkoholfreie Getränke dar. Diese Gruppen sind auch bei den Frauen die Hauptlieferanten für Vitamin B_1, jedoch in umgekehrter Reihenfolge. An dritter und vierter Stelle folgen bei beiden Geschlechtern Brot sowie Milch/-erzeugnisse und Käse, bei den Frauen gleichauf mit Obst/-erzeugnissen. 21 % der Männer und 32 % der Frauen erreichen die empfohlene tägliche Zufuhr von Vitamin B_1 nicht.“ [458]

3.3.4 Risikogruppen

Lifestyle

Häufiger Kaffee- oder Teekonsum (auch koffeinfreier) können zu einer Verschlechterung des Thiaminstatus führen. Ursache sind so genannte Antithiaminfaktoren (Thiaminasen), die in Tee und Kaffee vorkommen. Antithiaminasen, die Thiamin abbauen, kommen auch in rohem Fisch vor.

Alkoholkrankheit

Häufigste Ursache eines Thiaminmangels in Industrienationen ist chronischer Alkoholabusus. Alkohol verringert die Absorption des Vitamins aus dem Darm, reduziert die Leberspeicher und hemmt die Phosphorylierung zum aktiven Metaboliten, dem Thiaminpyrophosphat (TPP).

Tab. 3.12 Genetische Ursachen für Riboflavindefizite.

Störung	Pathomechanismus	Symptomatik
Riboflavintransporter-Mangel: Mutation am C20orf54-Gen; autosomal rezessiv Syn.: Brown-Violetto-van Lawre-Syndrom oder Fazio-Londe-Syndrom (ohne Schwerhörigkeit)	• geringe Bioverfügbarkeit des Vit. B_2 aus der Nahrung • gestörte Synthese der Flavoproteine und der Flavoprotein-Oxidoreduktasen (Störung des mitochondrialen Elektronentransports und der ß-Oxidation) • Reduktion der erythrozytären Glutathion-Reduktase	• Beginn in der Kindheit • initial oft progrediente Innenohrschwerhörigkeit, gefolgt von pontobulbärer Lähmung (Motoneuronerkrankung) • neonatale Form meist letal • kindliche Formen oft mit schweren Hypoglykämien, später milde Fettspeicher-Myopathien

3.4.8 Gesundheit und Prävention

Migräne

Die Indikation zur Behandlung der Migräne mit hochdosiertem Vitamin B_2 gründet auf der Beziehung zwischen Riboflavin als wichtigem Kofaktor der Atmungskette und der Überlegung, dass Migräne eine Ursache in einer mitochondrialen Dysfunktion haben könnte. Verschiedene Studien zeigen mit unterschiedlichen Dosierungen (bis 400 mg/Tag) eine Reduktion der Anfallshäufigkeit. Die kanadische Kopfschmerzgesellschaft empfiehlt bei Migräne 400 mg/Tag [550].

Krebs

Die Women's Health Initiative Studie zeigt einen Zusammenhang zwischen hoher Vitamin-B_2-Zufuhr (Ernährung und Supplemente) und einem niedrigerem Kolonkrebsrisiko bei 88 045 Frauen. Die EPIC Studie in Europa (345 747 Teilnehmer) hat diese Beobachtung allerdings nicht bestätigen können. Diese kontroversen Daten haben sich in verschiedenen anderen epidemiologischen Studien wiederholt. Ob also eine riboflavinreiche Ernährung einen Schutz vor Kolon- oder auch Lungenkrebs bewirkt, muss weiterhin offen bleiben.

Katarakt

Neben anderen beschriebenen Defiziten kann auch eine Unterversorgung mit Vitamin B_2 die Entwicklung eines Katarakts begünstigen. Einige Beobachtungsstudien finden eine deutliche Risikoreduktion für Katarakt (33–51 %) bei Personen mit guter Riboflavinversorgung gegenüber solchen mit schlechter Versorgung [164], [451].

3.4.9 Therapie

Indikationen zur Substitution

Zur Behandlung eines Vitamin-B_2-Mangels gibt es keine einheitlichen Vorgaben. Zur Behebung eines nachgewiesenen Riboflavinmangels werden Dosierungen von 10 mg/Tag für einen Zeitraum von vier Wochen empfohlen. Die Therapie des Mangels bei Alkoholkrankheit ist in Kap. 13 beschrieben.

Kontraindikationen und Nebenwirkungen

Es sind keine Kontraindikationen und Nebenwirkungen bekannt.

3.4.10 Toxikologie

Vitamin B_2 zeigt selbst bei sehr hoher Dosierung (100- bis 200-Faches der Empfehlung) keine Nebenwirkungen.

3.5 Vitamin B_3 (Niacin)

Das Wichtigste in Kürze

Funktion
Redoxsystem im Energiestoffwechsel

Nährstoffquellen
Tierische Produkte, Nüsse

Referenzbereich und UL
1 mg/Tag, UL 25–35 mg

Risikogruppen
Senioren, Migranten, Alkoholkranke

Interaktionen
Isoniacit, 5-FU, Sulfinpyrazon

Analytik
Urin und Plasma

Mangel
- marginal: unspezifisch
- manifest: Pellagra in Industrieländern sehr selten

Therapie
Je nach Indikation bis 1 g/Tag

Toxikologie
Gering

3.5.1 Nomenklatur

Niacin wurde früher als Vitamin B_5 oder Vitamin PP (Pellagra Preventive) bezeichnet. Heute ist Niacin der Sammelbegriff für **Nicotinsäure** (NS) und **Nicotinsäureamid** (NA). Beide sind in ihrer biologischen Wirksamkeit quantitativ und qualitativ gleichwertig, da sie im Organismus ineinander überführt werden können.

3.5.2 Funktion

Energiebereitstellung im Stoffwechsel verläuft in den meisten Fällen über Redoxreaktionen als Elektronentransfer. Niacin in Form des NAD und NADP kann als Elektronenakzeptor und -donator wirken. Weiterhin ist NAD Substrat für den Transfer von ADP-Ribose auf Proteine. Die Übertragung der ADP-Ribose-Einheiten vom NAD wird dabei durch PARP (Poly-ADP-Ribose-Polymerase) katalysiert. Da PARP eine wichtige Rolle bei vielen zellulären Abläufen (Zellteilung, Apoptose, DNA-Reparatur u. a.) spielen, ist eine gute Niacinversorgung für viele dieser Prozesse wichtig.

Zur Resorption werden die Koenzyme aufgespalten und NA teilweise durch Dünndarmbakterien in NS umgewandelt. Die Aufnahme von NS und teilweise von NA in die Mukosazelle erfolgt aktiv, bei höheren Konzentrationen auch durch passive Diffusion. In niedriger Dosierung wird nahezu alles Niacin sofort in der Leber zu NAD weiterverarbeitet. Die Absorption von Niacin kann bereits im Magen erfolgen, ist jedoch im oberen Dünndarm rascher.

3.5.3 Nährstoffquellen und Stoffwechsel

Die Versorgung ist schwer abzuschätzen. Zum einen variiert die Absorptionsrate des Niacins in Abhängigkeit vom Ernährungsmuster, zum anderen gibt es bei der Synthese aus Tryptophan große interindividuelle Schwankungen.

Wichtige Nährstoffquellen zur raschen Orientierung

In ▶ Tab. 3.13 sind Lebensmittel mit hohem Gehalt an Niacin zusammengestellt.

Besonderheiten in Versorgung und Verteilung

- Leber als zentrales Verteilungsorgan
  → Synthese von NAD aus Nicotinsäure und Tryptophan
  → gleichzeitig Spaltung von NAD zu Nicotinsäureamid und Abgabe ins Blut
  → Reservekapazität der Leber 2–4 Wochen

Tab. 3.13 Wichtige Lebensmittel mit hohem Gehalt an Niacin.

Nährstoffquelle	Gehalt an Niacin (mg/100g)
Leber	15–20
Erdnüsse	15
Fleisch	7–10
Fisch	3–8
Gemüse	1–7
Vollkornprodukte	5–6

- Tryptophan als wichtige Quelle: 60 mg = 1 mg Niacin-Äquivalent
  → bei proteinreicher Kost bis zu 100 % der Bedarfsdeckung durch Tryptophan möglich
  → allerdings wird Tryptophan primär zur Proteinsynthese verwendet, selbst bei Niacinmangel
- Bioverfügbarkeit
  → Getreide enthält durchaus hohe Mengen an Niacin, in Form von Niacytin (proteingebundes Niacin)
  → In Mais z. B. liegen 70 % des Niacins in nicht bioverfügbarer Form vor. Werden die Maistortillas jedoch gekalkt, so wird Niacin gut bioverfügbar.

Referenzbereich

Niacin – empfohlene Zufuhr pro Tag (▶ Tab. 3.14).

Upper Level (UL)

Der UL für Niacin wird mit 10 mg/Tag für Kinder und 35 mg/Tag für Erwachsene angegeben. Dabei wird die bei hoher Dosis auftretende vorübergehende Hautrötung als frühester Indikator der Nebenwirkung angenommen.

Versorgung gemäß nationaler Verzehrstudie II (NVS II)

„Bei Männern und Frauen liegt in allen Altersgruppen die Zufuhr an Niacin Äquivalenten weit über der empfohlenen Zufuhr. Lediglich 1 % der Männer und 2 % der Frauen erreichen die empfohlene tägliche Zufuhr von Niacin nicht.

Die tatsächliche Zufuhr ist schwierig zu beurteilen, da die unterschiedlichen Ausnutzungsraten im

Tab. 3.14 Empfohlene Zufuhr an Niacin pro Tag.

Altersgruppe	Niacin (mg-Äquivalente[1]/Tag)	
	m	w
Säuglinge		
0 bis < 4 Monate[2]	2	2
4 bis < 12 Monate[3]	5	5
Kinder und Jugendliche[3]		
1 bis < 4 Jahre	8	8
4 bis < 7 Jahre	9	9
7 bis < 10 Jahre	11	10
10 bis < 13 Jahre	13	11
13 bis < 15 Jahre	15	13
15 bis < 19 Jahre	17	13
Erwachsene[3]		
19 bis < 25 Jahre	16	13
25 bis < 51 Jahre	15	12
51 bis < 65 Jahre	15	11
65 Jahre und älter	14	11
Schwangere[4]		
• 2. Trimenon	–	14
• 3. Trimenon	–	16
Stillende[5]	–	16

[1] 1 mg Niacin-Äquivalente = 1 mg Niacin = 60 mg Tryptophan;
[2] Schätzwert, der sich auf vorgebildetes Niacin bezieht;
[3] Zugrunde gelegt wurden die alters- und geschlechtsspezifischen Richtwerte für die Energiezufuhr;
[4] Unter Berücksichtigung des Richtwerts für Frauen von 19 bis < 25 Jahren (PAL-Wert 1,4) und Zulage von 250 kcal/Tag während des 2. Trimenons und von 500 kcal/Tag während des 3. Trimenons der Schwangerschaft;
[5] Unter Berücksichtigung des Richtwerts für Frauen von 19 bis < 25 Jahren (PAL-Wert 1,4) und Zulage von 500 kcal/Tag für ausschließliches Stillen während der ersten 4–6 Monate

Darm nicht bekannt sind. Da 60 mg Tryptophan äquivalent zu 1 mg Niacin sind, kommt der Versorgung mit Tryptophan große Bedeutung zu.“ [458]

3.5.4 Risikogruppen

Migranten

Pellagra kann endemische Ausmaße annehmen, besonders in Ländern wie Indien, China, aber auch in Teilen von Afrika. Daher stellen Migranten aus diesen Ländern, besonders, wenn es sich um Flüchtlinge handelt, eine bedeutende Risikogruppe dar.

Senioren

Defizite an wasserlöslichen Vitaminen werden bei Senioren häufig beobachtet [661]. Ist die Versorgung mit den Vitaminen B_2 und B_6 nicht ausreichend, so kann dies Folgen für die Konversion von Tryptophan zu Niacin haben. Gleiches gilt für eine Unterversorgung mit der essenziellen Aminosäure Leucin. Besonders bei unzureichender Ernährung, aber auch bei chronischen Leberschäden können Leucindefizite auftreten.

Geschlecht

Bei Frauen wird ein Niacinmangel häufiger beobachtet, da Östrogenmetabolite die Tryptophankonversion zu Niacin hemmen können.

Alkoholkrankheit

Bei Alkoholkrankheit wird häufig auch ein Niacin-Mangel beobachtet (siehe auch Kap. 13).

3.5.5 Interaktionen

Interaktionen mit Medikamenten

Isoniacid kann zu einer Reduktion des Vitamin-B_6-Status führen. Damit ist aber die de-novo-Synthese von Niacin aus Tryptophan gestört.

Die gleichzeitige Gabe von Nicotinsäure und Lovostatin hat in einer kleinen Gruppe von Patienten zur Rhabdomyolyse geführt [291].

Sulfinpyrazon zur Behandlung der Gicht steigert die Ausscheidung von Harnsäure, ein Effekt, der durch Nicotinsäure gehemmt werden kann.

Unter längerer Anwendung von 5-Fluorouracil sollte der Niacinstatus geprüft werden, da hier Pellagra-ähnliche Symptome beschrieben wurden.

3.5.6 Analytik

Der Niacinstatus kann durch die Bestimmung verschiedener Metabolite im Urin erfolgen. Kürzlich wurde das Verhältnis NAD/NADP in Erythrozyten als Statusindikator empfohlen. Im Niacinmangel sinkt NAD, nicht jedoch NADP. Der Status wird ermittelt durch Berechnung (NAD/NADP) × 100 [342]. Werte < 140 gelten als defizitär.

3.5.7 Mangel/Unterversorgung

Ein sehr frühes Zeichen ist eine entzündliche Veränderung der Mundschleimhaut, die auf Ösophagus und letztlich den gesamten Intestinaltrakt übergreifen kann. Die Folge ist oft, dass die Nahrungsaufnahme verweigert wird und die Betroffenen stark unterernährt sind.

Zeichen einer Unterversorgung

Der Beginn eines Niacinmangels ist uncharakteristisch: Schlaflosigkeit, Appetit-, Gewichtsverlust u. a. erlauben keine eindeutige Diagnose. Im fortgeschrittenen Stadium finden sich dann die klassischen Symptome des Niacinmangels, der **Pellagra** (= raue Haut). An Hautarealen, die dem Licht ausgesetzt sind, findet man pigmentierte, brennende oder juckende Stellen, die später anschwellen, verhärten und evtl. Blasen bilden. Da diese Veränderungen stark von der Sonnenbestrahlung der Haut abhängig sind, treten sie saisonal gehäuft auf. Gleichzeitig kommt es zu Durchfällen und Erbrechen sowie zu neurologischen Erscheinungen, wie etwa Schmerzen und Taubheitsgefühlen.

Klinische Zeichen des manifesten Niacinmangels

Die klassische Pellagra kommt nur in Kombination mit einem Tryptophanmangel, v. a. in Folge eines generellen Proteinmangels, vor. Der ausschließliche Verzehr von Mais (z. B. in Teilen Afrikas) begünstigt durch dessen Aminosäuremuster diese Entwicklung. Die Pellagra lässt sich zunächst klinisch schwer erfassen, da die klassischen Symptome (Dermatitis, Diarrhoe und Demenz) in unvorhersehbarer Reihenfolge und Schwere auftreten

II

3.6 Biotin

Das Wichtigste in Kürze

Funktion
Koenzym von Carboxylasen

Nährstoffquellen
Tierische Produkte, Hefe, Nüsse

Referenzbereich und UL
Schätzwert, UL nicht definiert

Risikogruppen
Schwangerschaft, parenterale Langzeiternährung

Interaktionen
Eiklar, Antikonvulsiva, Liponsäure, Pantothensäure

Analytik
Urin

Mangel
- marginal: unbekannt
- manifest: Dermatitis, Konjunktivitis, Alopezie

Therapie
Bei Biotinidase-Mangel 200 mg/Tag

3.6.1 Nomenklatur

Biotin weist drei asymmetrische C-Atome auf, sodass acht Stereoisomere möglich sind. Biologisch aktiv ist jedoch nur das D-Biotin, das auch als einziges in der Natur vorkommt.

3.6.2 Funktion

Die biochemischen Wirkungen von Biotin beruhen auf seiner Funktion als Koenzym von Carboxylasen. Die Bindung an diese Enzyme wird auch als Biotinylierung bezeichnet. In jüngerer Zeit sind jedoch weitere Eigenschaften beschrieben worden, wie die Bedeutung des Biotins in der zellulären Signalübertragung, der epigenetischen Genregulierung und der Chromatinstruktur [740].

Die Holocarboxylase-Synthetase (HLCS) katalysiert die Bindung von Biotin an die Carboxylasen und nimmt daher eine Schlüsselposition in der Wirkung des Biotins ein. Das Enzym Biotinidase ist verantwortlich für die Lösung der Bindung und damit für die Wiederverwendung des Vitamins. Eine besonders wichtige Rolle spielt Biotin in der Histonbiotinylierung. Hierdurch wird die Packungsdichte der DNA modifiziert und so die DNA-Replikation und -Transkription gesteuert.

3.6.3 Nährstoffquellen und Stoffwechsel

Biotin kommt in den meisten Nahrungsmitteln vor, allerdings oft in geringer Konzentration. Leber und Mikroorganismen wie Hefe sind sehr biotinreich, spielen praktisch jedoch keine große Rolle. Die wichtigsten Quellen stellen Milch und Milchprodukte, Eier, Vollkornprodukte sowie Hülsenfrüchte dar (▸ Tab. 3.16). Auch einige Gemüsesorten wie etwa Blumenkohl oder Bohnen enthalten relativ viel Biotin.

Wichtige Nährstoffquellen zur raschen Orientierung

Durch normale Mischkost ist eine ausreichende Versorgung beim Gesunden möglich. Durch die Bindung an eine Proteinmatrix ist die Bioverfügbarkeit von Biotin aus verschiedenen Quellen sehr unterschiedlich. So ist aus Fütterungsstudien bekannt, dass z. B. aus Weizen nur 5 %, aus Rübsamenkernen hingegen 62 % des Gesamtbiotins für den Organismus verfügbar sind.

Besonderheiten in Versorgung und Verteilung

- Das meiste Nahrungsbiotin ist an Protein gebunden (Biotin-Lysin).

Tab. 3.16 Wichtige Lebensmittel und ihr Gehalt an Biotin.

Nährstoffquelle	Gehalt an Biotin (µg/100g)
Kalbsleber	bis 150
Rinderleber	100
Hefe	200
Eigelb	60
Sojabohnen	35
Nüsse	< 30
Getreide	< 15
Gemüse	< 10
Obst	< 10

→ Durch die Bindung an eine Proteinmatrix ist die Bioverfügbarkeit von Biotin aus verschiedenen Quellen sehr unterschiedlich.
- Biotinidase
  → spaltet wahrscheinlich die Proteinbindung im Darm
  → große Bedeutung für Abspaltung des Biotins von Abbauprodukten der Carboxylasen und damit Bedeutung für Biotin-Recycling
- Avidin, ein antimikrobielles Protein aus rohem Eiklar, bindet Biotin.
  → An Avidin gebundenes Biotin ist nicht bioverfügbar.

Referenzbereich

In ▸ Tab. 3.17 sind die Schätzwerte für eine angemessene Biotinzufuhr zusammengestellt.

M!

Merke

Die Festlegung des **Biotinbedarfs** unterliegt einer Vielzahl von Schwierigkeiten: Bis dato unzuverlässige Analytik, nicht kalkulierbare enterale Synthese, variable biologische Verfügbarkeit und die erst spät auftretende Mangelsymptomatik erschweren Angaben zur Prophylaxe einer suboptimalen Versorgungslage.

Tab. 3.17 Biotin – Schätzwerte für eine angemessene Zufuhr.

Altersgruppe	Biotin (µg/Tag)
Säuglinge	
0 bis < 4 Monate	5
4 bis < 12 Monate	5–10
Kinder	
1 bis < 4 Jahre	10–15
4 bis < 7 Jahre	10–15
7 bis < 10 Jahre	15–20
10 bis < 13 Jahre	20–30
13 bis < 15 Jahre	25–35
Jugendliche und Erwachsene	
15 bis < 19 Jahre	30–60
19 bis < 25 Jahre	30–60
25 bis < 51 Jahre	30–60
51 bis < 65 Jahre	30–60
65 Jahre und älter	30–60
Schwangere	30–60
Stillende	30–60

3.6.4 Risikogruppen

Schwangerschaft

Subklinische Mangelzustände sind schwer zu erfassen und dennoch spielen sie unter bestimmten Bedingungen eine Rolle. Die Plazenta hat ein aktives Transportsystem für Biotin, welches dazu führt, dass die Biotinkonzentrationen im fetalen Blut 3- bis 17-mal höher sind als im mütterlichen Blut. Mehrere Studien haben ergeben, dass es besonders im 3. Trimenon der Schwangerschaft zu Unterversorgungen kommen kann [479], die wiederum die kindliche Entwicklung stören könnten [739]. Gerade die rasche Zellteilung des wachsenden Kindes benötigt besonders viel Biotin für die Histon-Biotinylierung.

Tierexperimentelle Studien haben bei marginalem Biotinmangel eine Reihe von Missbildungen (v. a. Spaltbildungen) gezeigt. Im Verlauf der Schwangerschaft nimmt der Biotinstatus kontinuierlich ab, wie sich durch die Ausscheidung von speziellen Markern (3-Hydroxyisovaleriansäure) sichern ließ [480].

Sofern es tatsächlich zutrifft, dass eine Biotinunterversorgung in der Schwangerschaft nicht selten ist, sollte der Frage nach teratogenen Effekten dieses Defizits beim Menschen weiter nachgegangen werden. Ebenso sollte die Versorgung der Schwangeren mit Biotin überprüft werden. Die Substituierung von Biotin im Rahmen von Studien mit Multivitaminsupplementen legt einen protektiven Effekt des Biotins gegenüber Spaltbildungen nahe [479].

Parenterale Langzeiternährung

Im Fall einer lang andauernden parenteralen Ernährung ohne Biotinzusatz sind Biotinmangelzustände beschrieben. Dies belegt auch, dass die Biotinsynthese durch Darmbakterien keine gute Versorgungsquelle ist.

3.6.5 Interaktionen

Interaktionen mit Medikamenten

Bei Langzeitanwendung von Antikonvulsiva (besonders Primidon und Carbamazepin) kommt es zu einer verringerten Absorption und zu einem gesteigerten Katabolismus des Biotins. Dies führt zu einem marginalen Biotinmangel [482]. Valproinsäure kann bei Kindern zu einer Hemmung der Biotinidase führen [601].

Interaktionen mit anderen Mikronährstoffen

Liponsäure

Bei Anwendung pharmakologischer Dosen an Liponsäure kann es zur kompetitiven Verdrängung des Biotins vom Transporter kommen, mit dem Resultat einer verringerten zellulären Aufnahme. Reduktion der Aktivität einiger Carboxylasen nach Liponsäure wurde beschrieben [738].

Pantothensäure

Große Mengen Pantothensäure können wegen ihrer ähnlichen Struktur die Absorption und zelluläre Aufnahme des Biotins hemmen.

3.6.6 Analytik

Bei nachlassender Biotinversorgung kommt es rasch zu einer Verminderung der renalen Ausscheidung von Biotin und einiger seiner Metabolite. Im Gegensatz dazu bleiben die Blutwerte lange unverändert, selbst dann, wenn die Versorgung völlig ausbleibt, wie etwa bei parenteraler Ernährung.

▸ **Normalbereiche im Urin:**
- Biotin: 18–77 nmol/24h
- Bisnorbiotin: 11–39 nmol/24h
- Biotinsulfoxid: 8–19 nmol/24h

Durch die Einschränkungen der Carboxylase-Funktionen kommt es zur Ausscheidung von organischen Säuren (z. B. 3-Hydroxyisovaleriansäure: 3-HIA).

Eine erhöhte Konzentration an 3-HIA-Carnitin im Serum wie auch im Urin gilt ebenfalls als brauchbarer Marker eines marginalen Biotinmangels [646].

▸ **Normalwerte von 3-HIA-Carnitin:**
- im Urin: > 8 mmol/mol Kreatin
- im Plasma: > 7 nmol/l

3.6.7 Mangel/Unterversorgung

Subklinischer Mangel

Im Vergleich zu Gesunden finden sich bei Alkoholkranken, Patienten mit partieller Gastrektomie, Achlorhydrie, Verbrennungspatienten, Senioren und bei Extremsportlern stark erniedrigte Blutspiegel an Biotin. Ob dies eine Bedeutung für den Gesundheitszustand hat oder ob diskrete Symptome bestehen, ist nicht geklärt.

Klinische Zeichen des manifesten Biotinmangels

Die Symptomatik des klinischen Biotinmangels ist von Patienten mit Biotinidase-Mangel bekannt, auch bei schwerer Mangelernährung oder bei Personen, die große Mengen roher Eier verzehren.
- Dermatitis im Bereich der Körperöffnungen (Mund, Nase, Rektum u. a.), oft mit Candida albicans besiedelt
- Konjunktivitis
- Haarverlust bis Alopezie
- Depressionen, Lethargie und Parästhesien der Extremitäten, Ataxie bei Erwachsenen
- Hypotonie, Lethargie und Entwicklungsstörungen bei Kindern
- Fettleber

Die Symptome treten in unterschiedlichem Schweregrad nach Monaten oder Jahren einer weitgehend biotinfreien Ernährung auf.

Symptome des beginnenden oder marginalen Mangels sind schwer zu fassen, betreffen jedoch nach derzeitigem Stand im Wesentlichen neurologische Symptome. So werden Hypotonie, Ataxie und Entwicklungsstörungen auf eine unzureichende Aktivität der Pyruvat-Carboxylase und die dadurch bestehende Laktatazidose im Gehirn zurückgeführt [590].

Genetische Ursachen

In ▸ Tab. 3.18 werden Mutationen näher erläutert.

Tab. 3.18 Genetische Ursachen für Biotinmangel.

Störung	Pathomechanismus	Symptomatik/Therapie
Halocarboxylase-Synthetase (HCS)-Mangel (seltene Erkrankung)	• HCS katalysiert Bildung der aktiven HLCS aus der apo-Form	• Carboxylasen sind unterschiedlich stark betroffen • Therapie mit hoch dosiertem Biotin
Biotinidase-Mutation	• ungenügendes Recycling wegen mangelnder Lösung von Biotin von Biocytin • Abnahme der Absorption, Zunahme der Ausscheidung	• typische Symptome mit unterschiedlicher Ausprägung des Biotinmangels erscheinen im 1. LJ • Therapie mit 5–20 mg Biotin/Tag oral (freies, nicht proteingebundenes Biotin), lebenslang

3.6.8 Gesundheit und Prävention

Schwangerschaft

Da ein Biotindefizit, ohne Zeichen des Mangels, bei Schwangeren durchaus häufig auftritt, ist eine rechtzeitige Supplementierung eine präventive Maßnahme. Die in Multivitaminen vorhandenen Dosierungen (30 µg) sind dabei durchaus ausreichend (siehe auch Kap. 8.1).

Brüchige Fingernägel

Die Beobachtung, dass mit Biotin die Huferkrankungen von Pferden und Schweinen gut therapiert werden können, hat dazu geführt, dass Biotin für die Behandlung brüchiger Fingernägel empfohlen wird. Einige kleine Studien haben eine Wirkung dokumentiert, allerdings kann daraus kaum eine allgemeine Empfehlung abgeleitet werden.

Haarverlust

Ein schwerer Biotinmangel führt zu Haarverlust. Der Umkehrschluss, dass Haarverlust mit Biotin therapiert werden kann, trifft allerdings nicht zu. Ähnlich wie bei den Fingernägeln ist hier keine wirkliche Indikation gegeben.

3.6.9 Therapie

Indikationen zur Substitution

Bei marginalem oder klinischem Biotinmangel werden Dosierungen von 100 µg bis 1 mg/Tag empfohlen.

Biotinidase-Mangel kann mit 5–10 mg Biotin/Tag gut behandelt werden. Bei HCS-Mangel müssen jedoch höhere Dosierungen (40–100 mg/Tag) eingesetzt werden.

3.6.10 Toxikologie

Bei der Behandlung genetischer Ursachen des Biotinmangels sind Dosierungen von 200 mg (oral) oder 20 mg (parenteral) gut vertragen worden.

3.7 Vitamin B_6

Das Wichtigste in Kürze

Funktion

- Kofaktor für mehr als 100 Enzyme im Aminosäure-, Glykogen- und Lipidstoffwechsel
- Bedeutung bei Häm- und Neurotransmittersynthese
- wichtig bei Konversion von Tryptophan zu Niacin

Nährstoffquellen

Fleisch (gute Bioverfügbarkeit), Nüsse, Leguminosen, Vollkorn

Referenzbereich und UL

1,2–1,6 mg/Tag, UL: Erwachsene 25 mg/Tag, Kinder 5–20 mg/Tag

Risikogruppen

Alkoholkrankheit, Hämodialyse, starkes Übergewicht

Interaktionen

Cycloserin, Isoniazid, L-DOPA, Valproinsäure

Analytik

Erniedrigtes PLP, erhöhtes Homocystein, microzytäre, hypochrome Anämie

Mangel

Glossitis, Neuropathie, Anämie

Therapie

50–200 mg/Tag, je nach Indikation

3.7.1 Nomenklatur

Unter der Bezeichnung Vitamin B_6 werden alle vitaminwirksamen 3-Hydroxy-2-Methylpyridine zusammengefasst. Die alkoholische Form (Pyridoxol) wird als Pyridoxin (PN) bezeichnet, das Aldehyd als Pyridoxal (PL) und das Amin als Pyridoxamin (PM). Bei den in 5-Stellung des Ringes phosphorylierten Metaboliten wird zur Vereinfachung ein P angehängt (PNP, PLP bzw. PMP). Diese sechs Substanzen sind als Vitamin B_6 gleich wirksam, wohingegen die Säure (Pyridoxinsäure) keine bekannte Funktion besitzt.

3.7.2 Funktion

Die zur Metabolisierung von Muskelglykogen notwendige Glykogenphosphorylase enthält PLP, wobei die Funktion ungeklärt ist. Über die Schiff-Base kann PLP auch mit anderen Proteinen reagieren, was teilweise zu Konformationsänderungen führt. So verstärken hohe PL-Konzentrationen in Erythrozyten die O_2-Affinität des Hämoglobins; eine Modulatorwirkung auf Steroidhormonrezeptoren wird ebenfalls diskutiert.

Spezielle Wirkungen

Synthese von Neurotransmittern: Die Synthese von Serotonin, Dopamin, Norepinephrin und Gamma-Amino-Buttersäure (GABA) aus Tryptophan wird durch PLP katalysiert.

3.7.3 Nährstoffquellen

Wichtige Nährstoffquellen zur raschen Orientierung

▶ Tab. 3.19 nennt wichtige Lebensmittel und ihren Gehalt an Vitamin B_6.

Besonderheiten in Versorgung und Verteilung

- Vitamin B_6 liegt in Nahrung auch als Glykosid vor.
  → Glykoside werden schlechter resorbiert (ca. 60 %) als freies Pyridoxin (ca. 80 %).
- Vitamin B_6 kann sich bei der Nahrungszubereitung mit Lysyl- oder Cysteinyl-Resten von Peptiden verbinden.
  → Peptidaddukte werden schlechter absorbiert und haben eine B_6-antagonistische Aktivität.
  → Etwa aus Weizenkleie ist Vitamin B_6 kaum bioverfügbar.
- Pflanzen enthaltene komplexe Pyridoxinformen.
  → Bioverfügbarkeit aus Pflanzen ist besser als aus tierischen Produkten.

Referenzbereich

Der Vitamin-B_6-Bedarf ist an die Proteinzufuhr gekoppelt und wird mit 20 µg/g Protein angegeben. Hieraus leiten sich für die übliche Ernährung die DGE-Empfehlungen von 1,2 bzw. 1,5 mg/Tag für Erwachsene ab (▶ Tab. 3.20). Da im letzten Trimenon der Schwangerschaft biochemisch oft eine

Tab. 3.19 Wichtige Lebensmittel und ihr Gehalt an Vitamin B_6.

Nährstoffquelle	Gehalt an Vitamin B_6 (mg/100g)	glykosilierte B_6-Form (%)
Fleisch	0,10,5	–
Leber	0,9	–
Eier	0,2	–
Cerealien	0,2	–
Reis poliert	0,2	20
Reis unpoliert	0,6	25
Broccoli	0,2	65
Blumenkohl	0,2	65
Kartoffeln	0,3	30
Spinat	0,3	50
Obst	< 0,1	–
Nüsse	0,5	10

Tab. 3.20 Vitamin B_6 – Werte für eine angemessene Zufuhr.

Altersgruppe	Vitamin B_6 (mg/Tag)	
	m	w
Säuglinge		
0 bis < 4 Monate*	0,1	0,1
4 bis < 12 Monate	0,3	0,3
Kinder		
1 bis < 4 Jahre	0,4	0,4
4 bis < 7 Jahre	0,5	0,5
7 bis < 10 Jahre	0,7	0,7
10 bis < 13 Jahre	1,0	1,0
13 bis < 15 Jahre	1,4	1,4
Jugendliche und Erwachsene		
15 bis < 19 Jahre	1,6	1,2
19 bis < 25 Jahre	1,5	1,2
25 bis < 51 Jahre	1,5	1,2
51 bis < 65 Jahre	1,5	1,2
65 Jahre und älter	1,4	1,2
Schwangere ab 4. Monat	–	1,9
Stillende	–	1,9

*Schätzwert

marginale Versorgung nachweisbar ist, wird hier eine Zulage von 1 mg empfohlen. Die Vitamin-B_6-Konzentration in Muttermilch sinkt bei mangelhafter Aufnahme ab, sodass auch während der Stillzeit eine höhere Zufuhr (+ 0,7 mg/Tag) empfehlenswert ist.

Upper Level (UL)

Die tolerierbaren Höchstmengen (UL) an Vitamin B_6 in der entsprechenden Altersgruppe zeigt ▶ Tab. 3.21.

Die Symptomatik, die bei langfristiger Überschreitung des UL (< 200 mg/Tag) auftritt, ist im Wesentlichen eine schmerzhafte sensorische Neu-

Tab. 3.21 Vitamin B_6 – tolerierbare Höchstmengen (IOM).

Altersgruppe	UL (mg/Tag)
0–12 Monate	–
1–3 Jahre	30
4–8 Jahre	40
9–13 Jahre	60
14–18 Jahre	80
> 19 Jahre	100

ropathie mit Taubheitsgefühlen bis hin zu Gangstörungen.

Versorgung gemäß nationaler Verzehrstudie II (NVS II)

„*Bei Männern und Frauen liegt in allen Altersgruppen der Median der Vitamin-B_6-Zufuhr deutlich über der empfohlenen Zufuhr* (▸ Tab. 19.8). *12 % der Männer und 13 % der Frauen erreichen die empfohlene tägliche Zufuhr von Vitamin B_6 nicht. Während dieser Anteil bei den Männern in allen Altersgruppen etwa gleich hoch ist, ist der Anteil an Frauen, die den Referenzwert für Vitamin B_6 nicht erreichen, in der Altersgruppe der 19- bis 24-jährigen Frauen mit 16 % etwas höher als in den anderen Altersgruppen.*" [458]

3.7.4 Risikogruppen

Alkoholkrankheit

Ein niedriger Vitamin-B_6-Status wird v. a. bei Alkoholkranken gefunden (siehe Kap. 13). Eine Ursache ist die Verdrängung des PLP aus der zellulären Proteinbindung durch den Acetaldehyd mit der Folge eines verstärkten Abbaus.

Übergewicht

Übergewichtige und Personen mit chronisch entzündlichen Darmerkrankungen zeigen ebenfalls niedrige PLP-Werte im Blut (s. Kap. 11).

Niereninsuffizienz

Bei Niereninsuffizienz (siehe auch Kap. 15), Zuständen nach Transplantation oder Dialyse werden niedrige PLP-Werte beschrieben. Auch klinische Symptome, die Ähnlichkeit mit dem Vitamin-B_6-Mangel haben, werden bei Patienten mit Nierenerkrankungen beobachtet.

Autoimmunerkrankungen

Bei Autoimmunerkrankungen (z. B. chronisch entzündliche Darmerkrankungen) (s. a. Kap. 11) werden oft sehr niedrige Vitamin-B_6-Blutspiegel beschrieben, die sich mit fortschreitender Erkrankung weiter verschlechtern. Die Ursachen sind unklar, jedoch findet sich bei Zöliakie eine B_6-Malabsorption mit niedrigen PLP-Blutspiegeln. Die Erniedrigung des Vitamin B_6 kann aber auch Folge der chronischen Entzündung (Hypermetabolismus) sein. Allerdings hat eine Supplementierung keinen Einfluss auf die Entzündung.

Genetische Ursachen

In ▸ Tab. 3.22 werden Mutationen näher erläutert.

Tab. 3.22 Genetische Ursachen für Vitamin-B_6-Defizite.

Störung	Pathomechanismus	Symptomatik
Mutation im ALDH7A1-Gen: Pyridoxin-sensitive Epilepsie (tritt oft 24–48h pränatal auf); autosomal rezessiv (bisher 4 genetische Varianten)	• mögliche Störung im Vit.-B_6-abhängigen Enzym: Glutamat-Decarboxylase	• hohe Glutaminsäure und niedrige GABA-Werte im Liquor • DD: i. v. Pyrodoxin 50–100 mg führt zur sofortigen Unterbrechung der Anfälle • bei einer genetischen Variante ist PLP dem Pyridoxin überlegen [703]
Mutation im ALAS 2-Gen: Pyrodixin-sensitive sideroblastische Anämie [399]	• Mutation der erythrozytären D-Aminolaevulinsäure-Synthetase	• Ringsideroblasten im Knochenmark

3.7.5 Interaktionen

Interaktionen mit Medikamenten

Cycloserin (Seromycin), ein Breitbandantibiotikum, welches in erster Linie bei Tuberkulose eingesetzt wird, steigert die renale Eliminierung von Pyridoxin. Es kann auch mit Pyridoxin Oxime bilden. Die in Verbindung mit Cycloserin auftretenden neurotoxischen Symptome und Krampfanfälle können durch das Vitamin-B_6-Defizit verstärkt werden. Daher wird Supplementierung mit Vitamin B_6 (10 mg/Tag) empfohlen.

Hydrazine (Isoniazid, Iproniazid) reagieren mit Pyridoxal und PLP und bilden Hydrazone.

L-DOPA bildet mit PLP Tetrahydrochinolon-Derivate.

Valproinsäurehaltige Antiepileptika, Carbamazepin und Phenytoin steigern den Katabolismus des Vitamin B_6. Niedrige Blut-PLP- und hohe Homocysteinwerte sind die Folge [674]. Hohe Homocysteinwerte sind mit häufigeren Anfällen assoziiert. Die Behandlung mit Vitamin B_6 (50 mg), B_{12} (100 µg) und Folsäure (400 µg) täglich, über einen Zeitraum von einem Jahr, führte zu einem Anstieg der Blutwerte (Folsäure, Vit. B_{12}), einer Abnahme des Homocysteins und einer signifikanten Reduktion der Anfallsfrequenz sowie der Depression [93].

Theophyllin zur Therapie von obstruktiven Atemwegserkrankungen hat zentralnervöse und neurologische Nebenwirkungen. Die bei dieser Medikation oft gefundenen niedrigen PLP-Blutwerte könnten eine Ursache dafür sein.

3.7.6 Analytik

Für die Ermittlung des Vitamin-B_6-Status gibt es direkte Indikatoren (Plasma, Urin) und indirekte (Enzymaktivität).

Plasmawerte des PLP

Die Bestimmung des PLP im Plasma lässt Rückschlüsse auf die Zufuhr mit der Ernährung zu.

Normalwerte PLP im Plasma

- Männer: 27–75 nmol/l
- Frauen: 25–95 nmol/l

Der Plasmawert des PLP hängt von vielen Variablen, wie Geschlecht, Alter, körperlicher Aktivität und Ernährungszusammenstellung bzw. Lebensstil (Eiweiß, Kaffee, Rauchen) ab. Er ist daher nur als Indikator verwendbar. Gleiches gilt für die Bestimmung des Gesamt-Vitamin-B_6 im Blut (Normalwert > 35 nmol/l).

Bei sehr niedrigen Werten sollten weitere Analysen, wie die 4-PA-Ausscheidung im Urin (Normalwert > 2,5 µmol/24h) herangezogen werden. Die Erfassung der Zufuhr über Nährwerttabellen ist oft ungenau, da viele Lebensmittel nicht erfasst werden.

Die indirekten Indikatoren, wie die Aktivität der Alanin- und Aspartat-Transaminase-Aktivität in Erythrozyten wird als Indikator für den Langzeitstatus eingesetzt. Allerdings besteht keine Beziehung zum Plasmawert für PLP oder Gesamt-Vitamin-B_6. Polymorphismen können das Resultat verfälschen.

Lange Zeit wurde der Tryptophan-Belastungstest eingesetzt (Normalwert < 65 µmol/24h Xanthurensäure im Urin nach Tryptophanbelastung – 2g). Allerdings können Erkrankungen, hormonelle Einflüsse und besondere metabolische Belastungen den Wert verfälschen.

3.7.7 Mangel/Unterversorgung

Unterversorgung

Eine schlechte Vitamin-B_6-Versorgung kann die Konversion von Tryptophan zu Niacin negativ beeinflussen. Ein auffälliger Tryptophan-Belastungstest kann auch ein Hinweis auf eine Vitamin-B_6-Unterversorgung sein.

Bei der Synthese von Neurotransmittern (Serotonin, Dopamin, Norepinephrin, GABA) ist PLP bei einigen Enzymen Kofaktor. Unterversorgung konnte in einigen kleinen Studien mit EEG-Veränderungen assoziiert werden. Bei Säuglingen, die eine nicht mit Vitamin B_6 angereicherte Formula erhalten haben, traten schwere Krämpfe auf.

Veränderungen im Fettstoffwechsel werden seit mehr als 70 Jahren kontrovers diskutiert. Am besten scheint die Wirkung des Vitamin B_6 in der Carnitinbiosynthese sowie bei einem indirekten Effekt auf den Phospholipid- und Fettsäurestoffwechsel über eine Modifikation des Methioninstoffwechsels belegt [150].

Klinische Zeichen des manifesten Vitamin-B_6-Mangels

Ein schwerer isolierter Vitamin-B_6-Mangel ist sehr selten. In den 1950er Jahren wurden Krampfanfäl-

Tab. 3.23 Vitamin-B_6-Mangel – klinische Zeichen.

allgemein	Haut/Schleimhaut	Nervensystem
• Appetitverlust • Wachstumshemmung • Muskelschwäche • vermehrt Karies • Fettleber • Anämie	• Akrodynie • Cheilosis • Stomatitis • Glossitis	• Paralyse • Krampfanfälle • periphere Neuropathie

le bei Säuglingen beobachtet, die eine Formula ohne Vitamin B_6 erhalten hatten.

Klinische Zeichen des Vitamin-B_6-Mangels sind in ▸ Tab. 3.23 zusammengestellt.

Die verschiedenen, oft unspezifischen Zeichen können je nach Dauer und Schweregrad unterschiedlich stark auftreten und auch wieder verschwinden. Die Supplementierung von Vitamin B_6 führt rasch zu einer Verbesserung der Symptomatik.

3.7.8 Gesundheit und Prävention

Kardiovaskuläre Erkrankungen

Wie so oft bei Vitaminen, war Ausgangspunkt der Erörterung einer protektiven Wirkung die Beobachtung, dass Personen mit einer hohen Zufuhr an Vitamin B_6 durch die Ernährung im Vergleich zu solchen mit einer niedrigen Zufuhr ein geringeres KHK-Risiko aufwiesen.

Grundlage der Überlegungen zum präventiven Effekt des Vitamins ist seine Rolle in der Regulation des Homocysteinspiegels (s. a. Kap. 3.10.3). Von wenigen Ausnahmen abgesehen sind die meisten Studien, die sich mit der präventiven Bedeutung einer Reduktion erhöhter Homocysteinspiegel im Blut durch B-Vitamine befassten, mit Kombinationen verschiedener B-Vitamine durchgeführt worden. Die alleinige Gabe von Vitamin B_6 (50 mg/Tag) hatte gegenüber der Kombination keinen Vorteil.

Krebs

Hohe Blutwerte an Vitamin B_6 zeigten in einer Metaanalyse prospektiver Studien eine 20 %ige Reduktion des Risikos für kolorektalen Krebs. Placebokontrollierte Interventionsstudien dagegen fanden keine präventive Wirkung [406].

Demenz

Höhere Blutwerte an Vitamin B_6 korrelieren bei Älteren (70 Männer, 54–81 Jahre) mit besserem Gedächtnis. Eine Metaanalyse von 14 Studien zeigte dagegen keinen Effekt einer Supplementierung mit Vitamin B_6 allein oder in Kombination mit anderen B-Vitaminen auf die kognitiven Leistungen [47]. Allerdings bestätigen sich die bei alten Menschen häufiger gefundenen niedrigen Blutwerte an Vitamin B_6.

Prämenstruelles Syndrom

Eine Metaanalyse von neun Studien kommt zu dem Ergebnis, dass Vitamin B_6 gegenüber Placebo bei der Reduktion typischer PMS-Beschwerden wirksamer ist [726]. Eine kürzlich durchgeführte Studie zeigte bei einer Anwendung von 80 mg Vitamin B_6/Tag über drei Zyklen eine deutliche Verbesserung der Symptomatik [370].

Nierensteine

Große Beobachtungsstudien (85 000 Frauen über 14 Jahre) zeigen ein um mehr als 60 % erniedrigtes Risiko für Nierensteine für die Frauen, die täglich 40 mg Vitamin B_6 aufnahmen, im Vergleich zu denjenigen, die lediglich 3 mg/Tag in ihrer Ernährung hatten [168]. Als Ursache wird eine Minderung der Bildung von Oxalsäure diskutiert. Bei 45 000 Männern, die über sechs Jahre beobachtet wurden, konnte jedoch kein Vitamin-B_6-Effekt gefunden werden [167].

3.7.9 Therapie

Indikationen zur Substitution

Orale Kontrazeptiva

Die relative Unterversorgung mit Vitamin B_6 bei Einnahme von Kontrazeptiva wird auf die hormonelle Aktivierung der Tryptophan-2,3-Hydroxylase und damit auf einen veränderten Tryptophanstoffwechsel zurückgeführt.

Schwangerschaft – Übelkeit und Erbrechen

Bei Schwangeren werden häufig niedrige PLP-Werte im Blut gemessen, selbst wenn die tägliche Zufuhr im Bereich der Empfehlungen liegt.

Gemäß der amerikanischen Fachgesellschaft (American College of Gynecology and Obstetrics) ist bei Übelkeit und Erbrechen eine Therapie mit Vitamin B_6 möglich. Empfohlen werden 10–25 mg Vitamin B_6 3- bis 4-mal täglich. Dies ist noch im Bereich des von der FDA angegebenen UL (100 mg/Tag für Schwangere und Stillende).

Karpaltunnelsyndrom

Eine Reihe von klinischen Studien zeigt die Effektivität von Vitamin-B_6-Supplementierungen bei Karpaltunnelsyndrom [39]. Dosierungen von 50–200 mg/Tag über begrenzte Zeit werden empfohlen, helfen jedoch nicht bei jedem. Randomisiert kontrollierte Studien konnten keinen Effekt zeigen [641].

Chronische Entzündungen

Bei rheumatoider Arthritis finden sich niedrige PLP-Werte, die durch 50 mg Vitamin B_6 über einen Zeitraum von 30 Tagen normalisiert werden können [314]. Auch eine Reduktion pro-entzündlicher Zytokine wurde beschrieben, ein Effekt auf das klinische Bild ergab sich jedoch nicht.

Pyridoxinsensitive Epilepsie

Supplementierung mit 15 mg/kg KG/Tag. Dazu spezielle Anforderungen an die Ernährung (Lysinrestriktion und argininreich).

Sideroblastische Anämie

PLP ist Kofaktor der δ-Aminolaevulinsäure-Synthetase, die bei Patienten mit sideroblastischer Anämie gestört ist. Die Gabe von Pyridoxin (200 mg/Tag) als adjuvante Therapie kann versucht werden, ist jedoch nicht immer erfolgreich.

Niereninsuffizienz, Hämodialyse

Patienten mit Niereninsuffizienz haben häufig stark erniedrigte Werte an Pyridoxinsäure (PA), Patienten unter Hämodialyse dagegen zeigen stark erniedrigte PLP-Werte im Blut. Auch deutliche Erhöhung von PLP und PA werden bei Hämodialyse beschrieben.

Die Homocysteinurie (erblicher Mangel der Vitamin-B_6-abhängigen Cystathionin-β-Synthase) wird mit hohen Dosierungen (250–500 mg/Tag) behandelt; allerdings sprechen nur etwa 50 % der Patienten auf die Behandlung an.

Kontraindikationen und Nebenwirkungen

Hohe Dosen Vitamin B_6 1–6 g/Tag) über einen Zeitraum von 12–40 Monaten führten zu einer progressiven sensorischen Neuropathie mit ataktischen Störungen. Andere Nebenwirkungen nach Supplementierung mit hohen Dosen waren gastrointestinale Beschwerden und schmerzhafte Hautläsionen an sonnenlichtexponierten Stellen [57].

3.8 Folsäure

Das Wichtigste in Kürze

Funktion
Methylgruppen-Überträger

Nährstoffquellen
Leber, Sojabohnen, Blattgemüse

Referenzbereich und UL
Altersabhängig bis 400 µg/Tag; UL: 1000 µg

Risikogruppen
Schwangerschaft, Alkoholkrankheit, einseitige Ernährung

Interaktionen
Methotrexat, Antiepileptika, Sulfosalazin

Analytik
Erythrozytäres Folat

Mangel
Megaloblastäre Anämie

Therapie
Prävention Neuralrohrdefekte 400 µg/Tag

Toxikologie
Oberhalb 2 mg/Tag: Maskierung Vitamin-B_{12}-Mangelanämie möglich

3.8.1 Nomenklatur

Folat (Folsäure, englisch: Folic Acid) hat sich heute als Gruppenname für die verschiedenen Folsäureverbindungen (Pteroylpolyglutamate) durchgesetzt. Wenn von Folsäure gesprochen wird, so ist damit die Pteroylmonoglutaminsäure gemeint.

3.8.2 Funktion

Die wesentliche Funktion der Folsäure ist die Übertragung von C1-Einheiten (Methylgruppen) mit besonderer Bedeutung für den Nukleinsäure- und Aminosäurestoffwechsel. Die Synthese der DNA aus Thymidin und Purinen ist ein folsäureabhängiger Vorgang. Ebenso ist Folsäure wichtig für die Synthese von Methionin, das zur Bildung des S-Adenosyl-Methionin (SAM), dem eigentlichen Methylgruppen-Überträger, gebraucht wird. Diese Methylgruppen können DNA und RNA methylieren und so ihre Funktion beeinflussen, was eine besondere Bedeutung bei epigenetischen Vorgängen hat.

Bei der Bildung des Methionins gibt es zwei Stoffwechselwege, die mit unterschiedlichen Vitaminen als Koenzymen arbeiten:

- Die Vitamin-B_{12}-abhängige Methionin-Synthase katalysiert die Bildung von Methionin aus Homocystein, wobei Folsäure als Methylgruppen-Überträger wichtig ist.
- Alternativ kann Homocystein in zwei Vitamin-B_6-abhängigen Schritten zu Cystein metabolisiert werden.

3.8.3 Nährstoffquellen und Stoffwechsel

Wichtige Nährstoffquellen zur raschen Orientierung

Folate werden durch Bakterien und Pflanzen synthetisiert und kommen in vielen Lebensmitteln vor (▸ Tab. 3.24).

Allgemein enthalten grüne Blattgemüse Mengen bis zu 100 µg/100 g. Allerdings ist die Bioverfügbarkeit deutlich geringer als die aus tierischen Quellen.

Besonderheiten in Versorgung und Verteilung

- Nahrungsfolat ist oxidations- und hitzeempfindlich.
  → 50 % und mehr der Folsäure gehen bei der Zubereitung verloren, besonders beim Kochen.
- Nahrungsfolat liegt meistens als Polyglutamat vor und muss zu Monoglutamat vor Absorption dekonjugiert werden.
  → Medikamente (z. B. Sulfosalazin) hemmen die Dekonjugierung und damit die Aufnahme.

Tab. 3.24 Wichtige Lebensmittel und ihr Gehalt an Folat.

Nährstoffquelle	Gehalt an Folat (µg/100g).
Rinderleber	200 und mehr
Hühnerleber	bis 2000
Sojabohnen	300
Rosenkohl	150
Spinat (gekocht)	100
Spaghetti	80

→ Nahrungsbestandteile können die Konjugase an der Bürstensaummembran hemmen und damit die Bioverfügbarkeit senken (▶ Tab. 3.27).

- Die Absorption erfolgt im Jejunum. Nach Resektion kann der Transport auch im Ileum erfolgen
  → Eine Malabsorption ist selten, kann allerdings bei Sprue auftreten.
- Hauptspeicher ist die Leber. Eine wichtige Rolle spielt der enterohepatische Kreislauf, in dem die methylierte Form der Folsäure aus der Galle absorbiert wird.
  → Störung des Gallenflusses hat eine rasche Reduktion der Folat-Serumwerte zur Folge.
  → Alkohol hemmt die Freisetzung der Folsäure aus der Leber in die Galle und bewirkt daher ebenfalls eine Verringerung der Serumwerte.
- Nach Aufnahme in die Zellen und auch Erythrozyten verbleibt Folsäure dort, entsprechend der Lebenszeit der Zellen.
  → Die Folatkonzentration der Erythrozyten ist bei jungen Erys am höchsten und repräsentiert am besten die mittelfristige Zufuhr durch Ernährung.

Referenzbereich

In ▶ Tab. 3.25 sind die Referenzwerte für Folat für die entsprechenden Altersgruppen zusammengefasst.

Upper Level (UL)

In ▶ Tab. 3.26 sind die Höchstwerte an Folat pro Tag zusammengestellt.

Umrechnungsfaktoren

Folat-Äquivalente (FE)

Um den Besonderheiten der Bioverfügbarkeit Rechnung zu tragen, wurden die NFE eingeführt. Dabei gilt:

- 1 µg Nahrungsfolat (Pteroylpolyglutamat) entspricht 1 µg FE
- 1 µg Folsäure (Pteroylmonoglutamat; tierische oder angereicherte Lebensmittel) entspricht 1,7 µg FE
- 1 µg Folsäure (Pteroylmonoglutamat), auf leeren Magen genommen, entspricht 2 µg FE

Tab. 3.25 Referenzwerte für eine angemessene Zufuhr an Folat.

Altersgruppe	Folat (µg-Äquivalente[1]/Tag)
Säuglinge[2]	
0 bis < 4 Monate	60
4 bis < 12 Monate	80
Kinder und Jugendliche	
1 bis < 4 Jahre	120
4 bis < 7 Jahre	140
7 bis < 10 Jahre	180
10 bis < 13 Jahre	240
13 bis < 15 Jahre	300
15 bis < 19 Jahre[3]	300
Erwachsene	
19 bis < 25 Jahre[3]	300
25 bis < 51 Jahre	300
51 bis < 65 Jahre	300
65 Jahre und älter	300
Schwangere[3]	550
Stillende	450

[1] Berechnet nach der Summe folatwirksamer Verbindungen in der üblichen Nahrung (Folat-Äquivalente);
[2] Schätzwerte;
[3] Frauen, die schwanger werden wollen oder können, sollten zusätzlich zu einer folatreichen Ernährung 400 µg synthetische Folsäure/Tag in Form eines Präparats einnehmen, um Neuralrohrdefekten vorzubeugen. Diese zusätzliche Einnahme eines Folsäurepräparats sollte spätestens 4 Wochen vor Beginn der Schwangerschaft beginnen und während des 1. Trimenons beibehalten werden.

Tab. 3.26 Höchstwerte (UL) an Folat pro Tag

Alter (Jahre)	UL (µg/Tag)
1–3	300
4–8	400
9–13	600
14–18	800
> 19	1000

4–5 mg für einen Zeitraum von 1–3 Monaten vor, bis drei Monate nach Konzeption empfohlen. Die sollte jedoch unter ärztlicher Aufsicht erfolgen.

Frühgeburt sowie weitere Missbildungen

Folsäuresupplementierung führt zu einer Zunahme des Gestationsalters und senkt damit das Frühgeburtsrisiko. Umfangreiche Metaanalysen haben weiter gezeigt, dass die Kombination Folsäure, Eisen mit Multivitaminen die Zahl kongenitaler Entwicklungsstörungen des Herzens deutlich verringert, ebenso wie Missbildungen des Urogenitaltraktes und weitere Spaltbildungen. Folsäure-Eisen-Supplementierung allein ist weniger effektiv [721].

Depressionen

Patienten mit Depressionen zeigen häufiger niedrige Folatspiegel im Blut wie auch in Erythrozyten. Eine Supplementierung von Folsäure (500 mg/Tag) bzw. Placebo zusätzlich zu einem Antidepressivum (z. B. Fluoxetin, ein selektiver Serotonin-Wiederaufnahmehemmer) für zehn Wochen führte zu einem deutlicheren Rückgang der depressiven Verstimmung als Fluoxetin allein. Bei Frauen, weniger bei Männern hatte die Folsäuregabe eine signifikante Verbesserung der depressiven Symptomatik zur Folge [685]. Eine Cochrane Analyse zur Folsäure und Depression kommt zu dem Ergebnis, dass „Folsäure eine wichtige Rolle in der Begleitbehandlung der Depression spielen kann“ [658].

Kontraindikationen und Nebenwirkungen

Es wird immer wieder berichtet, dass die Gabe von Folsäure zwar die Symptome der megaloblastären Anämie beseitigt, die auch bei Vitamin-B_{12}-Mangel auftritt, nicht aber die neurologischen Symptome des B_{12}-Mangels. Damit, so die Argumentation, bestehe das Risiko, dass Folsäuregabe einen Vitamin-B_{12}-Mangel maskiert. Allerdings ist der Nachweis einer megaloblastären Anämie kein diagnostisches Kriterium des Vitamin-B_{12}-Mangels, sodass dieses Argument nicht mehr relevant ist. Folsäuresupplementierung führt bei regelrechter Anwendung der Analytik demnach nicht zu einer Maskierung eines Vitamin-B_{12}-Mangels [474]. Erst eine Folsäuresupplementierung von 5 mg/Tag und mehr kann eine durch Vitamin-B_{12}-Mangel verursachte Anämie maskieren. Um dies zu verhindern, ist der UL auf 1 mg/Tag festgesetzt worden.

3.8.10 Toxikologie

Tolerierbare Höchstmenge (UL) gilt nur für synthetische Formen.

3.9 Vitamin B_{12}

Das Wichtigste in Kürze

Funktion
Kofaktor für Synthese von Methylgruppen-Überträgern

Nährstoffquellen
Tierische Lebensmittel, fermentierte Produkte

Referenzbereich und UL
1–2 µg/Tag, große Leberspeicher (2–5 mg), kein UL

Risikogruppen
Vegetarier, Veganer, Senioren, Magenkranke, Alkoholkranke

Interaktionen
Antazida, Metformin

Analytik
Methylmalonsäure-Ausscheidung

Mangel
- marginal: Kraftlosigkeit
- manifest: Anämie, funikuläre Myelose

Therapie
Oral; i. m.

Toxikologie
Bei sehr hoher Dosierung (> 0,5 mg/Tag) über lange Zeit werden keine Nebenwirkungen beschrieben

3.9.1 Nomenklatur

Chemisch handelt es sich um ein Corrinringsystem aus Pyrrolringen mit Kobalt als Zentralatom, an welches ein variabler Ligand (R) gebunden ist. Vitamin B_{12} ist ein Sammelbegriff für eine Reihe unterschiedlich substituierter Corrinoide mit biologischer Wirkung. Die therapeutische Anwendung erfolgt in Form von Cyano- bzw. Hydroxycobalamin, die physiologischen Wirkformen sind das 5'-Adenosyl- und das Methylcobalamin.

3.9.2 Funktion

Ein Teil des Vitamin B_{12} wird im Speichel an Haptocorrin gebunden, ein anderer bleibt in der im Lebensmittel vorliegenden Proteinbindung. Im Duodenum wird durch Pankreas-Proteasen Vitamin B_{12} aus der Bindung gelöst. Das gelöste Vitamin B_{12} wird an ein weiteres Glykoprotein, den im Magen gebildeten Intrinsic Factor (IF) gebunden. Nach der so ermöglichten Aufnahme in die Enterozyten wird der IF lysosomal abgebaut und Vitamin B_{12} nach Bindung an einen Transporter (Multidrug Resistance Protein, MRP1) aus der Zelle ausgeschleust.

Spezielle Wirkungen

Vitamin B_{12} wird als Kofaktor für die Methionin-Synthetase benötigt, die die Bildung von S-Adenosyl-Methionin (SAM) aus Methionin katalysiert. Ebenso wird das Vitamin als Kofaktor im Energiestoffwechsel bei der Konversion von L-Methylmalonyl-CoA zu Succinyl-CoA benötigt. Succinyl-CoA ist wiederum für die Hämoglobinsynthese von Bedeutung.

3.9.3 Nährstoffquellen und Stoffwechsel

Wichtige Nährstoffquellen zur raschen Orientierung

In ▶ Tab. 3.30 sind wichtige Lebensmittel mit dem entsprechenden Gehalt an Vitamin B_{12} aufgelistet.

Bei allen anderen tierischen Lebensmitteln liegt der Gehalt an Vitamin B_{12} unter 3 µg/100 g.

Tab. 3.30 Nährstoffquellen für Vitamin B_{12} in der Nahrung (Mittelwerte).

Nährstoffquelle	Gehalt an Vitamin B_{12} (µg/100g)
Rinderleber	90
Rinderniere	40
Hühnerleber	25
Eigelb	10
Muscheln	70
Austern	20
Forellen	5
Lachs	5

Besonderheiten in Versorgung und Verteilung

- In Lebensmitteln liegt Vitamin B_{12} meist an Protein gebunden vor. Diese Bindung wird im sauren Milieu des Magens gelöst. Verwendung von Protonenpumpen-Inhibitoren und reduzierte Bildung von Magensäure verringern daher die IF-Bindung.
  → Proteingebundenes Vitamin B_{12} kann nicht an IF gebunden werden und wird daher nicht aufgenommen.
  → Ungebundenes Vitamin B_{12} aus Supplementen wird an IF gebunden und gut absorbiert.
- Die Vitamin-B_{12}-Proteinbindung muss im sauren Milieu des Magens gelöst werden.
  → Ein Rückgang der Säure produzierenden Drüsen im Magen (v. a. im Alter) oder Antazida verringern die Lösung des Vitamin B_{12} vom Protein und damit die Bioverfügbarkeit.
- Die Resorptionskapazität für Vitamin B_{12} ist aufgrund eines abgestimmten IF/IF-Rezeptor-Verhältnisses sehr begrenzt.
  → Ist zu wenig IF vorhanden, so wird Vitamin B_{12} nicht resorbiert.
  → Ist andererseits IF gegenüber Vitamin B_{12} im Überschuss vorhanden, so werden die Rezeptoren besetzt – IF-Cobalamin-Komplexe können nicht binden.
  → Das Maximum der aktiven Cobalaminresorption ist bei einer einmaligen Dosis von ca. 10 µg erreicht.
- Proteingebundenes Vitamin B_{12} kann an das im Speichel vorkommende Haptocorrin binden. Dieses wird im Duodenum durch Pankreasenzyme entfernt und durch IF ersetzt.
  → Bei Pankreasinsuffizienz kann die Absorption gestört sein.
  → Substituierung der Pankreasenzyme behebt die Einschränkung
- Der IF-Vitamin-B_{12}-Komplex wird nach Passage des Dünndarms im Ileum durch rezeptorvermittelte Endozytose aufgenommen.
  → Bakterielle Fehlbesiedlung oder Fischbandwurm führt zu einer vorzeitigen Verstoffwechselung des Vitamin B_{12}, bevor der IF-Vitamin-B_{12}-Komplex in das Ileum gelangt.
- Nach Freisetzung aus dem Komplex bindet Vitamin B_{12} an Transcobalamin II (etwa 10–30 %) oder an Haptocorrin. TC II ist das physiologisch bedeutsame Transportprotein
  → Kongenitaler TC-II-Mangel kann eine megaloblastäre Anämie trotz normalen Serumwerten zur Folge haben.
- Der enterohepatische Kreislauf spielt für den Vitamin B_{12}-Status eine wichtige Rolle. Gelangt Vitamin B_{12} über die Galle wieder in den Darm, so ist erneut IF nötig, um das Vitamin B_{12} wieder zu absorbieren.
  → Verglichen mit Patienten mit perniziöser Anämie ist die Versorgung von Vegetariern, die IF bilden, über den enterohepatischen Kreislauf deutlich besser.

Referenzbereich

Der Vitamin-B_{12}-Bedarf des gesunden Erwachsenen beträgt ca. 1–2 µg/Tag. Da v. a. bei älteren Menschen mit Resorptionsverlusten von ca. 50 % gerechnet werden muss, wird eine Zufuhr von 3 µg empfohlen (▶ Tab. 3.31).

Tab. 3.31 Referenzwerte für den Vitamin-B_{12}-Bedarf pro Tag.

Altersgruppe	Vitamin-B_{12} (µg/Tag)
Säuglinge	
0 bis < 4 Monate[1]	0,4
4 bis < 12 Monate	0,8
Kinder	
1 bis < 4 Jahre	1,0
4 bis < 7 Jahre	1,5
7 bis < 10 Jahre	1,8
10 bis < 13 Jahre	2,0
13 bis < 15 Jahre	3,0
Jugendliche und Erwachsene	
15 bis < 19 Jahre	3,0
19 bis < 25 Jahre	3,0
25 bis < 51 Jahre	3,0
51 bis < 65 Jahre	3,0
65 Jahre und älter	3,0
Schwangere[2]	3,5
Stillende[3]	4,0

[1] Schätzwert;
[2] Zur Auffüllung der Speicher und zur Erhaltung der Nährstoffdichte;
[3] Ca. 0,3 µg Vitamin-B_{12}-Zulage pro 100 g sezernierter Milch

Versorgung gemäß nationaler Verzehrstudie II (NVS II)

„Bei Männern und Frauen liegt in allen Altersgruppen der Median der Vitamin-B_{12}-Zufuhr über der empfohlenen Zufuhr. 8% der Männer und 26% der Frauen erreichen die empfohlene tägliche Zufuhr von Vitamin B_{12} nicht. Dieser Anteil ist bei den Männern in allen Altersgruppen etwa gleich hoch. Bei den Frauen erreichen besonders viele junge Frauen die empfohlene Zufuhr für Vitamin B_{12} nicht (etwa 33% im Alter von 14–24 Jahren). Der Anteil sinkt bis zum Alter von 51–64 Jahren (23%) ab und steigt dann in der ältesten Gruppe wieder leicht an (26%).“ [458]

3.9.4 Risikogruppen

Senioren und Magenkranke

Die wesentliche Risikogruppe sind Menschen über 65 Jahre. Hier liegt die Prävalenz einer Unterversorgung je nach Studie bei 10–30%, je nach gewähltem Biomarker (Serum-Cobalamin, Methylmalonsäure). Neben dem Alter kommt ein weiterer Faktor hinzu, der maßgeblich an einer Unterversorgung beteiligt ist – der großzügige und teilweise dauerhafte Gebrauch von Antazida. Durch die Neutralisierung der Magensäure findet eine verzögerte Proteolyse des am Nahrungseiweiß gebundenen Vitamin B_{12} statt. Diese ist aber notwendig, damit Vitamin B_{12} an den ebenfalls im Magen (Parietalzellen) gebildeten Intrinsic Factor binden kann. Nur das gebundene Vitamin B_{12} kann dann effektiv absorbiert werden. Bei sehr hohen Dosierungen kann auch ein Teil (ca. 1%) im terminalen Ileum unabhängig vom Intrinsic Factor aufgenommen werden. Bei Zöliakie und Morbus Crohn oder Kurzdarm ist dieser Absorptionsweg folglich nicht verfügbar. Bei diesen Erkrankungen kann also durchaus auch ein mehr oder weniger stark ausgeprägter Vitamin-B_{12}-Mangel vorliegen.

Bei fehlendem bzw. unzureichend gebildetem Intrinsic Factor (perniziöse Anämie, atrophische Gastritis mit Hypochlorhydrie besonders bei Älteren, Gastrektomie, bariatrische Chirurgie je nach Ausmaß, Resektion des terminalen Ileums) ist folglich mit einem Vitamin-B_{12}-Defizit zu rechnen.

Bei der perniziösen Anämie, einer Autoimmunkrankheit, kommt es zur Zerstörung der Parietalzellen. Diese Form der atrophischen Gastritis wird als Typ A bezeichnet. Sie betrifft etwa 1–2% v.a. älterer Menschen.

Atrophische Gastritis (Typ B) als Folge einer Helicobacter-pylori-Infektion kann zu einer Hypochlorhydrie führen, die wiederum Einfluss auf die intestinale Flora hat. Diese Bakterien behindern ebenso wie die Hypochlorhydrie die intestinale Absorption des Vitamin B_{12}.

Vegetarier und Veganer

Wie der unkritische Gebrauch von Antazida, so ist der selbst gewählte Lebensstil in Sachen Ernährung ein Risikofaktor. Vegane Ernährung ohne Substituierung des Vitamins (sowie weiterer) führt nach wenigen Jahren in eine kritische Unterversorgung. Für den Fall einer **Schwangerschaft** kann dies für das Neugeborene problematisch werden, da es keine Speicher angelegt hat. Bei ebenfalls entsprechend eingeschränkter veganer Ernährung, mit Ersatz von Kuh- durch Sojamilch, droht innerhalb weniger Monate ein echter Mangel mit klinischen Konsequenzen, wie immer wieder an Einzelfällen, auch in Deutschland, belegt ist.

Typische Mangelerscheinungen zeigen sich in einer Wachstumsretardierung und einer Entwicklungsstörung des Gehirns. Diese äußert sich in Form von Lethargie, Problemen bei der Nahrungsaufnahme, Tremor, Schreckhaftigkeit bis hin zu komatösen Zuständen [310]. Je nach Dauer des Vitamin-B_{12}-Mangels können diese Störungen irreversibel sein, bei rechtzeitiger Intervention lassen sich Langzeitschäden vermeiden.

Auch die Muttermilch ist bei Frauen mit schlechter Vitamin-B_{12}-Versorgung arm an Vitamin B_{12}. Die Folgen für das Kind können nach wenigen Monaten schwere und irreversible neurologische Schäden sein.

Alkoholkrankheit

Auch bei Alkoholkrankheit wird ein Defizit an Vitamin B_{12} immer wieder beschrieben. Hier ist dies differenzialdiagnostisch von Bedeutung, um eine adäquate Substituierung einleiten zu können (siehe auch Kap. 13).

Weitere Risikogruppen

Weiter kann sich ein Mangel entwickeln bei unbehandeltem Wurmbefall (Fischbandwurm: Diphyllobotrium latum) oder bakterieller Fehlbesiedlung.

3.9.5 Interaktionen

Interaktionen mit Medikamenten

Protonenpumpenhemmer (Omeprazol, Lansoprazol) verringern die Sekretion der Magensäure und damit die Bioverfügbarkeit des Vitamin B_{12}.

Histamin-H_2-Rezeptorenblocker (Cimetidin, Famotidin, Ranitidin) verringern die Sekretion der Magensäure und damit die Bioverfügbarkeit des Vitamin B_{12}. Die Entwicklung eines Vitamin-B_{12}-Mangels ist selten, erst nach langer Einnahme (> 2 Jahre).

Diabetesmedikamente (Metformin) verringern die Bioverfügbarkeit durch Veränderung der Darmmotilität, bakterielle Fehlbesiedlung bzw. Veränderungen der kalziumabhängigen Aufnahme des Vitamin B_{12} im Ileum. Etwa 10–30 % der Personen, die Metformin einnehmen, entwickeln einen Vitamin-B_{12}-Mangel. Dabei korreliert das Risiko eines Vitamin-B_{12}-Defizits und einer Anämie mit der Dauer der Metformin-Behandlung [34].

Chloramphenicol verringert den Effekt einer Supplementierung auf die Anämie.

Ebenso können Blutdrucksenker (ACE), Medikamente gegen Herzrhythmusstörungen (Betablocker, Nitratsprays, Nitroglyzerin), cholesterinsenkende Medikamente (Statine) sowie orale Kontrazeptiva Einfluss auf den Vitamin-B_{12} -Stoffwechsel haben.

3.9.6 Analytik

Blutspiegelbestimmung

HoloTC hat sich in jüngster Zeit als geeigneter Biomarker für den Vitamin-B_{12}-Status erwiesen und ist der Bestimmung des Gesamt-Vitamin B_{12} überlegen. Als weiterer Marker bietet sich Methylmalonsäure (MMS) an, deren Bestimmung sowohl in Serum/Plasma als auch im Urin möglich ist.

Der Normalbereich für Vitamin B_{12} im Serum ist mit 200–1000 pg/ml sehr weit (▶ Tab. 3.32).

Tab. 3.32 Serumwerte von Vitamin B_{12}.

Status	Serumwert (ng/ml)
starker Mangel	< 150
Mangel	< 200
leichte Unterversorgung	200–300
normaler Status	300–900
Hypervitaminose	> 1000

Andere verwendete Einheit: pmol/l

Umrechnung in ng/l bzw. pg/ml: ng × 0,738 = pmol, d. h. 200 ng/l = 148pmol/l

Die Serumanalyse ist stark fehlerbehaftet und daher nur bedingt verwertbar. Am besten zusammen mit dem MMA-Test (Methylmalonsäure) sowie der Bestimmung von Homocystein. Liegt dessen Wert über 15 µmol/l und ist der MMA-Test positiv, so ist das Vorliegen eines Vitamin-B_{12}-Defizits wahrscheinlich.

Ein subklinischer Mangel ist nach Schätzungen über 10-mal häufiger anzutreffen als ein klinisch symptomatisches Defizit. Die Analyse des MMA gibt hier erste Hinweise.

Bei Unterversorgung mit Vitamin B_{12} wird vermehrt Methylmalonsäure ausgeschieden, da die Vitamin-B_{12}-abhängige Enzymreaktion (Methylmalonsäure zu Succinyl-CoA) eingeschränkt ist. Dies kann daher als Indikator verwendet werden:

- Mangel: Wert > 3,6 mmol MMA/mol Kreatinin
  2 mg MMA/g Kreatinin
- kein Mangel: Wert < 3,6 mmol MMA/mol Kreatinin
  2 mg MMA/g Kreatinin

Vegetarier können MMA-Werte von 2,5–790 µmol/mmol Kreatinin aufweisen, Mischköstler von 1,7–21,4 [639].

Die Analyse von Antikörpern gegen Intrinsic Factor zum Nachweis einer perniziösen Anämie ist nur in 50 % der Fälle sensitiv. Dies liegt auch daran, dass bei einem Teil der Patienten mit perniziöser Anämie Anti-Intrinsic-Factor-Antikörper fehlen. Auch die verschiedenen Lumineszenz-Assays, die seit einiger Zeit die bisher verwendeten Radioisotop-Dilution-Assays ersetzen, sind 25–35 % fehlerbehaftet und zeigen trotz perniziöser Anämie Normalwerte [128].

Der oft verwendete Schilling-Test diente deshalb v. a. zur Prüfung, ob der Betroffene eine orale oder parenterale Substituierung benötigt. Inzwischen ist die Bioverfügbarkeit oraler Präparate ebenso gut wie die der i. m. Applikation, sodass sich dieser Test meistens erübrigt. Kommt es jedoch nach oraler Gabe zu keiner Veränderung der Serum-Vitamin-B_{12}- und MMA-Werte, so sollte über den Schilling-Test die Absorptionsfähigkeit geprüft werden.

Differenzialdiagnose

Die **perniziöse Anämie** ist eine Autoimmungastritis, bei der sich Antiköper gegen die Magen-H/K-ATPase richten und so eine Achlorhydrie bewirken. Die Zerstörung der Parietalzellen führt dazu, dass kein Intrinsic Factor mehr gebildet wird. Andere Autoimmunerkrankungen sind oft mit einer perniziösen Anämie assoziiert. Die Autoimmungastritis kann auch aufgrund einer Eisenmalabsorption zu einer Eisenmangelanämie führen, die den Vitamin-B_{12}-Mangel verstärken kann [294].

Falsch positive/negative Werte

Falsch positive bzw. falsch negative Werte bei Vitamin B_{12} und MMA können bei verschiedenen Erkrankungen auftreten (▶ Tab. 3.33).

Halbwertszeit

Der tägliche Verlust an Vitamin B_{12} liegt bei 0,1–0,3 % des Gesamtkörperspeichers und entspricht in etwa 3–5 µg, d. h. er liegt in einer Größenordnung wie die Empfehlung. Der enterohepatische Kreislauf führt zur Rückresorption von bis zu 75 % des mit der Galle in den Darm gelangenden Vitamin B_{12} (ca. 0,5–5 µg/Tag).

3.9.7 Mangel/Unterversorgung

Die tatsächliche Zufuhr beträgt bei gemischter Kost für Frauen ca. 4 µg, für Männer ca. 6 µg pro Tag. Vitamin B_{12} stellt folglich für den gesunden Mischköstler kein Problem dar. Auch bei (ovo-) lacto-vegetarischer Ernährung ist die Versorgung gewährleistet, wobei manche Studien auch hier schon auf subklinischen Mangel hinweisen. Bei Veganern zeigt sich dagegen ein relativ hoher Prozentsatz eines subklinischen Vitamin-B_{12}-Mangels. Dies trifft besonders auch auf Kinder von Müttern zu, die seit langer Zeit streng vegan leben.

Einfluss des durchschnittlichen Verzehrs tierischer Produkte auf den Vitamin-B_{12}-Status in einer US-amerikanischen Gruppe mit makrobiotischer Ernährung [473] (▶ Tab. 3.34):

Nicht nur eine makrobiotische Ernährung, sondern auch eine vegane/vegetarische Ernährung ist demnach mit dem Risiko einer moderaten bis ausgeprägten Unterversorgung mit Vitamin B_{12} verbunden.

Eine weitere, besonders bei Älteren häufige Ursache eines marginalen Defizits sind Verringerungen der Bioverfügbarkeit durch eingeschränkte IF-Synthese.

Symptome

Ein Vitamin-B_{12}-Mangel wird in vielen Fällen erst spät entdeckt, etwa wenn eine unklare Anämie, neurologische Auffälligkeiten (Parästhesien, Ataxie, Psychosen, Demenz u. a.) oder eine Makrozytose beobachtet wird. Obwohl sich die hämatologische Auffälligkeiten in den meisten Fällen vor den neurologischen manifestieren, haben bis zu 25 % der Patienten einen normalen Hämatokrit und/ oder ein normales MCV.

Je nach Schweregrad können die Symptome schwanken und sind meist unspezifisch – Gründe,

Tab. 3.33 Falsch positive bzw. falsch negative Werte bei Vitamin B_{12} und MMA.

Vitamin B_{12}	MMA
falsch positive Werte	

• myeloproliferative Erkrankungen
  ○ Polyzythämie
  ○ chronisch myeloische Leukämie
• Lebererkrankungen
• kongenitaler Transcobalamin-II-Mangel
• bakterielle Fehlbesiedlung
	• Niereninsuffizienz
	• bakterielle Fehlbesiedlung
	• Enzymdefekte (z. B. Mutase-Mangel)

falsch negative Werte	
• Folsäuremangel • Schwangerschaft • orale Antikonzeptiva • kongenitaler Haptocorrin-Mangel • multiple Myelome	–

3.9.9 Therapie

Indikationen zur Substitution

Eine Indikation zur Substitution besteht bei Vitamin-B_{12}-Mangel, kann aber bei Risikogruppen (besonders bei alten Menschen) auch prophylaktisch als B-Komplex-Substitution erfolgen.

- **Unterversorgung** (erniedrigte Werte, keine Symptome): 250 µg/Tag (oral) Hydroxy- und/oder Methylcobalamin
- **leichter Mangel** (niedrige Werte, leichte Symptome): 500 µg/Tag (oral) Hydroxy- und/oder Methylcobalamin
- **schwerer Mangel** (sehr niedrige Werte, deutliche Symptome, pernizöse Anämie): 4 Wochen 1000 µg Hydroxycobalamin (i. m.), anschließend 500–1000 µg/Tag (oral) Hydroxy- und/oder Methylcobalamin
  alternativ [587]: 1000 µg i. m./Tag für eine Woche, dann 6–8 Wochen 1 × /Woche lebenslang 100–200 µg/Tag oral
- **Kinder** (gestillte Säuglinge von Vitamin-B_{12}-defizienten Müttern): 250–1000 µg/Tag i. m., anschließend wöchentlich bis zur Verbesserung des Status bzw. des klinischen Bildes Substituierung der Mutter (1–2 µg oral/Tag) zur Anreicherung der Muttermilch. Dabei können gestillte Kinder vegetarischer Mütter MMA-Werte von 2,5–790 µmol/mmol Kreatinin aufweisen, Mischköstler dagegen 1,7–21,4 µmol/mmol Kreatinin [639]. Das bedeutet, dass hier bereits früh Defizite „übertragen“ werden können.
- Belastung mit NO (depletiert Vitamin-B_{12}-Speicher und hemmt Methionin-Synthase): Behandlung wie perniziöse Anämie

Die Bioverfügbarkeit oraler Präparate entspricht im Regelfall denen der i. m. Injektionen. Es gibt allerdings Fälle, in denen eine orale Therapie dennoch nicht erfolgreich ist. Hier muss dann die Substitution parenteral erfolgen. Die Frage, ob parenteral supplementiert werden soll, lässt sich über den Blutspiegel klären. Es darf jedoch nicht übersehen werden, dass auch bei hohen oralen Dosierungen nur wenige Prozent wirklich absorbiert werden. Bei Senioren mit IF-Defizienz sind Dosierungen von 500 µg/Tag adäquat. Es gilt zu beachten, dass die Einnahme des Supplements eine Stunde vor oder eine Stunde nach einer Mahlzeit erfolgen muss, um eine kompetitive Bindung des Vitamin B_{12} an Nahrungsbestandteile zu verhindern.

Nach i. m. Injektion werden ca. 50 %, teilweise auch mehr vom Körper aufgenommen. Folglich ist eine Applikation in größeren Zeitabständen (z. B. alle drei Monate) ausreichend.

3.9.10 Toxikologie

Vitamin B_{12} zeigt selbst bei sehr hoher Dosierung (100- bis 200-Faches der Empfehlung) keine Nebenwirkungen. Auch in den Interventionsstudien mit Dosierungen von 400–1000 µg/Tag über 40 Monate bzw. fünf Jahre wurden keine Nebenwirkungen beschrieben. Allerdings kann ein hoher Blutspiegel ohne Supplementierung Hinweis auf andere Erkrankungen sein, die abgeklärt werden müssen. Hierzu gehören:

- Hepatopathien
  - Freisetzung des Vitamin B_{12} aus Hepatozyten
  - gesteigerte Bildung von Haptocorrin mit erhöhter Bindungskapazität
  - verminderte hepatische Aufnahme von Holo-Haptocorrin
- (meist hämatologische) Neoplasien wie Leukämien, Polycythaemia vera, hypereosinophiles Syndrom
- Niereninsuffizienz
  - eingeschränkte glomeruläre Filtration

3.10 Gemeinsamkeiten von Vitamin B_{12} und Folsäure

Vitamin B_{12} ist Kofaktor für zwei Enzyme (Methionin-Synthase, MS, und L-Methyl-Malonyl-Koenzym-A-Mutase), die beide auch im Folsäurestoffwechsel von Bedeutung sind.

Eine Unterversorgung mit Vitamin B_{12} oder Folsäure führt zu einer verringerten Bildung von Tetrahydrofolsäure (THF). Dies hat eine Störung der DNA-Synthese zur Folge bei unveränderter Synthese der RNA und zytoplasmatischer Komponenten. Das Ergebnis ist die Bildung sehr großer Erythrozyten. Die Folge ist häufig ein erhöhtes MCV, nicht unbedingt mit einem erniedrigten Hb.

Im Vitamin-B_{12}-Defizit, weniger bei Folat-Unterversorgung, kommt es zu einer verstärkten Bildung von SAM (S-Adenosyl-Methionin), was zu den im Vitamin-B_{12}-Defizit oft zu beobachtenden Stimmungsschwankungen beiträgt. SAM (bis 200 mg/Tag) wird in einigen europäischen Ländern als Stimmungsaufheller eingesetzt und kommt in der inzwischen nicht mehr im Handel befindlichen gentechnisch veränderten Tomate (Safer Flavour) vor.

Anders als die Folate aus der Ernährung wird synthetische Folsäure (Pteroylglutaminsäure) ohne Vitamin B_{12} als Kofaktor direkt zu THF metabolisiert. Folglich kann die Supplementierung von Folsäure (in seltenen Fällen) eine Vitamin-B_{12}-Mangel bedingte megaloblastäre Anämie maskieren.

3

3.10.1 Typische Laborwerte bei Vitamin-B_{12}- oder Folsäuredefizit

▶ Tab. 3.37 listet die charakteristischen Laborwerte bei Vitamin-B_{12}- bzw. Folatmangel auf [592].

3.10.2 Differenzialdiagnostische Abgrenzung anderer Formen megaloblastischer Anämien

In ▶ Tab. 3.38 sind weitere Ursachen megaloblastischer Anämien zusammengestellt.

Tab. 3.37 Prozentsatz veränderter Laborwerte bei Vitamin-B_{12}- bzw. Folatmangel.

Laborwert	Prävalenz (%)	
	Vitamin-B_{12}-Mangel	Folsäuremangel
erhöhtes Serum-MMA	98	12
erhöhtes Serum-Hcy	96	91
Serum-MMA erhöht, Hcy normal	4	2
Serum-Hcy erhöht, MMA normal	1	80
Serum-MMA und Hcy normal	0,2	7

Tab. 3.38 Weitere Ursachen megaloblastischer Anämien.

Ursache	Effekt	Besonderheiten
Alkoholkrankheit	direkter Effekt auf Hämatopoese	Folsäuremangel oder Lebererkrankungen verstärken die MA
Lebererkrankungen	Störung der DNA-Synthese; gesteigerte Erythropoese	Folsäuremangel wirkt verstärkend
Hämolyse	gesteigerte Erythropoese mit Retikulozytose	gesteigerter Folsäurebedarf bei Hämolyse; gleichzeitig Freisetzung von Folat aus Erys mit erhöhtem Plasmafolat. DD: Ery-Folat
posthämorrhagische Anämie	gesteigerte Erythropoese mit Retikulozytose	–
schwere Hyperglykämie	Schwellung der Erythrozyten	–

Tab. 3.39 Vitamin-B_{12}- und Folat-Serumwerte bei thailändischen Vegetariern und Mischkostessern.

Gruppe	Vitamin B_{12} (pg/ml)	Folat (ng/ml)
gemischte Kost		
Männer	490	5,7
Frauen	500	6,8
vegetarische Kost		
Männer	117	12,0
Frauen	153	12,6

▶ Tab. 3.39 stellt Vitamin-B_{12}- und Folat-Serumwerte bei thailändischen Vegetariern und Mischkostessern gegenüber [671]. Die unterschiedlichen Blutwerte bei Verzehr primär pflanzlicher Kost gegenüber einer Mischkost belegen die schlechte Bioverfügbarkeit der Folsäure aus Pflanzen. Die gute Vitamin-B_{12}-Versorgung der Vegetarier erklärt sich in diesen Fällen durch den Verzehr von fermentierten Lebensmitteln und speziellen Algen.

3.10.3 Gesundheit und Prävention

Koronare Herzerkrankungen

Es gibt eine Vielzahl von Studien, die eine inverse Beziehung zwischen der Zufuhr an Folsäure oder Vitamin B_{12} und dem Auftreten von KHK und Herzinfarkt zeigen. In den meisten Fällen wird dabei Homocystein als Marker der Versorgung bzw. des KHK-Risikos herangezogen. Je 5 µmol/l Anstieg des Homocysteins im Blut, so eine Metanalyse aus 18 Studien, nimmt das KHK-Risiko um 20 % zu – unabhängig von anderen Risikomarkern [317]. Nun gibt es sowohl epidemiologische Studien, die einen alleinigen Effekt von Vitamin B_{12} oder Folsäure auf KHK oder Homocystein zeigen, als auch solche, die dies nur in Kombination der beiden Vitamine (oft auch mit Vitamin B_{12}) sehen. Eine Metaanalyse, die 12 RCT als Grundlage hatte, findet keinen Effekt von Folsäure auf das KHK-Risiko [88]. Eine weitere Metaanalyse (14 RCT) dagegen zeigt eine Verbesserung der flussvermittelten Dilatation, als Marker einer Verbesserung der Endothelfunktion [183]. Eine wesentliche Ursache, die die Widersprüche zwischen epidemiologischer Evidenz und dem Versagen von Interventionsstudien erklären könnte, ist die Tatsache, dass die meisten epidemiologischen Studien gesunde Personen betrafen, während die Interventionsstudien mit bereits gefäßkranken Probanden durchgeführt wurden. Nicht zuletzt ist auch hier nicht sicher, inwieweit Vitamin B_{12}- und Folsäureversorgung letztlich nur Marker einer bestimmten Ernährungszusammenstellung sind – eine Zusammenstellung, welche evtl. auch für KHK-Patienten günstig sein könnte. Ob durch die Supplementierung von Folsäure und/oder Vitamin B_{12} mit konsekutiver Abnahme eines erhöhten Homocysteinspiegels das Risiko gesenkt werden kann, ist fraglich. Möglicherweise ist eine Ernährung, die den Homocysteinspiegel erniedrigt, zusammen mit körperlicher Bewegung ein Zusatznutzen.

Hyperhomocysteinämie als Risikoindikator

Die Hyperhomocysteinämie wird als Risikofaktor für koronare Herzkrankheit angesehen, wenngleich dies auch immer wieder infrage gestellt wird. Die Ursache für den Anstieg des Homocysteins im Blut ist eine unzureichende Aufnahme von Vitamin B_{12} und Folsäure, oft auch in Verbindung mit einer inadäquaten Vitamin-B_6-Versorgung. Homocystein ist ein Intermediärprodukt (schwefelhaltige Aminosäure), die bei der Biosynthese der Aminosäuren Methionin und Cystein entsteht (▶ Abb. 3.3).

Von einer Hyperhomocysteinämie spricht man, wenn die Werte über 15 µmol/l liegen.

- milde Form: 16–30 µmol/l
- intermediäre Form: 31–100 µmol/l
- schwere Form: > 100 µmol/l

Als Ursachen werden genetische und alimentäre Formen unterschieden. Die häufigste genetische Form ist ein Polymorphismus der Methylentetrahydrofolat-Reduktase) (siehe auch Kap. 3.8), die meist mit einer milden bis intermediären Hyperhomocysteinämie einhergeht. Eine schwere Hyperhomocysteinämie findet sich bei der genetischen Homocysteinurie, die auf eine erbliche Inaktivität der Cystathionin-ß-Synthase zurückgeführt wird.

Sind die für diesen Zyklus wichtigen Vitamine (Vitamin B_6, Vitamin B_{12}, Folsäure) nicht ausreichend in der Ernährung vorhanden, so kann es zu einem Anstieg des Homocysteins kommen. Als Ursachen werden diskutiert:

- Alkohol, Kaffee, Medikamente (siehe Kap. 3.8, Kap. 3.9)
- Postmenopause und zunehmendes Alter
- Krebserkrankungen, Schilddrüsenfehlfunktion, Diabetes, Psoriasis, Niereninsuffizienz

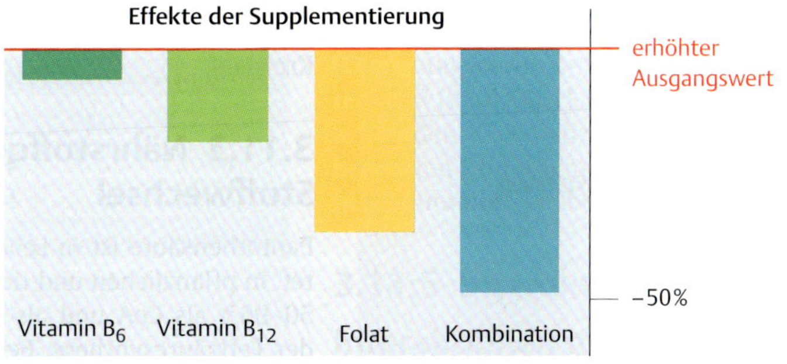

Abb. 3.3 Reduktion erhöhter Homocysteinwerte im Blut nach Supplementierung mit Einzelvitaminen bzw. Kombination. Homocystein entsteht bei der Übertragung von Methylgruppen aus Methionin. Zur Regenerierung wird es in einem Vitamin-B_{12}-abhängigen Schritt (Homocystein-Methyltransferase) remethyliert, wobei 5-Methyl-Tetrahydrofolsäure (5-Methyl-THF oder H3C-PteGLU) als Methylgruppendonator fungiert. Eine weitere Möglichkeit der Homocysteinelimination besteht im Umbau zu Cystein – hier ist Pyridoxalphosphat Koenzym der Cystathioninsynthase. Ein Mangel an Vitamin B_{12}, Vitamin B_6 und Folsäure – theoretisch bereits an einem dieser Vitamine – äußert sich in erhöhten Blut-Homocystein-Spiegeln. Finden sich erhöhte Blutwerte, so lassen sich diese durch Supplementation der Vitamine berichtigen: Wie in der Theorie zu erwarten, ist die Kombination aller drei Vitamine am wirksamsten. Die Versorgung mit Folsäure scheint für den Homocysteinmetabolismus wichtiger zu sein als B_{12} bzw. B_6 (Quelle: [73]).

Hyperhomocysteinämie wird mit einem erhöhten Risiko für kardiovaskuläre und neurodegenerative Erkrankungen in Zusammenhang gebracht.

▶ **Kardiovaskuläre Erkrankung (CVD).** Der kausale Bezug von erhöhtem Homocystein-Plasmaspiegel und Risiko für kardiovaskuläre Erkrankung (CVD) beruht auf der Beobachtung der erblichen Form der schweren Hyperhomocysteinämie. Unbehandelt führt diese bei 50 % der Betroffenen bereits vor dem 30 Lebensjahr zu kardiovaskulären Ereignissen. Auch bei den alimentären bzw. Lifestyle-Faktoren der Hyperhomocysteinämie lässt sich ein Bezug zur CVD herstellen [449]. Die Supplementierung von B-Vitaminen, die zu einer Erniedrigung des Homocysteins führt, zeigt jedoch keinen Einfluss auf Indikatoren der CVD, wie endotheliale Dysfunktion oder Hyperkoagulopathie [223]. Auch Interventionsstudien bei Patienten mit fortgeschrittener CVD zeigten keine wirklichen Erfolge [453]. Die Analyse zweier großer Beobachtungsstudien (MESA, NHANES III) [683] ergibt einen naheliegenden Ansatz: Die Reduktion erhöhter Homocysteinwerte führt dann zu einer Risikoreduktion, wenn sie zu einem Zeitpunkt erfolgt, in dem ein intermediäres Risiko (gemäß Framingham Risk Score) besteht. In diesem Fall können eine Supplementierung und die damit verbundene Kontrolle des Homocysteinwertes sinnvoll sein. Es handelt sich dann am ehesten um eine Primärprävention und nicht wie bei fortgeschrittener CVD um einen Ansatz der Tertiärprävention [450].

▶ **Neurologische Erkrankungen.** Bei milden Kognitionsstörungen (MCI) und Demenzerkrankungen werden erhöhte Homocysteinspiegel gefunden. Supplementierung mit Folsäure und/oder Vitamin B_{12}/Vitamin B_6 führt zur Erniedrigung der Homocysteinwerte, zur Verbesserung der kognitiven Leistung [485] bzw. zu einer Minderung der Progredienz der Erkrankung [87]. Andere Studien konnten dies nicht bestätigen [567]. Inwieweit das Fortschreiten der Erkrankung durch eine Supplementierung, beginnend mit MCI, verzögert werden kann, ist noch offen. Im Zweifelsfall kann eine Supplementierung als Maßnahme ohne Nebenwirkungen empfohlen werden [27]. Im Zusammenhang mit anderen neurologischen Erkrankungen, wie Morbus Parkinson oder multipler Sklerose werden ebenfalls erhöhte Homocysteinwerte als Indikatoren diskutiert. Hier ist die Datenlage zum jetzigen Zeitpunkt noch so inkonsistent, dass eine kausale Beziehung nicht hergestellt werden kann und folglich die Empfehlung einer therapeutischen Intervention mit dem Ziel der Senkung der erhöhten Homocysteinwerte zurzeit nicht erfolgt.

Tab. 3.41 Genetische Ursachen für Pantothensäure-Defizite.

Störung	Pathomechanismus	Symptomatik/Therapie
Pantothenat-assoziierte Neurodegeneration (Hallervorden-Spatz-Syndrom); Mutation des Panthotensäurekinase-Gens (PANK2); autosomal rezessiv	fehlende oder nur marginale Pantothensäurekinase-Aktivität mit Anreicherung von Cystin und Eisen in den Basalganglien	juvenile, meist rasch und tödlich verlaufende Form sowie adulte Form; MRT zeigt typische Veränderungen.

3.11.8 Gesundheit und Prävention

Lipidsenkung

Ein Derivat der Pantothensäure, das Pantethein (die funktionelle Komponente des CoA) soll einen cholesterinsenkenden Effekt haben. Besonders bei Hämodialyse-Patienten könnte Pantethein wegen der geringen Nebenwirkungen eine Alternative zu den klassischen Lipidsenkern sein.

Wundheilung

Pantothensäure wird immer wieder als Vitamin zur Verbesserung der Wundheilung empfohlen. Allerdings fehlt bis heute der Nachweis, dass dies tatsächlich so ist. In einer klinischen Studie, in der 1 g Vitamin C und 200 mg Pantothensäure zur Wundheilung nach Tattoo-Entfernung eingesetzt wurden, zeigte sich kein Vorteil [682].

3.11.9 Therapie

Indikationen zur Substitution

In den 1950er Jahren wurde Pantothensäure bei verschiedenen Hauterkrankungen eingesetzt. Den Ruf als „Hautvitamin" hat die Pantothensäure bis heute behalten, obgleich belastbare Daten fehlen.

Kontraindikationen und Nebenwirkungen

Keine bekannt.

3.11.10 Toxikologie

Selbst bei Dosierungen von 10–15 g/Tag zeigen sich keine wirklichen Nebenwirkungen. In Einzelfällen wird über Durchfall und gastrointestinale Beschwerden berichtet.

4 Minerale, Jod und Selen

4.1 Minerale – eine kurze Übersicht

Viele Minerale spielen bei der Hormonsynthese und im Stoffwechsel eine große Rolle (► Tab. 4.1).

Tab. 4.1 Minerale im Überblick.

Element	Funktion	Mangel	Nährstoffquelle	Risikogruppe
Eisen	Sauerstofftransport, Aminosäurestoffwechsel, Hormonsynthese, Antioxidans	Anämie, Müdigkeit	Leber, Fleisch, Nüsse	Veganer, Vegetarier, Schwangere
Zink	Stoffwechsel vieler Nahrungsbestandteile, Proliferation, Differenzierung	Wundheilungsstörung, Durchfälle, Infektlabilität, Wachstumsstörung	Fleisch, Leber	Veganer, Vegetarier, Kleinkinder
Jod	Hormonsynthese	Kropf	marine Lebensmittel, angereichertes Salz	starke Salzreduktion
Selen	Hormonsynthese, antioxidativer Kofaktor	kardiale Myopathie, Myalgie, Wachstumsstörung	Fleisch, Fisch, Nüsse	Veganer
Kalzium	Knochenaufbau, Gerinnungssystem	Osteoporose	Milch, Milchprodukte, Gemüse	Veganer, Leistungssportler, Genetik

II

4.2 Eisen

Das Wichtigste in Kürze

Funktion
Transport und Speicherung von Sauerstoff, Elektronentransport, Redoxsystem

Nährstoffquellen
Häm-Eisen aus tierischen, Non-Häm-Eisen aus pflanzlichen Lebensmitteln

Referenzbereich und UL
15 mg; UL 40 mg

Risikogruppen
Prämenopausale Frauen, Schwangere, Stillende, Vegetarier, Veganer

Interaktionen
Eisenspeicherkrankheiten

Mangel
- marginal: Müdigkeit, Infektlabilität, geringes Geburtsgewicht, Frühgeburten
- manifest: Eisenmangelanämie

Therapie
Oral; i. m.

Toxikologie
Akut toxisch 10–60 mg/kg KG

4.2.1 Funktion

Eisen (Fe, 1 µmol = ca. 56 µg) ist für nahezu alle lebenden Organismen ein essenzieller Nährstoff. Der Gesamtkörperbestand beträgt 2,5–4g; wichtigste Speicherorgane sind Leber, Milz, Darmschleimhaut und Knochenmark. Mehr als zwei Drittel des Bestandes befinden sich in der aktiven Arbeitsphase als Bestandteil des Hämoglobins. Die Serumkonzentration beträgt für Frauen 11–25 µmol/l, für Männer 12–30 µmol/l.

Der Metabolismus des Eisens stellt ein komplexes Zusammenspiel zwischen intra- und extrazellulären Proteinen dar. Damit wird erreicht, dass trotz minimalem Angebot, schlechter Verfügbarkeit, relativ kleinen Speichern, aber großen täglichen Umsatzraten auch unter Extrembedingungen lange Zeit der Bedarf gesichert werden kann (▶ Abb. 4.1). Mit der Nahrung werden pro Tag ca. 10–15 mg Fe zugeführt, die durch geringe Sekretion via Galle ergänzt werden. Resorbiert werden nur ca. 0,5–2 mg, die im Serum als Fe-Transferrin zirkulieren. In dieser Form wird Eisen auch aus den Speichern, v. a. der Leber, aufgenommen. Auf diese Art werden pro Tag ca. 20–25 mg Eisen im Serum transportiert. Trotzdem ist das Serumtransferrin normalerweise nur zu etwa einem Drittel mit Fe^{3+} gesättigt, sodass für überschüssig aufgenommenes oder aus einem Zellabbau stammendes Fe eine große Eisenbindungskapazität zur Verfügung steht. Steigt Hepcidin als Folge einer Eisenüberladung oder durch chronische Entzündung an, so wird die Eisenabsorption ebenso wie die Freisetzung aus den Speichern gehemmt.

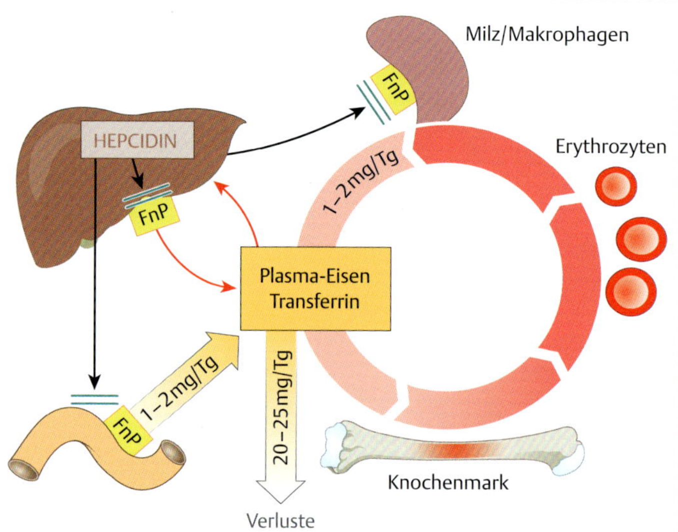

Abb. 4.1 Kontrolle der Eisenverteilung im Organismus. Regulation der Eisenverteilung und Wirkung durch Hepcidin und Ferroportin (Fpn: Eisenexporter). Eisen in Transferrin (blau), in Erythrozyten (rot). Hepcidin kontrolliert die Eisenverteilung, indem es die Endozytose oder Proteolyse des Ferroportins induziert (braun) [243].

4.2.2 Nährstoffquellen und Stoffwechsel

Die Eisenversorgung korreliert eng mit der Ernährungszusammensetzung. So liegt die Bioverfügbarkeit einer vegetarischen Kost zwischen 5–15 %, die einer Mischkost zwischen 14–15 % [322]. Von den täglich mit der Nahrung zugeführten 15–20 mg Eisen werden etwa 1–2 mg aufgenommen (▶ Tab. 4.3).

Besonderheiten in Versorgung und Verteilung

Eisen wird auf zwei unterschiedlichen Wegen aufgenommen. Einmal in Form des Häm-Eisens über einen Häm-Transporter oder als Fe(II) über den so genannten divalenten Kationentransporter (DMT). Eisen aus Pflanzen (Non-Häm-Eisen) ist dreiwertig (Fe(III)) und muss vor der Absorption erst zu Fe(II) reduziert werden. Dies erklärt unter anderem die schlechtere Bioverfügbarkeit.

Referenzbereich

Die empfohlene Zufuhr an Eisen pro Tag ist in ▶ Tab. 4.2 zusammengestellt.

Versorgung gemäß nationaler Verzehrstudie II (NVS II)

„Der Median der Eisenzufuhr liegt bei den Männern in allen Altersgruppen über der empfohlenen Eisenzufuhr. Für die Frauen gilt bis zum Alter von 50 Jahren mit 15 mg/Tag ein höherer Referenzwert als in den Altersgruppen darüber mit 10 mg/Tag. Die Eisenzufuhr verändert sich jedoch über die Altersgruppen hinweg nur gering. Dementsprechend liegt die mediane Eisenzufuhr bei den Frauen bis zum Alter von 50 Jahren deutlich unter dem empfohlenen Wert, bei den jungen Frauen bis zum Alter von 24 Jahren ist der Median sogar nur etwa halb so hoch wie die Empfehlung. Die Frauen im Alter von über 50 Jahren erreichen dagegen im Mittel (Median) die empfohlene Zufuhrmenge gut. Insgesamt er-

Tab. 4.2 Eisen – empfohlene Zufuhr pro Tag.

Altersgruppe	Eisen (mg/Tag)	
	m	w
Säuglinge[2]		
0 bis < 4 Monate[3,4]	0,5	0,5
4 bis < 12 Monate	8	8
Kinder		
1 bis < 4 Jahre	8	8
4 bis < 7 Jahre	8	8
7 bis < 10 Jahre	10	10
10 bis < 13 Jahre	12	15
13 bis < 15 Jahre	12	15
Jugendliche und Erwachsene		
15 bis < 19 Jahre	12	15
19 bis < 25 Jahre	10	15
25 bis < 51 Jahre	10	15
51 bis < 65 Jahre	10	10
65 Jahre und älter	10	10
Schwangere	–	30
Stillende[5]	–	20

[1] Nicht menstruierende Frauen, die nicht schwanger sind oder nicht stillen: 10 mg/Tag;
[2] ausgenommen unreif Geborene;
[3] Schätzwert;
[4] Ein Eisenbedarf besteht infolge der dem Neugeborenen von der Plazenta als Hb-Eisen mitgegebenen Eisenmenge erst ab dem 4. Monat;
[5] Gilt für stillende und nicht stillende Frauen nach der Geburt zum Ausgleich der Verluste während der Schwangerschaft

II

reichen 14 % der Männer und 58 % der Frauen die empfohlene tägliche Zufuhr für Eisen nicht. Bis zum Alter von 50 Jahren sind hiervon über 75 % der Frauen betroffen. In den Altersgruppen darüber sinkt dieser Anteil auf 24 % (51–64 Jahre) bzw. 36 % (65–80 Jahre) ab.“ [458]

Bioverfügbarkeit

Die Tatsache, dass die Eisenversorgung weltweit ein besonders Problem darstellt und viel zu oft übersehen wird, liegt auch daran, dass zu häufig nur die Zufuhrseite ermittelt wird und die bei Eisen besonders problematische Bioverfügbarkeit (▶ Tab. 4.3) unberücksichtigt bleibt.

Die verschiedenen Faktoren, die die Bioverfügbarkeit des Eisens beeinflussen, tragen ganz wesentlich zur Versorgung, aber auch zu den Unsicherheiten einer adäquaten Versorgung bei. Neben physiologische Faktoren gibt es Nahrungsbestandteile, die einen wichtigen Einfluss ausüben.

Die Menge an Eisen, die vom Darm aufgenommen werden kann, hängt von zwei grundlegenden Faktoren ab:

- **Gesamtmenge und Form des zugeführten Eisens**
  Nahrung: Hier muss zwischen Häm-Eisen und Non-Häm-Eisen unterschieden werden. Während Häm-Eisen (gebunden in Hämoglobin bzw. Myoglobin aus tierischen Quellen) direkt über einen Häm-Eisen-Transporter aufgenommen werden kann, muss beim Non-Häm-Eisen Fe^{3+} erst zu Fe^{2+} reduziert werden.
- **individueller Eisenstatus**
  Im Wesentlichen wird durch den Eisenstatus die Non-Häm-Eisenabsorption beeinflusst. Je besser der Status, desto weniger wird absorbiert.

Die mittlere Bioverfügbarkeit bei einer gemischten Kost wurde mit 14–18 % berechnet. Bei einer vegetarischen Kost liegt die Bioverfügbarkeit bei 5–12 % [321].

Einfluss von Nahrungsbestandteilen auf die Eisenabsorption

Je nach Zusammensetzung der Ernährung ist die Bioverfügbarkeit von Eisen unterschiedlich. Die WHO unterscheidet daher unterschiedliche Bio-

Tab. 4.3 Eisen – Quellen und Bioverfügbarkeit.

typische Nahrung	vorherrschende Eisenform	typ. Verzehrmenge	Eisenmenge gesamt (mg)	bioverfügbares Eisen*	
				mg (geschätzt)	%
Hühnerleber	Häm	85g	7,2	0,81	11
Austern	Häm		5,63	0,63	11
Rinderleber	Häm	85g	5,34	0,6	11
Rinderbraten	Häm	85g	3,22	0,48	15
Lammlende	Häm	85g	2,07	0,31	15
Thunfisch	Häm	85g	2,72	0,31	11
Shrimps	Häm	85g	2,63	0,3	11
schwarze Melasse	Non-Häm	Teelöffel	5,05	0,25	5
Frühstückscerealien	Non-Häm	halbe Tasse	4,5	0,23	5
Kartoffeln (mit Schale)	Non-Häm	1 mittelgroße	2,75	0,14	5
Kidneybohnen	Non-Häm	halbe Tasse	2,58	0,13	5
Tofu	Non-Häm	80g	2,3	0,12	5

* Verfügbares Eisen bei 500 mg Eisenspeicher = Anteil Hämeisen (mg) × 23 % + Anteil Nicht-Häm-Eisen (mg) × 5 %
Ein durchschnittlicher Anteil Häm-Eisen (mg) von 55 % wurde bei Rind und Lamm, 35 % bei Leber, Fisch und Meeresfrüchten angewendet [54].

verfügbarkeiten: Die höchste (15 %) bei einer gemischten Kost mit Fleisch und viel Vitamin C, die niedrigste (5 %) bei einer vorwiegend aus Getreide, Wurzeln und Knollen bestehenden Ernährung. Grundlage dafür ist das Vorkommen hemmender wie fördernder Bestandteile in der Nahrung.

▸ **Hemmende Nahrungsbestandteile.** Phytinsäure, die besonders in Getreide und Leguminosen vorkommt, kann durch Komplexbildung je nach vorhandener Menge die Non-Häm-Eisenabsorption mehr oder weniger stark beeinträchtigen. Bei Sojabohnen ist es jedoch nicht nur der Anteil an Phytinsäure, sondern auch das Sojaprotein, welches die Eisenabsorption einschränkt.

Polyphenole (besonders aus schwarzem Tee, Kräutertee und Wein) können die Non-Häm-Eisenabsorption ebenfalls konzentrationsabhängig hemmen. Gleiches gilt für Tannine. Alle diese Substanzen bilden unlösliche Komplexe mit Eisen, sodass dieses nicht mehr aufgenommen werden kann.

Weitere Hemmstoffe der Absorption sind Eigelb (Phosvitin), Ballaststoffe, Phosphate und Sojaproteine.

▸ **Fördernde Nahrungsbestandteile.** Vitamin C kann die Absorption von Häm- wie Non-Häm-Eisen auch in Anwesenheit der Hemmstoffe steigern. Ursache ist die reduzierende Wirkung des Vitamin C auf Fe^{3+} zu Fe^{2+}, welches besser absorbiert wird. Ebenso kann Vitamin C, aber auch Citrat, als Chelatbildner das Eisen im sauren Milieu in Lösung halten.

Muskeleiweiß kann die Absorption des Non-Häm-Eisens aus pflanzlichen Lebensmitteln steigern. Dabei sind in dieser Wirkung 30 g Eiweiß äquivalent zu 25 mg Vitamin C. Was genau die Steigerung der Bioverfügbarkeit bewirkt, ist noch nicht ausreichend bekannt.

Weitere fördernde Nahrungsbestandteile sind Aminosäuren (Histidin, Cystein), Hydrochlorsäure, organische Säuren und Zucker.

Bioverfügbarkeit unterschiedlicher galenischer Formulierungen

Galenische Formulierungen haben eine unterschiedliche Bioverfügbarkeit (▸ Tab. 4.4) [491].

4.2.3 Risikogruppen

Hierzu zählen Kinder zwischen sechs Monaten und vier Jahren, Jugendliche in der Wachstumsphase, menstruierende Frauen und Schwangere. Auch Vegetarier bzw. Veganer und Leistungssportler können betroffen sein. Kritisch sind auch intestinale Blutverluste, Zöliakie, eine Helicobacter-pylori-Infektion oder ein Magen-Bypass.

Tab. 4.4 Galenische Formulierungen – Bioverfügbarkeit.

Quelle	Eisengehalt (%)	relative Bioverfügbarkeit (%)
wasserlöslich		
Eisen(II)-sulfat	20	100
Eisen(II)-glukonat	12	89
Eisen(II)-laktat	19	100
langsam löslich		
Eisen(III)-zitrat	17	31
Eisen(III)-sulfat	22	34
schwach löslich		
Eisen(II)-fumurat	33	100
Eisen(II)-zitrat	24	74
nahezu unlöslich		
Eisen(III)-orthophosphat	25	31
elementares Eisen	97	13–90

4.2.4 Interaktionen

Interaktionen mit Medikamenten

Eisenabsorption findet im Duodenum statt; folglich können Medikamente, die am Duodenum wirksam sind und entweder die Enterozyten direkt angreifen oder das saure Milieu ändern, welches für eine optimale Eisenbioverfügbarkeit essenziell ist, die Absorption beeinflussen. Dazu zählen Medikamente, die bei Magen- oder Duodenalulzera gegeben werden (Prevacid, Prilosec). Auch Antibiotika, die mit Eisen Komplexe bilden können (Tetracycline, Doxocyclin) oder Medikamente, die Einfluss auf den enterohepatischen Kreislauf des Eisens haben (Cholestyramin), können die Eisenversorgung gefährden. Eisensupplemente können die Bioverfügbarkeit von Levodopa (Antiparkinson) und Levothyroxin (bei Hypothyreose) senken.

Magensäure ist für die effektive Eisenabsorption notwendig. Protonenpumpeninhibitoren hemmen die Magensäureproduktion und können so zu einer Anämie führen [617].

Interaktionen mit Lebensmitteln

Abgesehen von den Einflüssen verschiedener Lebensmittel auf die Bioverfügbarkeit bestehen weitere Interaktionen:

- Vitamin-A-Defizite können die Symptome einer Eisenmangelanämie verstärken (siehe auch Kap. 2.1)
- Kupferdefizite haben einen negativen Einfluss auf den Eisentransport zum Knochenmark. Die Folge ist eine eingeschränkte Erythropoese.
- Zinksupplemente in hoher Dosis haben einen negativen Einfluss auf die Bioverfügbarkeit.
- Kalzium kann die Bioverfügbarkeit von Eisen einschränken.

4.2.5 Analytik

Diagnostische Kriterien des Eisenmangels [54] sind in ► Tab. 4.5 zusammengestellt.

Je nach Labor können die Grenzwerte schwanken. Hierbei gilt zu berücksichtigen, dass z. B. die Normalwerte des Serumferritins der einzelnen Labors auf den Gesunden bezogen werden. Im Falle einer Erkrankung (z. B. chronische Entzündung, Niereninsuffizienz oder Krebs) kann Ferritin als Akute-Phase-Protein trotz Eisenmangels erhöht sein. Transferrin dagegen sinkt bei diesen Erkrankungen oft ab. Es empfiehlt sich also eine Anämie genau abzuklären (siehe Kap. 4.2.10).

Bei der Diagnose einer Anämie sollten grundsätzlich Hb, Blutbild (einschließlich Retikulozyten), Eisenspeicher (Serum-Ferritin), Eisenverfügbarkeit (Transferrin-Sättigung) wie auch der Grad der Entzündung (CRP) bestimmt werden.

Tab. 4.5 Eisenmangel – Nachweismethoden.

Parameter	Eisenüberschuss	normal	Eisenmangel	Eisenmangel Erythropoese	Eisenmangelanämie
Erythrozytenmorphologie	normal	normal	normal	normal	mikrozytär/hypochrom
Hämoglobin (g/dl)		> 12,0	> 12,0	> 12,0	< 12,0
Hämatokrit (% PCV)		> 36	> 36	> 36	< 36
Plasmaeisen (µg/dl)	> 175	115 ± 50	115	< 60	< 40
RBC Protoporphyrin (µg/dl)	30	30	30	100	200
RE Mark Eisen	4 +	2–3 +	0–1 +	0	0
Sideroblasten	40–60	40–60	40–60	< 10	< 10
TIBC (µg/dl)	< 300	330 ± 30	360	390	410
Tf-Sättigung (%)	> 60	35 ± 15	20	< 15	< 15
Plasmaferritin (µg/l)	> 300	100 ± 60	20	10	< 10
TfR relativer Wert		1	1,5	3	3–4
TfR		5,36 ± 0,82			13,9 ± 4,6

4.2.6 Mangel/Unterversorgung

Eisenmangel

Man unterscheidet absoluten Eisenmangel (entleerte Eisenspeicher, ► Tab. 4.6) und funktionellen Eisenmangel (Störung der Mobilisation). Weltweit wird die Zahl der Menschen, die unter Eisenmangel leiden, auf mehr als 1,5 Milliarden geschätzt. Die Ursache ist eine unzureichende Zufuhr v. a. aus pflanzlichen Quellen, sowie bei Frauen die Menstruation.

Symptome

- Anämie
- Dysphagie, Geschmacksstörungen, Glossitis
- Thermoregulationsstörung
- Störungen des Immunsystems
- beeinträchtigte mentale Funktion, Lernstörung
- allgemeine und körperliche Schwäche, Fatigue
- Koilonichie (Einsenkung der Nagelplatte)
- Enteropathie
- Tachyarrythmie
- gesteigerte Insulinempfindlichkeit
- gesteigerte Absorption von Cadmium und Blei
- Frühgeburt und niedriges Geburtsgewicht
- kognitive Entwicklungsstörungen bei Neugeborenen

Die mikrozytäre Eisenmangelanämie ist gekennzeichnet durch eine niedrige Serum-Transferrinsättigung (< 15 %), eine niedrige Serum-Ferritinkonzentration (< 15 µg/l) und einen erhöhten Wert des löslichen Transferrinrezeptors (sTfR) (> 6 mg/dl). Der manifesten Anämie gehen Stadien voraus, in denen lediglich das Serum-Ferritin leicht erniedrigt und der sTfR leicht erhöht ist.

Bei den funktionellen Anämien können die Serum-Ferritinwerte bis zu 300 ng/ml betragen und die Transferrinsättigung kann unter 20 % liegen.

Tab. 4.6 Stadien des absoluten Eisenmangels.

Stadium	Zeichen
1	Erniedrigung des Serum-Ferritins < 20 ng/ml
2	Serum-Eisen < 50 µg/dl; Transferrinsättigung < 16 %
3	Anämie mit normalen Erythrozyten und Indizes
4	Mikrozytose und beginnende Hypochromie
5	Eisenmangel in Speicherorganen mit funktionellen Konsequenzen

Eisenrefraktäre Anämien

Neben der klassischen Eisenmangelanämie gibt es die so genannten unbekannt refraktären Formen, die verschiedene Ursachen haben können (Zöliakie, Autoimmungastritis und Helicobacter-pylori-Infektionen). Entsprechend sollte bei diesen Formen eine Abklärung erfolgen. Bei Männern und Frauen in der Postmenopause sollte auf jeden Fall eine genaue Untersuchung des Gastrointestinaltraktes erfolgen.

Genetische Ursachen

Eine Mutation des Hepcidin-Gens führt zu Störungen des Eisenstoffwechsels der so genannten **hereditären Hämochromatose**. Diese betrifft einen von 150 Nordeuropäern, ist also nicht selten. Durch die verringerte Hepcidin-Expression ist die Eisenaufnahme mehr oder weniger stark gesteigert. Die Folge ist die Eisenüberladung der Speicher, was letztlich erhebliche Gewebeschäden von Leber, Herz sowie endokrinen Drüsen zur Folge hat. Wachstum und Entwicklung sind ebenso beeinträchtigt und es kommt häufig zu Diabetes sowohl im jugendlichen wie erwachsenen Alter.

Eine seltene genetische Form ist das **hereditäre eisenrefraktäre Eisenmangel-Syndrom**. Die Mutation liegt am Gen für die Expression der Matriptase-2 (MT-2), die für den Abbau des Hepcidins wesentliche Bedeutung hat. Die Folge sind hohe Hepcidinspiegel, sodass die Kontrolle der Eisenversorgung über die verschiedenen Speicher bei Schwankungen der alimentären Zufuhr nicht möglich ist. Serum-Eisen ist niedrig, Transferrin ist gesättigt. Im Unterschied zum alimentären Eisenmangel ist bei den Betroffenen das Serum-Ferritin hoch bis übermäßig hoch. Besonders im Kindesalter, wenn der Eisenbedarf hoch ist, muss eine orale oder auch parenterale Zufuhr erfolgen. Allerdings ist die Therapie nicht immer erfolgreich.

Das **Plummer-Vinson-Syndrom** stellt eine genetische Prädisposition dar, die durch Eisenmangel ausgelöst wird. Es bilden sich Mundwinkelrhagaden, Schluckstörungen, Schleimhautschäden und brüchige Nägel. Bei den Betroffenen besteht ein hohes Risiko für Plattenepithelkarzinome des Ösophagus.

4.2.7 Gesundheit und Prävention

Einige Erkrankungen werden im Zusammenhang mit chronischer Eisenüberladung diskutiert.

Koronare Herzkrankheit

Metaanalysen bestätigen keine Beziehung zwischen Inzidenz und Eisenstatus.

Krebs

Hohe Eisenzufuhr mit der Ernährung als Häm-Eisen aus rotem Fleisch wird mit einem gesteigerten Risiko für Dickdarmkrebs in Verbindung gebracht [512], [107].

Eine Neubewertung der EPIC Cohorte (2013) kommt in Bezug auf Krebsrisiko und Fleischverzehr zu folgendem Ergebnis: Bei einem Verzehr von rotem Fleisch und Fleischprodukten von mehr als 160 g/Tag zeigt sich eine Zunahme der Mortalität an kolorektalem Krebs sowie kardiovaskulären Erkrankungen im Vergleich zu einem Verzehr von rotem Fleisch zwischen 10-20 g/Tag. Diese höhere Mortalität galt aber nur für Fleischprodukte bei einer täglichen Menge von > 50 g und nicht für Fleisch selbst. Das niedrigste Risiko liegt für Fleischprodukte bei 20 g/Tag. Folglich könnte eine Empfehlung zur Reduktion der bearbeiteten Fleischwaren in Deutschland nur für Männer gegeben werden, da der tägliche Verzehr von bearbeitetem Fleisch bei Frauen bereits bei 30 g liegt [580]. Der Verzehr von Fleisch und Fleischprodukten liegt bei Frauen bereits jetzt in dem Bereich (ca. 600 g/Woche), der von der DGE als Maßstab eines vertretbaren Verzehrs angesetzt wird. Die weitere Reduktion des Fleischverzehrs (Fleisch als wichtige Eisenquelle) vor allem bei Frauen würde das Risiko für eine Eisenmangelanämie erhöhen. Dies gilt ganz besonders für Schwangere. Etwa 25 % aller Schwangeren in Europa haben einen Eisenmangel. Die tägliche Zufuhr liegt in Europa lediglich bei 60 % des EAR für Schwangere [91]. Eine Schwangerschaft führt zu einem Nettoverlust von 600-700 mg Eisen, was besonders bei bereits bestehender Unterversorgung kritisch werden kann [105]. Bei Kleinkindern führt die gesteigerte Blutbildung zu einer ausgeprägten Zunahme des Eisenbedarfs, der mit 7 mg/Tag den eines Erwachsenen (6 mg/Tag) übersteigt. Ist die mütterliche Eisenversorgung unzureichend, so begünstigt dies Frühgeburten und ein niedriges Geburtsgewicht. In beiden Fällen sind die Eisenspeicher gering und gefährden damit die Entwicklung des Kindes [138].

Diabetes und metabolisches Syndrom

Daten aus Beobachtungsstudien ergeben eine Beziehung zwischen der Höhe des Ferritins und dem Risiko für Diabetes und metabolischem Syndrom. Auch Patienten mit hereditärer Hämochromatose (HH) und Eisenüberladung haben ein erhöhtes Risiko für Diabetes.

Schwangerschaft/Stillzeit

Komplikationen während der Schwangerschaft: siehe Kap. 8.1. Die amerikanische Gesellschaft für Pädiatrie [44] empfiehlt für gestillte Kinder 1 mg Eisen/kgKG/Tag vom 4. Monat bis zur Umstellung auf eisenhaltige Beikost. Bei Frühgeborenen werden 2 mg/kgKG/Tag vom 1.–12. Monat empfohlen.

4.2.8 Therapie

Kontraindikationen und Nebenwirkungen

- hereditäre Hämochromatose (HH) mit Eisenakkumulation:
  Wegen des hohen Risikos für Leberzirrhose ist hier eine Eisengabe unbedingt zu vermeiden.
- hereditäre Anämien (sideroblastische Aämie, Pyruvatkinase-Mangel, Thalassaemia major), die nicht auf einen Eisenmangel zurückzuführen sind:
  Patienten mit hereditärer Sphärozytose oder Thalassaemia minor haben nicht unbedingt eine Eisenüberladung. Wird diese Form der Anämie nicht erkannt und als Eisenmangelanämie behandelt, droht eine Eisenüberladung.

Das Problem beider Erkrankungen besteht darin, dass die Dunkelziffer der Erkrankten recht hoch ist.

Männer über 50 Jahre und ältere Menschen, bei denen ein Mangel eher selten ist, sollten zur Vermeidung einer Überladung nur nach ärztlicher Prüfung ein Eisenpräparat einnehmen. Inzwischen gibt es Multivitamin-/Mineralsupplemente für Männer über 50 Jahre, die kein oder wenig Eisen enthalten.

Die Supplementierung von Eisen bei Kindern und Heranwachsenden kann bei ausreichendem Eisenstatus die Infektlabilität erhöhen.

4.2.9 Toxikologie

Eisen wird intrazellulär als Ferritin gespeichert, bei Überladung als Hämosiderin. Dieses kommt v. a. in Makrophagen vor und gibt den Häm-Atomen ihr typisches blaues Aussehen. Bei Eisenüberladung ist die Transferrin-Bindungskapazität des Eisens überschritten und es kommt zum Auftreten von nicht transferringebundenem Eisen im Blut, welches sich hochreaktiv zeigt.

Die Einnahme von 10–60 mg/kgKG können bereits ernsthafte Nebenwirkungen haben. Die letale Dosis elementaren Eisens liegt bei 200–250 mg/kg KG. Eine versehentliche Überdosis (häufige Ursache für schwere Vergiftungen im Kindesalter) stellt einen Notfall dar. Die akute Vergiftung verläuft in vier Stadien:

- 1–6 Stunden nach Aufnahme: Übelkeit, Erbrechen, Bauchschmerzen, Lethargie, Tachykardie, Hypotonie, Fieber, Atembeschwerden, Bewusstseinsverlust
- Falls nicht letal, können die Symptome bis zu 24 Stunden anhalten
- 12–48 Stunden nach den ersten Symptomen können erneut Beschwerden auftreten, die auf eine Intoxikation von Organsystemen hinweisen: kardiovaskuläre Effekte, Leber, Niere, blutbildendes System, ZNS
- Langzeitschäden von ZNS, Leber (Zirrhose) und Magen können sich 2–6 Wochen nach Einnahme entwickeln.

Bei täglicher Einnahme von Eisensupplementen stehen gastrointestinale Beschwerden (Bauchschmerzen, Verstopfung oder Durchfälle und Übelkeit) im Vordergrund. Werden die Supplemente zusammen mit der Nahrung aufgenommen, sind die Beschwerden meist geringer.

4.2.10 Anämie

Mehr als 1,5 Milliarden Menschen – so die Schätzungen der WHO – haben eine Eisenmangelanämie [58]. Die WHO geht davon aus, dass weltweit 42 % der schwangeren Frauen und 30 % der nicht schwangeren im Alter von 15–50 Jahren sowie 47 % der Kinder (0–5 Jahre) und 12,7 % der Männer (> 15 Jahre) anämisch sind. Die Hälfte dieser Anämie ist durch eine inadäquate Eisenzufuhr zu erklären. Die andere Hälfte ist auf unterschiedliche Ursachen zurückzuführen, die gerade im klinischen Alltag eine wichtige Rolle spielen.

Ursachen

Eisenmangelanämie (absoluter Eisenmangel)

Hierbei handelt es sich um die häufigste Form. Sie wird hervorgerufen durch unzureichende Zufuhr oder Aufnahme des Eisens aus der Nahrung. Eisenwerte im Blut sind erniedrigt, die Körperspeicher entleert.

Anämie bei chronischen Erkrankungen (funktioneller Eisenmangel)

Diese zweithäufigste Form der Anämie, auch inflammatorische Anämie bzw. Anemia of chronic Disease (ACD) genannt, ist durch die Wirkung des Immunsystems zu erklären. Es kommt zu einer Störung der Eisenhomöostase.

Erhöhung der Zytokine und dadurch verstärkte Hepcidinbildung bewirken eine Eisenretention in den Makrophagen sowie Minderung der Bioverfügbarkeit und Hemmung der EPO-Wirkung. Niedrige Blutwerte trotz normaler oder auch hoher Eisenspeicher. Die ACD ist oft mild (Hb 8–9,5 g/dl) mit reduzierter Erythrozytenzahl und Erythropoese. Oft ist jedoch Ferritin erhöht.

Ferritin < 30 ng/ml und Transferrinsättigung < 10 % sprechen für einen absoluten Eisenmangel, Ferritin > 200 ng/ml und Transferrinsättigung < 15 % für einen funktionellen Eisenmangel.

Die Entdeckung des Hepcidins als Akute-Phase-Protein hat zum Verständnis der Ursachen der ACD beigetragen. Die Expression des Hepcidins wird durch Lipopolysaccharide und Interleukin 6 induziert und durch TNF-α gehemmt.

Hepcidin reguliert die adaptiven Prozesse der Eisenaufnahme in Beziehung zum Eisenstatus. Bei Eisenmangel nehmen die Absorption und die Freisetzung von Eisen aus Makophagen zu, bis sich der Status normalisiert hat. Dann erfolgt wieder eine Hemmung der Absorption und Freisetzung aus Makrophagen. Hepcidin reguliert die Funktion des Ferroportin (Eisen-Exportprotein) an Dünndarm und Makrophagen, indem es dieses Protein in der Membran abbaut. Im absoluten Eisenmangel ist Hepcidin im Blut verringert (Folge: bessere Aufnahme und Freisetzung); bei einem funktionellen Eisenmangel kommt es zu einem starken Anstieg des Hepcidins, mit der Folge einer Störung der Aufnahme und Freisetzung. Dieser Zustand wird auch als inflammatorischer Block bezeichnet.

Gegensatz zur IDA, die meist mikrozytär und hypochrom ist. ACD führt nur zu einer moderaten Hb-Erniedrigung (8–9,5 g/dl), bei gleichzeitig erniedrigter Retikulozytenzahl als Zeichen einer geringen Bildung der Erythrozyten.

Differenzialdiagnose ACD/IDA

ACD und IDA lassen sich anhand verschiedener Parameter (▶ Tab. 4.8) bzw. eines Algorithmus (▶ Abb. 4.2) differenzieren.

Die Ferritinspiegel sind Indikator für die Größe der Eisenspeicher. Liegen diese unter 200 ng/l, so ist dies ein Hinweis auf einen Eisenmangel. Die Transferrinsättigung zeigt die Verfügbarkeit von Eisen an. Liegt die Sättigung unter 20 %, so zeigt dies einen Eisenmangel an.

Entzündungsvorgänge haben einen nicht zu vernachlässigenden Effekt auf die Biomarker des Eisenstatus (▶ Tab. 4.9) [665].

Die Beurteilung des Eisenstatus sollte die in ▶ Tab. 4.9 angegebenen Zeiten ebenso berücksichtigen wie die Effekte einer Entzündung. Je nach Entzündungsverlauf können die Werte in kurzer Zeit schwanken. Ferritin (Marker für die Eisenspeicher) ist ein so genannter Akute-Phase-Reaktant, welcher während Entzündungsvorgängen ansteigen kann. Transferrin ist dagegen ein negativer Akute-Phase-Reaktant, welcher als Folge der Entzündung abnehmen kann.

Tab. 4.8 Differenzialdiagnose ACD/IDA.

Parameter	ACD	IDA	beide
Eisen	reduziert	reduziert	reduziert
Transferrin	reduziert bis normal	gesteigert	reduziert
Transferrin Sättigung	reduziert	reduziert	reduziert
Serum-Ferritin	normal bis gesteigert	reduziert	reduziert bis normal
löslicher Transferrin-Rezeptor (sTR)	normal	gesteigert	normal bis gesteigert
sTR/log Ferritin	niedrig (< 1)	hoch (> 2)	hoch (> 2)
Zytokin-Spiegel	gesteigert	normal	gesteigert

ACD: inflammatorische Anämie; IDA: Eisenmangelanämie

Tab. 4.9 Entzündungsvorgänge und ihr Effekt auf die Biomarker des Eisenstatus.

Blut, Biomarker	Einfluss Entzündung		Mechanismus
	Geschwindigkeit	Verlauf	
Eisen	innerhalb 7 h	Abnahme um ca. 50 %	Hemmung der Eisenfreisetzung aus Makrophagen und Aufnahme von neu freigesetztem Apoferritin
Hb, Hk	langsam oder gar nicht	Abnahme 20–30 %	zu wenig Eisen, um alte Erys zu ersetzen. Hemmung der Erythropoese durch TNF und IFN-γ
ZPP*	langsam	Zunahme 4- bis 5-fach (ACD)	Abnahme der Hb-Bildung führt zu Zunahme des ZPP
Transferrin	schnell in 24 h	Abnahme 20–30 %	gesteigerte Vasodilatation und Kapillarpermeabilität
Transferrinrezeptor (TfR)	24 h	Abnahme 30–50 %	Hemmung Ery-Wachstum oder Hemmung TfR-Gen durch TNF und IFN-γ
Ferritin	8 h	Zunahme parallel zu CRP, 30–100 % und mehr	TNF, IFN-γ und IL-6 stimulieren Ferritinsynthese

*ZPP: Zink-Protoporphyrin

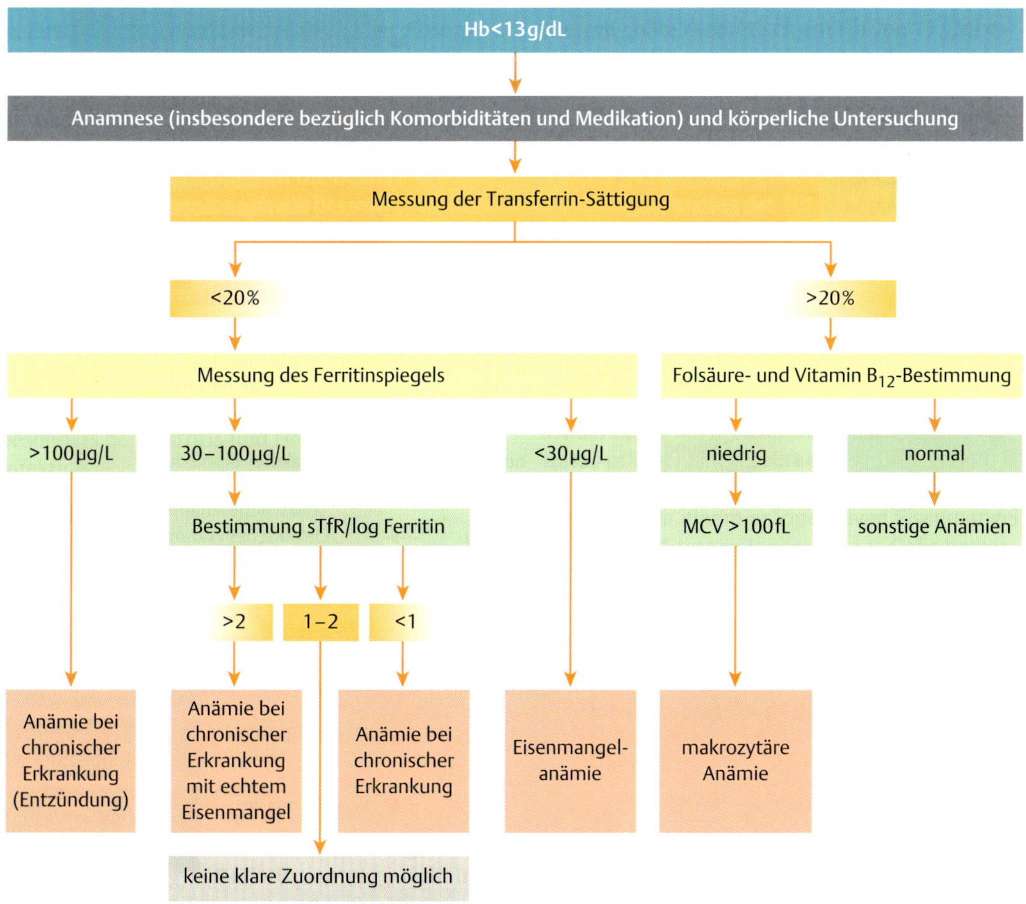

Abb. 4.2 Algorithmus zur Analyse einer Anämie. [709].

Neben dem biochemischen Ansatz kann auch eine morphologische Beurteilung (▶ Abb. 4.3) erfolgen [266]:

- **mikrozytär** (< 80 fL): meistens Eisenmangelanämie, aber auch Thalassämie, ACS und sideroblastische Anämie
- **makrozytär** (> 100 fL): häufigste Ursache Medikamente (Trimethoprim/Sulfamethoxazol) und Alkohol, myelodysplastisches Syndrom, Vitamin-B_{12}- oder Folsäuremangel
- **normozytär** (80–100 fL): Hämorrhagie, Hämolyse, ACD, Knochenmarkerkrankung

Therapie

Auf die Therapie mit Präparaten, die die Erythropoese stimulieren (EPO), soll hier nicht eingegangen werden. Deren Einsatz erfolgt bei Patienten unter Chemotherapie oder bei chronisch entzündlichen Nierenerkrankungen, bei denen eine eisenrefraktäre ACD besteht.

Die Therapie der ACD (ohne gleichzeitigen Eisenmangel) mit Eisen wird kontrovers diskutiert. Einerseits besteht kein wirklicher Eisenmangel, sondern eine Verteilungsstörung auf dem Boden der Grundkrankheit, andererseits ist Eisen ein wichtiger Nährstoff für das Wachstum von Mikroorganismen und kann die Immunreaktion einschränken. Durch die Hemmung von TNF-α kann

Tab. 4.13 Höchstwerte in der Zinkzufuhr pro Tag.

Altersgruppe	UL (mg/Tag)
0–6 Monate	4
7–12 Monate	5
1–3 Jahre	7
4–8 Jahre	12
9–13 Jahre	23
14–18 Jahre	34
19 bis > 50 Jahre	40
Schwangerschaft	40
Stillzeit	40

Versorgung gemäß nationaler Verzehrstudie II (NVS II)

„Der Median der Zinkzufuhr liegt in allen Altersgruppen über dem Referenzwert für die Zufuhr. 32% der Männer und 21% der Frauen erreichen die empfohlene tägliche Zufuhr von Zink nicht. Am höchsten sind die Anteile bei Männern im Alter von 65–80 Jahren (44%) sowie bei jungen Frauen im Alter von 14–18 Jahren (28%) und älteren Frauen im Alter von 65–80 Jahren (27%).“ [458]

4.3.3 Risikogruppen

Kinder und Jugendliche

Die wichtigste Risikogruppe sind Kinder und Jugendliche, die aufgrund des starken Wachstums mehr Zink benötigen. Auch bei alten Menschen finden sich Zinkdefizite, die im Rahmen einer allgemeinen Mangelernährung auftreten. Rezidivierende Infekte tragen zu einem erhöhten Zinkverbrauch bei.

Schwangerschaft und Stillzeit

Auch in Schwangerschaft und Stillzeit ist der Zinkbedarf erhöht. Besonders durch den hohen Zinkbedarf des Fetus können die Speicher der Mutter rasch entleert werden [132]. Der Zinkgehalt der Muttermilch nimmt in den ersten 2–3 Wochen des Stillens von etwa 4–5 mg/l auf 1 mg/l ab. Das bedeutet aber auch, dass die Versorgung des Kindes v. a. mit Beginn der Beikost beachtet werden sollte. Stillen reduziert die mütterlichen Zinkspeicher. Im Falle einer nächsten Schwangerschaft in kürzerem Abstand kann dies kritisch sein [396].

Alkoholkrankheit

Chronischer Alkoholkonsum reduziert die Bioverfügbarkeit und steigert die renale Elimination von Zink [366].

Ernährungsweise

Vegetarier, besonders Veganer, weisen ein hohes Risiko für eine Unterversorgung auf, da ihre wichtigste Zinkquelle, Getreide, durch seine hohen Phytatgehalte die Bioverfügbarkeit mindert (siehe Kap. 7) [320].

Bei **chronisch entzündlichen Darmerkrankungen, bakterieller Fehlbesiedlung** und nach **bariatrischer Chirurgie** werden Zinkdefizite beschrieben (siehe Kap. 11/12) [548].

4.3.4 Interaktionen

Interaktionen mit Medikamenten

Einige Chemotherapeutika und auch Aspirin können Chelatkomplexe mit Zink bilden und so die Absorption mindern. Penicillamin kann zu intrazellulären Chelatkomplexen führen und so die Zinkverluste steigern. Umgekehrt ist hierdurch auch die Zink-Bioverfügbarkeit reduziert. Gleiches gilt für Quinolen Antibiotika und Tetrazykline. Dies lässt sich verhindern, wenn die Antibiotika 2 h vor oder 6 h nach den Zinksupplementen genommen werden.

Interaktionen mit anderen Mikronährstoffen

Große Mengen Eisen (50 mg/Tag) können die Zinkabsorption reduzieren.

Wenn in der Schwangerschaft große Mengen Eisen supplementiert werden, kann es zu einer Unterversorgung mit Zink kommen [282]. Werden die Eisensupplemente zwischen den Mahlzeiten genommen, ist der Effekt auf die Zinkabsorption geringer. Hochdosierte Zinksupplemente können die Kupferabsorption hemmen. Folglich sind Zinksupplementen oft geringe Mengen an Kupfer zugesetzt.

Jugendliche, v. a. junge Frauen, die Kalzium als Supplement (1000 mg/Tag) zur Verbesserung der Knochendichte einnehmen und gleichzeitig eine phytinsäurereiche Kost (vegan) bevorzugen, können Zinkdefizite entwickeln.

4.3.5 Analytik

Trotz intensiver Bemühungen gibt es bisher keinen guten Indikator für einen Zinkmangel. Dies gilt ganz besonders für das marginale Defizit, welches am ehesten durch eine Analyse der Ernährung erfasst werden kann. Die Zinkkonzentration im Blut wird bis zum schweren Zinkmangel homöostatisch reguliert und erlaubt daher keine Aussage zum Zinkstatus. Vielmehr kann es im Zinkmangel zu einem Anstieg der Zinkkonzentration kommen. Ursache ist die Zinkfreisetzung aus absterbenden Zellen der Darmmukosa als Folge des Zinkdefizits. Auch die Aktivität einzelner Zinkenzyme ist bisher nicht für eine Statusbestimmung verwertbar. Zusammen mit der Analyse der Ernährung kann die Zinkanalyse jedoch hilfreich sein. Ist die Nahrung zinkarm (unterhalb EAR) oder aber sehr phytatreich, so ist ein Plasmawert < 65 µg/dl verdächtig. Die Analyse im Haar ist sehr unzuverlässig, da sie variabel und oft durch Haarpflegemittel kontaminiert ist.

4.3.6 Mangel/Unterversorgung

Zeichen für ein marginales Defizit

Die Symptome des marginalen Defizits entsprechen denjenigen des ausgeprägten Mangels, wenngleich in abgeschwächter Form. Besonders Kinder, die einen erhöhten Bedarf haben, sind betroffen. Hier zeigen sich neben Wachstumsstörungen (intrauterin sowie frühkindlich) wiederholte Durchfälle sowie eine gesteigerte Infektlabilität.

Zinkmangel

Der ausgeprägte und isolierte Zinkmangel zeigen sich bei Menschen, die an Acrodermatitis enteropathica leiden: bullöse pustuläre Dermatitis, Alopezie sowie chronische Durchfälle. Die Bedeutung des Zinks für das Immunsystem zeigt sich an der hohen Infektlabilität im Mangel.

Nach den Zahlen der WHO leiden mehr als 1 Milliarde Menschen an einer Unterversorgung mit Zink. Besonders der Zinkmangel bei Kleinkindern und Heranwachsenden hat Konsequenzen. Nicht nur das körperliche Wachstum als äußeres Zeichen ist verlangsamt (Stunting), sondern es kommt auch zu Wachstums- und damit Entwicklungsstörungen des Gehirns mit funktionellen Konsequenzen. Neben kognitiven Einschränkungen werden auch Störungen von Geruch und Geschmack und teilweise eine ausgeprägte Anorexie beobachtet. Letztere trägt dann, wie auch die Diarrhoe, dazu bei, dass die Versorgung mit anderen Mikronährstoffen ebenfalls kritisch wird.

Als Pathogenese der Diarrhoe wird eine Störung der Mukosabarriere angenommen, da Zink, wie auch andere Mikronährstoffe (Vitamin A, D) für den Aufbau der Darmmukosa sowie deren Barrierefunktion essenziell sind.

Genetische Ursachen

▸ **Acrodermatitis enteropathica.** [457]

- autosomal rezessiv
- Defekt der Absorption
- konfluente erythematöse Plaques mit grauweißen Flecken im Bereich der Extremitäten
- Charakteristisch sind auch die schuppigen ekzematösen Plaques im Gesicht, auf der Kopfhaut und im Anogenitalbereich sowie eine generalisierte Alopezie.
- Die Hautveränderungen können unterschiedlich stark und wechselhaft auftreten und erinnern häufig an eine Psoriasis. Dies sollte differenzialdiagnostisch abgeklärt werden.

4.3.7 Gesundheit und Prävention

Erkältungskrankheiten

Aufgrund seiner Rolle im Immunsystem wird Zink gerne als Supplement (oft zusammen mit Vitamin C) zur Vorbeugung bei Erkältungskrankheiten empfohlen. Bei der Prävention gibt es, wie Metaanalysen [340] zeigen, sowohl negative wie positive Studien. Bei der Dauer von Erkältungskrankheiten zeigte sich kein Effekt. Eine neue Cochrane-Metaanalyse kommt zu dem Ergebnis, dass Zinksupplemente (als Hustenbonbon oder Sirup) Dauer und Schweregrad von Erkältungen signifikant reduzieren, wenn die Einnahme bis 24h nach Auftreten der ersten Symptome erfolgt [627].

HIV/AIDS

Hier ergibt sich eine widersprüchliche Situation. Zum einen verlieren HIV-Patienten durch häufige Durchfälle viel Zink, was wiederum die Durchfälle begünstigt, zum anderen benötigt der HIV-Virus Zink. Es ist also nach wie vor unklar, ob und wann der Zinkstatus durch Supplementierung verbessert werden soll.

Altersabhängige Makuladegeneration (AMD)

Eine ganze Reihe von Studien hat einen protektiven Effekt von Zink, meist zusammen mit Antioxidanzien, auf die Progression der AMD gezeigt. Dies gilt vor allem für die ARED-Studien (Age Related Eye Disease), denen eine Cochrane-Analyse einen positiven Effekt bescheinigt [222].

4.3.8 Therapie

Es gibt verschiedene Formen (Zinksulfat, -gluconat, -azetat), die sich hinsichtlich ihrer Konzentration an elementarerem Zink unterscheiden. Zinksulfat z. B. besteht aus 23 % elementarem Zink. Folglich enthalten 220 mg Zinksulfat 50 mg Zink. Die jeweilige Zinkmenge ist auf der Packung angegeben. Bezüglich Bioverfügbarkeit oder Nebenwirkungen der unterschiedlichen Zubereitungen gibt es keine Daten.

Die Therapie des Zinkmangels kann mit Dosierungen unterhalb der UL erfolgen. In Gebieten mit Mangelernährung konnten die durch den Zinkmangel ausgelösten chronischen Durchfälle sowie die Zahl der an Pneumonie erkrankten Kinder mit Zinksupplementierungen von 5–70 mg/Tag deutlich gesenkt werden [531].

Bei Verdacht auf Unterversorgung kann ein Supplement von 3 mg/Tag ausreichend sein, um den Zinkstatus zu verbessern. Eine kürzlich veröffentlichte Cochrane-Analyse empfiehlt die Zinksupplementierung zur Durchfallprävention jenseits des 6. Lebensmonats, sofern ein Defizit wahrscheinlich ist [409].

Bei der Acrodermatitis enteropathica muss die Zinksupplementierung in sehr hohen Dosen bis 600 mg/Tag erfolgen. Die Dosis kann schrittweise erhöht werden, bis es zu einer Verbesserung der Symptomatik kommt. Der Zinkplasmaspiegel ist meist ein unzureichender Indikator, da er bei Entzündungen oft niedrig ist und auch durch Supplementierung nicht verändert wird, was wiederum die Abgrenzung zur Psoriasis erschwert.

4.3.9 Toxikologie

Zinkhaltige Nasensalben oder Nasensprays, die zur Behandlung von Erkältungskrankheiten angeboten werden, können nach längerer Anwendung zu Störungen oder Verlust des Geruchssinns führen [17].

- **akut:** Zeichen einer akuten Intoxikation sind aus Vorfällen bekannt, bei denen Getränke aus galvanisierten Dosen konsumiert wurden, aus denen sich Zink gelöst hatte. Hierbei wurden Übelkeit, Erbrechen und Schwächezeichen festgestellt.
- **chronisch:** Eine Langzeiteinnahme von 100–300 mg Zink/Tag führt zu einer Störung des Kupferstoffwechsels. Ein Kupfermangel kann bereits bei Dosierungen von 60 mg/Tag auftreten (Reduktion der Kupfer-Zink-Superoxid-Dismutase in Erythrozyten).

4.4 Jod

Das Wichtigste in Kürze

Funktion
Essenzieller Kofaktor der Schilddrüsenhormone

Nährstoffquellen
Seefisch, Algen

Referenzbereich und UL
Altersabhängig

Risikogruppen
Einseitige Ernährung, Schwangerschaft, Salzrestriktion

Interaktionen
Pflanzliche Hemmstoffe (Goitrogene)

Analytik
Jodausscheidung im Urin

Mangel
- marginal: metabolische Störungen
- manifest: Kropf

Therapie
Oral; i. v.

Toxikologie
Akut > 1 g/Tag; chronisch > 10 mg/Tag

4.4.1 Funktion

Jod ist essenzieller Kofaktor der Schilddrüsenhormone Thyroxin (T 4) und Trijodthyronin (T 3). Diese Hormone sind für eine Vielzahl von Prozessen der Organentwicklung, Proteinsynthese und metabolischen Aktivitäten unentbehrlich.

4.4.2 Nährstoffquellen und Stoffwechsel

Jod kommt zwar in allen Lebensmitteln in Spuren vor, größere Mengen finden sich jedoch ausschließlich in dem aus Meerwasser entstammenden Produkten. Da Algen bei uns nicht zu den gängigen Nahrungsmitteln gehören und aufgrund des nicht standardisierten Jodgehaltes vor deren Verzehr gewarnt wird, kommen in der Praxis als gute Jodquellen nur Seefische in Betracht: Schellfisch, Seelachs, Scholle oder Kabeljau enthalten bis zu 140 µg Jod/100 g, Süßwasserfische wie etwa Forelle dagegen nur ca. 2 µg/100 g. Wichtigste Jodquelle ist das angereicherte Speisesalz. Auch in Obst und Gemüse ist Jod enthalten, jedoch richtet sich die Menge nach den Gehalten in den Böden, auf den das Obst bzw. Gemüse angebaut war. Die Gehalte können zwischen wenigen µg bis zu mehr als 500 µg/100 g schwanken.

Die Absorption von Jod aus der Nahrung ist nahezu quantitativ. Der Körper eines Erwachsenen Menschen enthält etwa 15 mg Jod, von denen sich 80 % in der Schilddrüse befinden. Im Jodmangel ist die Konzentration < 20 µg und damit ist eine Schilddrüsenhormonsynthese nicht mehr gewährleistet.

Referenzbereich

▶ Tab. 4.14 listet die Referenzwerte für die empfehlenswerte Aufnahme an Jod pro Tag auf.

Tab. 4.14 Jod – empfohlene Zufuhr pro Tag.

Altersgruppe	Jod (µg/Tag)
Säuglinge	
0 bis < 4 Monate*	40
4 bis < 12 Monate	80
Kinder	
1 bis < 4 Jahre	100
4 bis < 7 Jahre	120
7 bis < 10 Jahre	140
10 bis < 13 Jahre	180
13 bis < 15 Jahre	200
Jugendliche und Erwachsene	
15 bis < 19 Jahre	200
19 bis < 25 Jahre	200
25 bis < 51 Jahre	200
51 bis < 65 Jahre	180
65 Jahre und älter	180
Schwangere	230
Stillende	260

*Schätzwert

II

4.5 Selen

Das Wichtigste in Kürze

Funktion
Kofaktor von Selenoproteinen mit unterschiedlichen Wirkungen

Nährstoffquellen
Fisch, tierische und Vollkornprodukte

Referenzbereich und UL
Altersabhängig

Risikogruppen
Einseitige Ernährung, chronische Entzündungen

Interaktionen
Andere Minerale

Analytik
Sättigung Selenoproteine

Mangel
- marginal: unspezifisch
- manifest: Keshan-Erkrankung

Gesundheit und Prävention
Krebs

Therapie
Acrodermatitis enteropathica

Toxikologie
Selenose

4.5.1 Funktion

Selen ist essenzieller Kofaktor der Selenoproteine, die in unterschiedlichen Geweben zu finden sind. Bisher sind 20 verschiedene bekannt; am besten ist das Selenoprotein Glutathion-Peroxidase untersucht. Die Glutathion-Peroxidase reduziert Peroxide wie z. B. H_2O_2 oder Lipidperoxide. Es wurden inzwischen vier verschiedene Varianten mit unterschiedlicher Spezifität gegenüber verschiedenen Peroxiden nachgewiesen. Sie stellen im komplexen Zusammenspiel mit Katalase, Superoxiddismutase, GSH-Transferase und Antioxidanzien wie Vitamin E und C einen wesentlichen Faktor des körpereigenen Schutzsystems dar.

Auch die zur Aktivierung des Schilddrüsenhormons T3 notwendigen Dejodasen sind selenhaltige Proteine.

4.5.2 Nährstoffquellen und Stoffwechsel

Pflanzen brauchen kein Selen, allerdings können sie es aus dem Boden aufnehmen und statt Schwefel einbauen. Dies erklärt, warum z. B. Tiere, die auf selenarmen Böden grasen, eher geringere Konzentrationen im Fleisch aufweisen. Gleiches gilt für Getreide, welches in Deutschland weniger als 5 µg/100 g aufweist; in den USA dagegen, wo die Böden selenreich sind, werden Werte von 100 µg/100 g und mehr gemessen.

Die Bioverfügbarkeit liegt für die meisten Selenformen bei nahezu 90 %. Dies gilt auch für die Selenformen aus pflanzlichen Lebensmitteln. Selenat und Selenit, anorganische Formen, die in Supplementen verwendet werden, haben eine Bioverfügbarkeit von 50 %.

Wichtige Nährstoffquellen zur raschen Orientierung

Wichtige Lebensmittel und ihr Gehalt an Selen sind ▶ Tab. 4.17 zu entnehmen.

Referenzbereich

In ▶ Tab. 4.18 sind die Schätzwerte für eine angemessene Zufuhr an Selen zusammengestellt.

Upper Level (UL)

Die Höchstwerte für Selen pro Tag [230] sind ▶ Tab. 4.19 zu entnehmen.

Tab. 4.17 Wichtige Nährstoffquellen und ihr Gehalt an Selen.

Lebensmittel	Gehalt an Selen (µg/100g)
Lachs	35
Paranüsse	600
Heilbutt	30
Schweinefleisch	30
Rindfleisch	12
brauner Reis	15
Vollkornbrot	10

Tab. 4.18 Selen – Referenzwerte für eine angemessene Zufuhr.

Altersgruppe	Selen (µg/Tag)	
	m	w
Säuglinge		
0 bis < 4 Monate	10	10
4 bis < 12 Monate	15	15
Kinder und Jugendliche		
1 bis < 4 Jahre	15	15
4 bis < 7 Jahre	20	20
7 bis < 10 Jahre	30	30
10 bis < 13 Jahre	45	45
13 bis < 15 Jahre	60	60
15 bis < 19 Jahre	70	60
Erwachsene		
19 bis < 25 Jahre	70	60
25 bis < 51 Jahre	70	60
51 bis < 65 Jahre	70	60
65 Jahre und älter	70	60
Schwangere	–	60
Stillende	–	75

Tab. 4.19 Selen – Höchstwerte (UL) pro Tag.

Altersgruppe	UL (µg/Tag)
0–6 Monate	45
6–12 Monate	60
1–3 Jahre	90
4–8 Jahre	150
9–13 Jahre	280
14–18 Jahre	400
> 19 Jahre	400

Versorgung gemäß nationaler Verzehrstudie II (NVS II)

In der NVS II ist die Selenversorgung nicht analysiert. Es liegen jedoch Daten aus anderen europäischen Ländern (Dänemark, Finnland, Italien, Niederlande, Schweden) vor, die eine kritische Versorgungslage zeigen [689]. Nahezu 80 % der Erwachsenen liegen 20–50 % unter den Referenzwerten (70 µg/Tag) und 46 % (Schweden), 30 % (Dänemark, Italien) und 10 % (Finnland) liegen unterhalb des EAR (35 µg/Tag). Die bessere Versorgung in Finnland ist Folge der Anreicherung der Böden mit Selen.

4.5.3 Risikogruppen

Menschen in Selenmangelgebieten, besonders dann, wenn die Ernährung einseitig und vegetarisch ist.

Ernährung bei Phenylketonurie ist oft selenarm.

Eine besondere Risikogruppe stellen Personen dar, die über lange Zeit parenteral ohne Selenzusatz ernährt wurden (siehe auch Kap. 16.2).

Patienten mit chronisch entzündlicher Darmerkrankung und nach bariatrischer Chirurgie sind ebenso gefährdet wie Patienten unter Hämodialyse.

4.5.4 Interaktionen

Interaktionen mit Medikamenten

Valproinsäure kann die Blutselenspiegel erniedrigen. In Tierexperimenten hat die Gabe von Natriumselenit zu einer Reduktion der toxischen Wirkung des Antibiotikums Nitrofurantoin und des Herbizids Paraquat geführt. Selensupplemente werden als Selenomethionin, Na-Selenit oder als Selen angereicherte Hefe (vorwiegend Selenomethionin) angeboten. Selenomethionin wird zu 90 % absorbiert, Selen aus Selenit nur zu 50 %.

II

Interaktionen mit Lebensmitteln bzw. Supplementen

Interaktionen mit Lebensmitteln bzw. Supplementen ergeben sich aus der Tatsache, dass auch andere Elemente wie Kupfer, Mangan oder Zink als Kofaktoren für antioxidative Enzyme von Bedeutung sind. Hier ist nicht geklärt inwieweit eine einseitige Erhöhung eines Kofaktors zu Problemen im antioxidativen Netzwerk führen kann.

4.5.5 Analytik

Die Konzentration in den Selenoproteinen ist so lange ein Indikator, wie diese nicht gesättigt sind. Mit beginnender Sättigung stellt sich beim Selenplasmaspiegel ein Plateau ein, welches bei 0,8–1,1 µmol/l (7–9 µg/dl) liegt. Unterhalb dieses Bereiches lässt sich eine Beziehung zwischen Zufuhr und Plasmaspiegel beobachten. Solange kein Plateau erreicht ist, kann nicht von einer Sättigung der Selenoproteine ausgegangen werden. Das Plateau wird ab einer Tageszufuhr von > 55 µg erreicht, wobei starke interindividuelle Schwankungen bestehen können. Am besten ist die Analyse des Selenoprotein P geeignet, gefolgt von der extrazellulären Glutathion-Peroxidase (GSHPx-3). Eine Ausnahme macht das mit pflanzlichen Lebensmitteln aufgenommene Selen in Form des Selenomethionins. Da dieses nicht homöostatisch reguliert wird, sind die Selenblutspiegel bei vorwiegender Zufuhr von Selenomethionin höher.

Die korrekte Analyse des Selenstatus wird zusätzlich dadurch erschwert, dass er vom Genotyp, vom Methylgruppenstatus und vom BMI beeinflusst wird. Aus der Berechnung der Zufuhr lässt sich kaum auf den Status schließen [161].

4.5.6 Mangel/Unterversorgung

Zeichen eines marginalen Mangels

Frühe Zeichen sind muskuläre Schwäche, Muskelabbau und chronische Entzündung. Selenmangel kann einen gleichzeitig bestehenden Jodmangel verstärken.

Zeichen eines manifesten Mangels

Keshan-Erkrankung

Bisher nur in China beschrieben, stellt diese durch Selenmangel verursachte Erkrankung eine mehr oder weniger ausgeprägte Kardiomyopathie dar. In der akuten Form äußert sich die Erkrankung als plötzlich auftretende Herzinsuffizienz. Die chronische Form zeigt sich durch eine unterschiedlich starke Vergrößerung des Herzens und Herzinsuffizienz. Die Hypertrophie wird zunehmend bindegewebig umgebaut. Als Ursache wird erörtert, dass der Selenmangel zur Entwicklung eines hochpathogenen Coxsackievirus im Darm beiträgt, der dann für die Kardiomyopathie verantwortlich ist [133].

Kashin-Beck-Erkrankung

Als mögliche Folge eines Selenmangels äußert sich diese Erkrankung in einer degenerativen Osteoarthritis; sie findet sich vorwiegend bei Kindern in China und Korea.

4.5.7 Gesundheit und Prävention

Krebs

Eine Vielzahl von Tierexperimenten hat gezeigt, dass eine hochdosierte Selengabe die Entwicklung von Tumoren (spontan, chemisch, viral) hemmen kann. Epidemiologische Studien haben einen Zusammenhang mit dem Selenstatus und dem Krebsrisiko gezeigt – ein Befund, der auch geografisch (Selenmangelgebiete) bestätigt wurde. Metaanalysen ergaben einen Zusammenhang zwischen gutem Selenstatus und einer deutlichen Risikominderung (46 %) für die Entwicklung von Lungenkrebs. Auch für Prostatakrebs wurden solche Zusammenhänge beschrieben. Eine Metaanalyse mit 20 Beobachtungsstudien ergab eine inverse Beziehung zwischen Serumselen bzw. Serumgehalt der Fußnägel und Prostatakrebsrisiko. Interventionsstudien haben zu widersprüchlichen Resultaten geführt. In einem endemischen Hepatitis-B-Gebiet mit hoher Inzidenz von Leberkrebs hat die 8-jährige Supplementierung mit Selen (angereichertes Salz) im Vergleich zu einer nicht supplementierten Population zu einer Reduktion der Leberkarzinom-Inzidenz von 35 % geführt. In einer US-amerikanischen Studie mit täglicher Supplementierung von 200 µg Selen zeigte sich eine deutliche Reduktion der Prostatakrebs-Inzidenz (49 %) nach 7,4 Jahren [207]. Allerdings fand sich im Follow-up eine Zunahme von Plattenepithelkarzinomen der Haut (25 %) [208]. Die SELECT-Studie, bei der die Wirkung von Selen mit und ohne Vitamin E auf die Prostatakrebs-Inzidenz geprüft wurde, wurde abgebrochen, da sich keine Wirkung zeigte. Dies galt auch für das Follow-up der Studie, wo sich nach weiteren 5,5 Jahren keine Veränderung der Prostatakarzinom-Inzidenz ergab [434].

Kardiovaskuläre Erkrankungen

Selen hat eine positive Wirkung auf Blutlipide und Plättchenaggregation, folglich hat man versucht, einen präventiven Effekt auf kardiovaskuläre Erkrankungen durch Supplementierungsstudien zu prüfen. Eine Metaanalyse mit 25 Beobachtungsstudien scheint einen solchen Effekt zu bestätigen [229]. Andere Studien dagegen finden eine Risikoerhöhung [89]. Ein systematischer Review verschiedener Supplementierungsstudien mit unterschiedlichen Selen-Dosierungen (100-300 µg/Tag) konnte zwar einen Effekt auf Lipide (LDL↓, HDL↑) bestätigen, jedoch keinen signifikanten Effekt auf kardiovaskuläre Ereignisse [562].

Schilddrüsenerkrankungen

Die europäische SU.VI.MAX-Studie beschreibt eine inverse Beziehung zwischen Plasma-Selenwerten und dem Risiko für Schilddrüsenerkrankungen bei Frauen mit leichtem Jodmangel [189]. Supplementierungsstudien ergaben widersprüchliche Resultate. Eine Cochrane-Analyse kommt zu dem Ergebnis, dass Selensupplemente bei Hypothyreose (Peroxidase-Antikörpernachweis) in der Schwangerschaft das Risiko für eine postpartale Thyreoiditis verringern können [565].

4.5.8 Therapie

Vereinzelte Arbeiten beschreiben eine Reduktion der Cisplatin-Nebenwirkungen. Eine Cochrane-Analyse kann dies jedoch nicht eindeutig bestätigen [176].

Die bisher einzige vielversprechende Therapie mit Selen findet sich bei HIV-Erkrankten. Grundlage der Anwendung war die Beobachtung, dass Selen regulierend in der Cytokinbildung zu sein scheint [52]. Bei Dosierungen von 200 µg/Tag über einen Zeitraum von neun Monaten bis zwei Jahren fanden sich eine Abnahme der Hospitalisierungszeiten, eine Zunahme der CD4-T-Zellen und keine weitere Progression der Viruslast [119], [324].

4.5.9 Toxikologie

Die Folge der chronischen Überdosierung von Selen wird auch als Selenose bezeichnet. Im Vordergrund steht die Veränderung (Brüchigkeit) und der Verlust von Haaren und Nägeln. Auch über gastrointestinale Beschwerden, Erregbarkeit und Hautrötung wird berichtet. Charakteristisch ist der Knoblauchgeruch des Atems. Die akute Toxizität kann zu schweren gastrointestinalen und neurologischen Beschwerden führen. Auch kardiale Ereignisse bis hin zu Myokardinfarkt und Niereninsuffizienz werden beschrieben [649].

4.6 Kalzium

Das Wichtigste in Kürze

Funktion
Knochenmineralisierung, neuromuskuläre Erregbarkeit

Nährstoffquellen
Milch, Milchprodukte

Referenzbereich und UL
Altersabhängig, 300–1200 mg/Tag

Risikogruppen
Strenge Veganer

Interaktionen
Oxalat und Phytinsäure hemmen die Absorption

Analytik
Über Zufuhr abschätzen

Mangel
Selten alimentär, meist sekundär

Therapie
Zur Prävention der Präeklampsie

Gesundheit und Prävention
Junge Mädchen zur Osteoporoseprävention

Toxikologie
Gastrointestinale Beschwerden, Nierensteine, gesteigertes Myokardinfarkt-Risiko

4.6.1 Funktion

Der gesunde männliche Erwachsene enthält – je nach Skelettbau – mehr als 1 kg Kalzium (Ca), Frauen ca. 800 g, Neugeborene ca. 30 g (1 mmol = 40 mg). Hiervon sind mehr als 99,5 % in Knochen und Zähnen lokalisiert, der Rest befindet sich vorwiegend intrazellulär. Die Plasma-Kalziumkonzentration liegt normalerweise bei ca. 2,5 mmol/l; hiervon sind 47 % an Proteine, vorwiegend an Albumin, gebunden. Vom verbleibenden „freien" Kalzium sind 6 % an niedermolekulare organische Komplexbildner wie etwa Citrat gebunden, sodass nur 47 % als wirksames, ionisiertes Ca^{2+} vorliegen.

Neben seiner Bedeutung für die Mineralisation von Knochen und Zähnen lassen sich die vielfältigen Wirkungen von Kalzium auf seine Funktion als Second Messenger und die Rolle bei der elektromechanischen Kopplung zurückführen. Hierzu ist ein komplexes System von chemisch oder elektrisch steuerbaren Kalziumkanälen, verschiedenen kalziumtransportierenden Austauschern und Pumpen sowie intrazellulären kalziumbindenden Proteinen notwendig. Die zur Signalauslösung notwendige Erhöhung des intrazellulären freien Ca^{2+} wird nicht nur durch den Konzentrationsgradienten über die Zellmembran erreicht, sondern auch durch die gesteuerte Kalziumfreisetzung aus intrazellulären Puffern.

Auf diese Weise werden Prozesse wie Vasokonstriktion und Dilatation, Transmission von Nervenimpulsen oder Insulinsekretion über spannungsregulierte Kalziumkanäle geregelt.

4.6.2 Nährstoffquellen und Stoffwechsel

Wichtige Nährstoffquellen zur raschen Orientierung

Neben kalziumreichem Wasser sind Milch und Milchprodukte die besten Quellen (▸ Tab. 4.20). Der Kalziumgehalt einiger Lebensmittel darf nicht darüber hinweg täuschen, dass die Bioverfügbarkeit oft gering ist.

Besonderheiten in Versorgung und Verteilung

Da der Knochenspeicher ein nahezu unendliches Kalziumreservoir darstellt, ist bei funktionierender Homöostase ein Kalziummangel erst spät an den Auswirkungen auf das Skelett festzustellen. Die Plasmawerte bleiben unter diesen Bedingungen im Normbereich (ionisiertes Kalzium: 1,12–1,23 mmol/l). Eine Hyper- bzw. Hypokalzämie ist daher selten auf nutritive Faktoren zurückzuführen. Eine langfristige marginale Versorgung resultiert jedoch in einer mangelhaften Kalzifizierung des Skeletts, was v. a. in der Jugend entscheidend ist. Da physiologisch ab dem 4. Lebensjahrzehnt die Knochenmasse abnimmt, ist die „Spitzenknochenmasse" (Peak Bone Mass) für die Gesamt-Kalziummenge in höherem Alter mit entscheidend.

Hypophosphatämie als Folge einer längeren Anwendung von aluminiumhaltigen Antazida resul-

Tab. 4.20 Nährstoffquellen mit hohem Kalziumgehalt.

Lebensmittel	elementares Kalzium (mg)	Anteil Absorption (%)	absorbierte Menge (mg)
Milch (¼ l)	300	32	96
Käse (50 g)	303	32	97
Joghurt (250 g)	300	32	96
Rhabarber (100 g)	170	9	10
Spinat gekocht (100 g)	115	5	6
weiße Bohnen (100 g)	115	22	25
Broccoli (100 g)	40	62	25

tiert in erhöhten 1,25$(OH)_2$D-Blutspiegeln und gesteigerter Kalziumabsorption.

Die Kalziumabsorption ist altersabhängig. In der Kindheit erfolgt die Absorption durch passive Diffusion. Daher ist das gestillte Kind nicht vom Vitamin-D-Status der Mutter abhängig. Während Schwangerschaft und Stillzeit ist der aktive wie passive Kalziumtransport gesteigert. Die Kalziumabsorption nimmt etwa ab dem 40. Lebensjahr stetig ab und sinkt v. a. bei Frauen in der Menopause um mehr als 1 %/Jahr. Ursache ist eine zunehmende Reduktion der Vitamin-D-Wirkung auf die intestinale Kalziumabsorption [532], die auf einer Abnahme der Dichte an Vitamin-D-Rezeptoren beruht [213].

Referenzbereich

In ▸ Tab. 4.21 sind die Referenzwerte für eine angemessene Zufuhr an Kalzium zusammengestellt.

Upper Level (UL)

Die Höchstwerte für die tägliche Zufuhr an Kalzium [232] zeigt ▸ Tab. 4.22.

Versorgung gemäß nationaler Verzehrstudie II (NVS II)

„Der Median der Calciumzufuhr liegt bei den Männern, bis auf die Altersgruppe der 65- bis 80-Jährigen, etwa in Höhe oder über der empfohlenen Calciumzufuhr. Bei den Frauen werden die Empfehlungen für die Calciumzufuhr im Alter von 19–50 Jahren im Mittel (Median) erreicht. Deutlich unter der Empfehlung liegt sowohl die jüngste als auch die älteste Gruppe bei den Frauen. Insgesamt erreichen 46 % der Männer und 55 % der Frauen die empfohlene tägliche Zufuhr von Calcium nicht. Die Anteile sind sowohl bei den weiblichen Jugendlichen (14–18 Jahre) mit 74 % und bei den älteren Männern (61 %) und Frauen (65 %) auffallend hoch.“ [458]

4.6.3 Risikogruppen

Junge Mädchen

Die Ergebnisse der NVS II bestätigen die internationalen Studien insofern, dass besonders junge Mädchen die empfohlene Kalziumzufuhr nicht erreichen. Dies hat Einfluss auf die Knochendichte und wird zudem noch dadurch begünstigt, dass Milch trinken bei Mädchen in der Altersgruppe von 14–18 Jahren eher als „uncool“ angesehen wird. Wird im Falle einer tatsächlichen oder angenommenen Laktoseintoleranz auf Milch und Milchprodukte verzichtet, so kann dies ebenfalls Einfluss auf die Klaziumzufuhr haben. In der EPIC-Studie (Oxford Cohorte) wurde eine signifikant höhere Frakturrate bei Veganern gegenüber Vegetariern und Omnivoren beschrieben [30].

Junge Frauen mit Anorexia nervosa und Amenorrhö zeigen eine reduzierte Absorption und erhöhte Ausscheidung von Kalzium mit der Konsequenz einer verminderten Knochendichte [4].

Veganer

Strenge Veganer, die vollständig auf Milch und Milchpodukte verzichten, erreichen die Referenzwerte nicht. Kalzium ist zwar in vielen Gemüsen und v. a. Kräutern vertreten, kann jedoch schlecht absorbiert werden. Eine Alternative sind kalziumreiche Getränke (Mineralwassser).

Tab. 4.21 Kalzium – Referenzwerte für eine angemessene Zufuhr.

Altersgruppe	Kalzium (mg/Tag)	
	m	w
Säuglinge		
0 bis unter < 4 Monate	220	220
4 bis < 12 Monate	330	330
Kinder und Jugendliche		
1 bis < 4 Jahre	600	600
4 bis < 7 Jahre	750	750
7 bis < 10 Jahre	900	900
10 bis < 13 Jahre	1100	1100
13 bis < 15 Jahre	1200	1200
15 bis < 19 Jahre	1200	1200
Erwachsene		
19 bis < 25 Jahre	1000	1000
25 bis < 51 Jahre	1000	1000
51 bis < 65 Jahre	1000	1000
65 Jahre und älter	1000	1000
Schwangere*	–	1000
Stillende*	–	1000

* < 19 Jahre: 1200

Tab. 4.22 Kalzium – Höchstwerte (UL) pro Tag.

Altersgruppe	UL (mg)
0–6 Monate	1000
6–12 Monate	1500
1–8 Jahre	2500
9–13 Jahre	3 000
14–18 Jahre	3 000
19–50 Jahre	2500
> 51 Jahre	2000

4.6.4 Interaktionen

Interaktionen mit Medikamenten

Thiaziddiuretika steigern die renale Kalziumreabsorption und erhöhen damit das Risiko für Hyperkalzämie. Die Absorption von Tetracyclin, Quinolon-Antibiotika, Bisphosphonaten und Levothyroxin kann durch gleichzeitige Kalziumgabe verringert werden. H2-Rezeptorblocker (Cimetidin) und Protonenpumpenhemmer (Omeprazol) können die Kalziumabsorption verringern [476].

Interaktionen mit Lebensmitteln

Die Kalziumbioverfügbarkeit wird durch Oxalat, wie es in verschiedenen grünen Gemüsen (Spinat) vorkommt, gehemmt. Auch Phytinsäure verringert die Bioverfügbarkeit (v. a. in Bohnen und Weizenvollkorn). Kalzium hemmt die Absorption von Non-Haem Eisen (pflanzliche Lebensmittel und Supplemente). Folglich wird empfohlen, die Einnahme von Kalziumsupplementen zeitlich mindestens zwei Stunden von einer Eiseneinnahme zu trennen.

4.6.5 Analytik

Aufgrund der vielfältigen Regelmechanismen und der Kalziumspeicher der Knochen ist eine verlässliche Analyse des Kalziumbedarfs bzw. des Status kaum möglich. Am ehesten lässt sich die Versorgung über die Zufuhr (oft schwer abzuschätzen) abzüglich der Ausscheidung berechnen. Wenn die Bilanz negativ ist, spricht dies für einen Kalziumverlust aus den Knochen.

4.6.6 Mangel/Unterversorgung

Ein Kalziummangel ist selten auf eine unzureichende Zufuhr zurückzuführen, sondern in erster Linie auf eine gestörte Nebenschilddrüsenfunktion. Die Kalziumspiegel im Blut werden durch die großen Reserven in den Knochen lange Zeit aufrechterhalten. Weitere Ursachen sind ein Vitamin-D-Mangel oder eine Niereninsuffizienz. Auch ein Magnesiummangel kann zu einem sekundären Kalziumdefizit beitragen, da dies zu einer Abnahme der Sensitivität der Osteoklasten gegenüber Parathormon führt.

4.6.7 Gesundheit und Prävention

Präeklampsie

Die Kalziumsupplementierung in der Schwangerschaft (> 1 g/Tag) führt zu einer signifikanten Risikoreduktion für Präeklampsie bei Frauen mit niedriger alimentärer Kalziumzufuhr, so eine Metaanalyse von 14 Studien [302]. Die WHO empfiehlt schwangeren Frauen mit geringer Kalziumzufuhr eine tägliche Supplementierung mit 1,5–2 g Kalzium.

Knochendichte und Osteoporoseprävention bei Jugendlichen

(siehe Kap. 2.3, Kap. 2.5)

Die maximale Knochendichte (Peak Bone Mass, PBM) bzw. maximale Mineralisierung (Bone Mineral Density, BMD) wird bei Jugendlichen bis zum Ende der Pubertät erreicht, wobei die PBM in unterschiedlichen Teilen des Skeletts zu verschiedenen Zeiten erreicht wird [591] – so in der Hüfte früher als in der Wirbelsäule, welche bis in das 30. Lebensjahr bei Frauen noch weiter mineralisiert wird. Nach der Pubertät nehmen die Entwicklung der Mineralisierung und damit die weitere Zunahme der Knochendichte ab [662]. Zwar ist die Knochendichte stark durch genetische Faktoren determiniert, jedoch kann die Ernährung und hier besonders Kalzium eine wichtige modulierende Rolle spielen. Dies zeigt sich eindrucksvoll an Zwillingsstudien, bei denen präpubertal ein Zwilling 1000 mg Kalzium/Tag erhielt, der andere ein Placebo [358]. Dies führte bei den supplementierten Zwillingen zu einer signifikant höheren Knochendichte gegenüber Placebo. Im Gegensatz dazu zeigten sich bei einer Gruppe, bei der mit der Supplementierung erst nach der Pubertät begonnen wurde, keine Unterschiede in der BMD zwischen Verum und Placebo. Zu ähnlichen Ergebnissen kam eine weitere Zwillingsstudie, die mit 1200 mg Kalzium/Tag bei prämenarchalen Mädchen eine signifikant größere BMD im Vergleich zu Placebo erreichte [126]. Die Zwillingsstudien, bei denen der starke Einfluss der Genetik ausgeschlossen werden kann, zeigen eindrucksvoll, dass mit der Optimierung der Kalziumzufuhr (1000 mg/Tag) über Ernährung (v. a. Milchprodukte) oder Supplemente frühzeitig begonnen werden sollte. Immerhin zeigen epidemiologische Studien, dass bereits eine 10 %ige Zunahme der Knochendichte das Osteoporoserisiko um bis zu 50 % reduziert [716]. Zwar ist eine ausreichende Vitamin-D-Versorgung eine wichtige Grundlage (bessere Kalziumabsorption), allerdings führt eine alleinige Supplementierung von Vitamin D bei Jugendlichen nicht zu einer Zunahme der BMD [722].

Knochendichte und Frakturprävention bei Älteren

Eine Kalziumsupplementierung (1600 mg/Tag über vier Jahre) bei postmenopausalen Frauen (> 66 Jahre) zeigt mit einer Zunahme von 0,5–1 % nur moderate Effekte auf die Knochendichte [563]. Das bedeutet aber dennoch, dass der weitere Abbau von Knochensubstanz reduziert wurde. Effekte auf die Frakturrate nach Kalziumsupplementierung konnten auch in umfangreichen Metaanalysen nicht beobachtet werden [652]. Anders als bei Vitamin D wird eine Supplementierung mit Kalzium bei älteren Frauen zur Prävention von Frakturen nicht empfohlen [486].

Die U.S. Preventive Task Force gibt die folgenden Empfehlungen:

- Eine ausreichende Zufuhr von Vitamin D und Kalzium ist eine wichtige Grundlage für die Gesundheit. Allerdings gibt es nur eine unzureichende Evidenz, dass die kombinierte Supplementierung von Kalzium und Vitamin D zu einer Verringerung der Frakturrate bei Männern und postmenopausalen Frauen führt.
- Es besteht ausreichende Evidenz, dass eine Supplementierung von 400 IE Vitamin D_3 und 1000 mg Kalzium keinen Effekt auf die Inzidenz von Frakturen bei postmenopausalen Frauen hat.
- Es besteht eine unzureichende Evidenz, ob höhere Dosierungen (< 400 IE Vitamin D, > 1000 mg Kalzium/Tag) einen Effekt auf die Inzidenz von Frakturen bei postmenopausalen Frauen haben.

Teil III

Risikoprofile und besondere Indikationen

III

5 Risikoprofile im Allgemeinen

5.1 Vorbemerkungen

Das individuelle Risikoprofil in Bezug auf die Mikronährstoffversorgung eines Menschen lässt sich grob aus den folgenden Parametern abschätzen:

- Alter (Kinder, Senioren
- Lebensstil (u. a. Veganer, einseitige Diäten)
- (niedriges) Einkommen
- Ernährungsmuster (Diversität)
- aktuelle Erkrankung
- Komorbidität
- Schwangerschaft/Stillzeit

Die Folgen können sein:

- intrauterine Wachstumsstörung
- Entwicklungsstörungen bei Kindern
- Infektlabilität
- kognitive Einschränkungen

M!

Merke

Grundsätzlich kann gelten, dass jede Form der Unterernährung, die sich an einem BMI von < 18,5 zeigt oder durch einen Gewichtsverlust von 10 % innerhalb von sechs Monaten, mit einer Mangelversorgung von Mikronährstoffen einhergeht. Dies gilt ganz besonders für Patienten mit Krebserkrankungen (siehe Kap. 10) oder unterschiedlichen Formen der Kachexie.

Ein weiterer Aspekt, der berücksichtigt werden sollte, sind die in Deutschland aufgrund der Daten der nationalen Verzehrstudie II (NVS II) erfassten Versorgungszustände an verschiedenen Mikronährstoffen (siehe auch Einzelkapitel Mikronährstoffe). Laut NVS II unterschreiten bei nahezu 100 % der Befragten die 14- bis 65-Jährigen die Referenzwerte für Vitamin D und Folsäure, 50 % die von Vitamin E und Kalzium und 30 % die von Vitamin A, B_1, B_2 sowie Magnesium und Zink.

Daraus kann allerdings nicht abgeleitet werden, seit wann diese Unterscheidung besteht (Ein-Punkt Analyse) und inwieweit dies Konsequenzen hat. Die kritische Versorgung für einzelne, bei denen 50 % der Bevölkerung die empfohlenen Werte nicht erreichen, sollte aber dahingehend ernst genommen werden, dass im Falle einer akuten Erkrankung mit Einschränkung der Nahrungszufuhr die Versorgung des Organismus mit eben diesen kritischen Mikronährstoffen infrage gestellt sein kann.

5.2 Risikogruppen für eine unzureichende Vitaminzufuhr

Die adäquate Versorgung mit Vitaminen ist nicht nur eine Frage des verfügbaren Angebots, sondern v. a. der Kenntnisse um Lebensmittelqualität, der verfügbaren ökonomischen Ressourcen und letztlich auch geprägt durch den Lebensstil. Innerhalb verschiedener Abschnitte des Lebens kommt es zu typischen Risikoprofilen, die die Versorgung mit einzelnen Vitaminen kritisch werden lassen. Kritisch heißt, dass mit Blick auf die Entwicklung und den Gesundheitszustand die Versorgung unzureichend sein kann.

5.2.1 Was heißt „adäquat"?

Nach den Angaben des IOM (Institute of Medicine, USA) stellt der EAR (Estimated Average Requirement) einen Wert dar, bei dem 50 % adäquat und 50 % inadäquat versorgt sind. Die Festlegung eines EAR diente dazu, Richtwerte zu bestimmen, mit denen der Bedarf eines Gesunden gedeckt und so ein Mikronährstoffmangel vermieden werden kann. Je weiter eine Zufuhr also unter dem EAR liegt, desto wahrscheinlicher ist die Versorgung inadäquat, d. h. es kann bei gleichbleibender Versorgung zunehmend zu Mangelerscheinungen kommen. In Form der klassischen klinischen Zeichen werden sich diese jedoch erst zeigen, wenn die Versorgung dauerhaft unter dem EAR liegt. Wie weit darunter, ist für jedes Vitamin unterschiedlich und nicht exakt zu berechnen, da hier viele andere Faktoren mit eingehen. Dennoch ist der Nachweis einer inadäquaten Zufuhr in Bevölkerungsgruppen ein wichtiges Signal dafür, dass die derzeitige Ernährung nicht mit einer ausgewogenen und damit gesunden Ernährung im Einklang steht.

Die Versorgung mit einigen Mikronährstoffen in Europa (▸ Tab. 5.1) wurde kürzlich aus verschiedenen Verzehrstudien aus 13 europäischen Ländern berechnet. Dabei wurde der EAR als Richtwert genommen und die Zahl derer, die unter diesem Richtwert lagen, in % ermittelt [689]. Zur Selenzufuhr in Deutschland finden sich keine verwert-

Tab. 5.1 Versorgung mit Mikronährstoffen (Auswahl) in Europa.

Land		EAR	DE	IR	SE	UK	DK	FI
Vit. C	m	60 mg/d	19	40	34	36	23	22
	w	50 mg/d	11	37	21	34	17	17
Vit. D	m	10 µg/d	96	100	93	97	99	96
	w	10 µg/d	100	100	100	100	100	100
Folat	m	200 µg/d	28	10	33	18	15	28
	w	200 µg/d	27	20	41	26	19	38
Vit. B_{12}	m	1,4 µg/d	8	14	8	13	9	21
	w	1,4 µg/d	8	23	20	10	13	18
Ca	m	800 mg/d	25	34	25	35	28	25
	w	800 mg/d	26	58	34	61	31	33
Zink	m	6,4 mg/d	10	12	3	16	5	7
	w	5,7 mg/d	10	29	4	31	6	10
Selen	m	35 µg/d	k.A.		47		31	8
	w	30 µg/d			47		36	10
Jod	m	100 µg/d	43				6	24
	w	100 µg/d	49				10	22

*k.A.: keine Angabe; Angaben m/w in %

baren Studien. Das BfR geht jedoch davon aus, dass die Versorgung im unteren Bereich der Schätzwerte für eine ausreichende Zufuhr liegt.

Die Prozentsätze derer, die in den unterschiedlichen nationalen Studien unter den EAR liegen, erscheinen teilweise erstaunlich hoch. Ob daraus gesundheitliche Einschränkungen resultieren, ist nicht untersucht. Die verschiedenen Studien wurden an gesunden Kollektiven vorgenommen. Eine gemäß den verwendeten Kriterien als inadäquat bezeichnete Zufuhr kann jedoch dann kritisch werden, wenn der Bedarf krankheitsbedingt steigt oder nicht gedeckt werden kann, oder aber wenn besondere Situationen zu einer Steigerung des Bedarfs führen (Schwangerschaft, Sport, körperliche Wachstumsphasen).

Es gibt eine Reihe von Gruppen, bei denen von einem besonderen Risiko für eine vorübergehende oder dauerhafte Unterversorgung ausgegangen werden kann, ohne dass klinische Zeichen eines Mangels sichtbar werden müssen. Dieser Zustand wird auch als „verborgener Hunger“ bezeichnet [66].

aus armen Familien in Deutschland häufiger krank sind, häufiger unter psychischen Beschwerden leiden und in der physischen wie kognitiven Entwicklung zurückbleiben [204]. Dass hierbei neben den sozialen Problemen auch die Mikronährstoffversorgung eine kritische Rolle spielen kann, ist naheliegend.

Eine jüngst veröffentlichte umfangreiche Analyse verschiedener Ernährungsstudien an Kleinkindern (n = 794; 1.–3. LJ) kommt zu dem Ergebnis, dass Kleinkinder in Deutschland, deren Ernährung im Rahmen der VELS-Studie (Verzehrsstudie zur Ermittlung der Lebensmittelaufnahme von Säuglingen und Kleinkindern) geprüft wurde, die EAR für eine Reihe von Mikronährstoffen nicht erreichen (1. vs. 3. LJ: Vitamin A: 22/25 %; Vitamin E: 54/41 %; Folsäure: 63/49 %; Kalzium: 34/39 %; Eisen im Mittel 15 %; Zink im Mittel 10 %) [299]. Wie die Verfasser der VELS-Studie festhalten, sind Familien mit höherem Bildungsstand und höherem Einkommen überrepräsentiert. Daher seien die Ergebnisse für Kinder aus geringeren Einkommensschichten nicht repräsentativ. „Da bekannt ist, dass die Ernährungsqualität von Kindern vom Bildungsgrad und sozioökonomischen Status der Eltern beeinflusst wird, ist es aus ernährungswissenschaftlicher und präventivmedizinischer Sicht dringend wünschenswert, jetzt auch die Ernährungsgewohnheiten bei Säuglingen und Kindern aus gesellschaftlich benachteiligten Gruppen in Deutschland wie Ein-Eltern-Familien, Familien mit niedrigem Einkommen oder Familien in Armut näher zu untersuchen. Auch über die Ernährung von Säuglingen und Kleinkindern aus Familien mit Migrationshintergrund ist in Deutschland wenig bekannt.“ Bisher ist hier allerdings nichts passiert!

Demnach sollten gerade Kleinkinder aus Familien mit geringem Einkommen besonders gut hinsichtlich ihrer Ernährung untersucht werden. Übergewicht oder ein verzögertes Längenwachstum sind bereits ein Alarmsignal, dass die Ernährung nicht nur überkalorisch, sondern auch von geringerer Qualität, d. h. unzureichender Mikronährstoffdichte ist (siehe auch Kap. 8.3).

7 Besondere Ernährungsformen

7.1 Ernährung als Ursache von Mikronährstoffdefiziten

Grundsätzlich kann gelten, dass jede Form der längerfristig einseitigen Ernährung zu Vitamindefiziten führen kann, wenn diese nicht kompensiert werden. Dies gilt auch für manche als gesund apostrophierten Ernährungsweisen, wie vegan, paleo, Makrobiotik etc.

7.2 Ernährungsformen und Diäten

Zu den Ernährungsformen, die zum Risiko einer Unterversorgung beitragen können, gehören solche, die aus Gründen der Verträglichkeit oder der Weltanschauung auf einzelne Lebensmittelgruppen verzichten. Auf diese soll hier kurz eingegangen werden. Andere Formen der so genannten Außenseiterdiäten werden hier nicht besprochen. Bei diesen – da sie auch seltener zu finden sind – muss eine detaillierte Ernährungsanamnese erfolgen, um das mögliche Risiko abschätzen zu können. Vegane Ernährungsformen als strengste Auslegung des Vegetarismus sind dagegen häufiger zu finden. In den USA sind dies inzwischen 1,7 % der Bevölkerung; das sind 5 Mio. Menschen, in der Mehrzahl Frauen. In Deutschland haben sich ca. 10 % für eine vegetarische und 1 % für eine vegane Ernährung entschieden mit steigender Tendenz (www.euroveg.eu)

7.2.1 Vegetarische Diäten

Verschiedene vegetarische Diäten sind in ▸ Tab. 7.1 zusammengestellt.

Bewertung

Der völlige Verzicht auf Fleisch und tierische Produkte jeder Art stellt ein nicht zu vernachlässigendes Risiko einer Unterversorgung mit verschiedenen Mikronährstoffen dar. Wenngleich Menschen, die eine vegane Diät bevorzugen, immer wieder darauf hinweisen, dass ihnen außer Vitamin B_{12} nichts fehle, so gibt es doch hinreichend Daten, dass eine Reihe anderer Mikronährstoffe in der Versorgung kritisch ist [179]. Diese weltweit größte Veganer-Vegetarier-Studie vergleicht 33 883 Fleischesser mit 10 110 Fischessern, 18 840 Lacto-ovo-Vegtariern und 2596 Veganern. Fleischesser haben im Mittel eine höhere Energiezufuhr (10–11 %). Veganer haben in ihrer Ernährung den höchsten Gehalt an Ballaststoffen, Vitamin B_1, Folsäure, Vitamin C, E, Magnesium und Eisen. Dagegen steht der niedrigste Gehalt an präformiertem Vitamin A, B_{12}, D, Kalzium und Zink. Bei der Folsäure und bei Eisen muss die geringe Bioverfügbarkeit aus pflanzlichen Quellen berücksichtigt werden.

Tab. 7.1 Vegetarische Diäten.

Vegetarische Form	ausgeschlossene Lebensmittel	kritische Mikronährstoffe
flexi-vegetarisch	geringer Verzehr von Fleisch, Fleischprodukten und Fisch	Eisen und Zink, je nach Menge der tierischen Lebensmittel
lacto-ovo-vegetarisch	Fleisch, Fleischprodukte, Fisch, Fischprodukte	Eisen, Zink, Jod
lacto-vegetarisch	Fleisch, Fisch und Produkte daraus	Eisen, Zink, Jod, Vitamin A, D
ovo-vegetarisch	Fleisch, Fisch, Milch und Produkte daraus	Eisen, Zink, Jod, Kalzium, Vitamin A, D, B_2, B_{12}
vegan	keine tierischen Lebensmittel	Eisen, Zink, Jod, Kalzium, Vitamin A, D, B_2, B_{12}
fruktarisch	keine tierischen Lebensmittel, bevorzugt rohe oder getrocknete Früchte, Nüsse, Keimlinge	Eisen, Zink, Jod, Kalzium, Vitamin A, D, B_2, B_{12}
Makrobiotik	meist vegan, (je nach Grad) auch kleine Mengen Fleisch, Fisch möglich	Eisen, Zink, Jod, Kalzium, Vitamin A, D, B_2, B_{12}

Die Deutsche Veganerstudie (154 Teilnehmer) kommt zu dem Ergebnis, dass Veganern geraten werden sollte, die Vitamine B_2, B_{12} sowie Kalzium und Jod zu supplementieren. Zwar sind die Folsäure- und Eisenzufuhr im Bereich der Referenzwerte, jedoch wird die Frage der Bioverfügbarkeit ebenso wenig erörtert, wie die besonderen Risiken im Falle einer Schwangerschaft [698].

Wird auf jede Form tierischer Lebensmittel verzichtet, so kann es je nach Lebenssituation (z. B. Erkrankungen, Schwangerschaft, Stillzeit) zu klinisch relevanten Defiziten kommen. Zweifellos hat die vegane Ernährung auch ihre Vorteile. So haben Veganer im Vergleich zu Omnivoren ein niedrigeres Körpergewicht, sind sehr viel seltener übergewichtig und haben folglich auch ein geringeres Risiko für KHK, Diabetes Typ 2, metabolisches Syndrom und einige Formen von Krebserkrankungen. Nun sind dies alles Vorteile, die bei einem gesunden Lebensstil auch Omnivoren haben können, sofern ihre Ernährung ausgewogen ist, das Körpergewicht in den Grenzen des Normalbereiches liegt und sie sich regelmäßig bewegen – Verzicht auf exzessiven Alkoholgenuss und Rauchen inklusive.

Während gesunde Omnivoren bei abwechslungsreicher Kost kaum auf eine ausreichende Mikronährstoffzufuhr zu achten haben, müssen Veganer immer wieder die Versorgung mit einigen kritischen Mikronährstoffen im Auge behalten. Dies gilt ganz besonders für jene, die scheinbar ausreichend vorhanden sind, aber eine schlechtere Bioverfügbarkeit aufweisen als solche aus tierischen Lebensmitteln (▶ Tab. 7.2).

Neben den unterschiedlichen Bioverfügbarkeiten sind es die Probleme mit adäquaten Nährstoffquellen, die die Verfügbarkeit einschränken können (▶ Tab. 7.3).

Auch wenn der Anteil an pflanzlicher Kost deutlich über dem von Omnivoren liegt, sollte dies nicht darüber hinwegtäuschen, dass die Besonderheiten der Bioverfügbarkeit dennoch die Versorgungslage mit diversen Mikronährstoffen gefährden kann. Je nach Nahrungswahl und Zusammensetzung kann die Bioverfügbarkeit variieren und so auch individuell kontrolliert werden.

Ein Aspekt, der kaum kontrolliert werden kann, wenn nicht gezielt danach gesucht wird, sind individuelle Polymorphismen (siehe auch Kap. 2, Kap. 3).

Bisher gibt es wenige Studien zur Mikronährstoffversorgung bei Veganern. Eine schwedische Studie vergleicht die Ernährung und den Ernährungsstatus bei jungen Veganern (30) mit Omnivoren (30) [405]. Veganer hatten eine Versorgung unterhalb der EAR bei Vitamin B_2, B_{12}, D, Kalzium und Selen. Eine Vitamin-A-Zufuhr (angegeben als RE) bei 700 µg/Tag alleine aus Betakarotin ist kritisch. Hier reichen bereits geringe Variationen der Bioverfügbarkeit (siehe Kap. 2.2) und die Versorgung wird kritisch. Dies gilt gerade dann, wenn die vegane Ernährung bereits seit einigen Jahren eingehalten wird. Hier kann davon ausgegangen werden, dass die Leberspeicher an Vitamin A kaum über große Reserven verfügen. Kommt noch eine schlechte Vitamin-D-Versorgung hinzu, so kann dies Störungen der Immunfunktion erklären (siehe auch Kap. 2.3).

Da v. a. weibliche Jugendliche und junge Frauen zu einer veganen Kost wechseln, ist bei der kritischen Versorgung mit Kalzium, Zink, Magnesium und Vitamin D, die bereits in dieser Altersgruppe bei Omnivoren beschrieben wird (NVS II), ein besonderes Risiko in Bezug auf Knochendichte und späteres Osteoporoserisiko ebenso wie auf Schwangerschaftskomplikationen gegeben (siehe Kap. 8.1). Weiterhin sollte berücksichtigt werden, dass ein Vitamin-B_2-Defizit einen ungünstigen Effekt auf den Eisenstatus hat. Die Absorption ist gehemmt, der intestinale Verlust gesteigert und die Eisen-Utilisierung für die Hämsynthese eingeschränkt. Individuen mit Vitamin-B_2- und Eisenmangel sprechen nach einer Korrektur des Vitamin-B_2-Defizits besser auf eine Eisengabe zur Behandlung der Anämie an [547].

Tab. 7.2 Mikronährstoffe und ihre mittlere Bioverfügbarkeit.

Mikronährstoff	mittlere Bioverfügbarkeit (pflanzl. vs. tier.)	Inhibitoren/Ursache
Eisen	Cerealien, Blattgemüse (1:5 – 1:10)	Phytinsäure, Polyphenole (Kaffee, Tee), Sojaprotein
Zink	Cerealien (1:3)	Phytinsäure
Kalzium	Cerealien, Blattgemüse (1:3)	Phytinsäure
Folat	Blattgemüse (1:4)	Polyglutamatverbindung

Tab. 7.3 Vegane Kost: Ursachen inadäquater Nährstoffversorgung.

Mikronährstoff	besondere Ursachen inadäquater Versorgung bei veganer Kost
Vitamin B_{12}	• in Pflanzen nicht vorhanden • das in Algen vorkommende Vitamin B_{12} entspricht nicht dem durch Bakterien gebildeten und hat kaum die Wirksamkeit von Vitamin B_{12}
Vitamin A	• in Pflanzen nicht vorhanden • als Provitamin A aus Karotten, Mango • Konversion zu Vitamin A (1:12) • kritisch auch bei BCM-Polymorphismus (siehe Kapitel Betakarotin)
Vitamin D	• in Pflanzen nicht bzw. nur in geringer Menge vorhanden, aber in Pilzen (besonders UV-getrockneten)
Kalzium	• allgemein niedrige Zufuhr (< 500 mg), da in pflanzlichen Lebensmitteln nur sehr begrenzt vorhanden
Jod	• wenige Quellen (marine Algen) • goitrogene Substanzen in Soja, Kreuzblütlern und Süßkartoffeln
Eisen	• schlechtere Bioverfügbarkeit aus pflanzlichen Quellen gegenüber Eisen aus tierischen Produkten

7

Fazit

Eine gut geplante vegetarische Ernährung kann bei Gesunden eine ausreichende Versorgung mit allen Mikronährstoffen sichern. Ausnahme ist auch hier Vitamin D. Kritisch kann Eisen und Zink werden. Eine strenge vegane Ernährungsweise ist dagegen immer mit dem Risiko mehr oder weniger starker Mikronährstoffdefizite (Vitamin B_{12}, B_2, A, D und Folsäure sowie Eisen, Zink und Kalzium) verbunden. Wird nur die Zufuhrseite betrachtet, so mag die Versorgung ausreichend scheinen. Berücksichtigt man aber die geringe Bioverfügbarkeit verschiedener Mikronährstoffe aus pflanzlichen Lebensmitteln, so kommt man zu realistischeren Resultaten. Regelmäßige Kontrollen sind erforderlich. Eine Supplementierung, so auch das Votum verschiedener Fachgesellschaften, kann hier, besonders bei Schwangerschaft und Stillzeit, nicht umgangen werden (Kap. 8.1, Kap. 8.2).

Merke

M!

Ess-Störung

Bei der Ernährungstherapie der Anorexia nervosa darf die Energieaufnahme nicht alleine im Vordergrund stehen. Aktuelle Untersuchungen haben ergeben, dass die Referenzwerte für fast alle Mikronährstoffe um 20–70 % unterschritten wurden [553]. Eine begleitende chronische Entzündung (signifikant höhere Werte für TNF-α, IL-1β, IL-6 und TNF-Rezeptor II), so eine Metaanalyse [632], kann eine Entzündungsanämie verursachen (siehe Kap. 4.2). Ein MVM-Präparat als Überbrückung bis zur Umstellung auf eine ausgewogene Mischkost stellt eine wichtige Intervention zur Vermeidung von Mikronährstoffdefiziten dar.

8 Lebenszyklus

8.1 Schwangerschaft

In der Schwangerschaft und Stillzeit besteht ein Mehrbedarf an verschiedenen Mikronährstoffen (siehe auch Einzeldarstellungen).

In den üblichen Empfehlungen sind die Angaben zum Mehrbedarf Schätzwerte. Diese orientieren sich am leichter zu berechnenden Energie-Mehrbedarf oder an Werten aus wenigen Studien (meist tierexperimentell), die dieser Frage nachgegangen sind. Wenn also ein Mehrbedarf angenommen wird, so kann dieser sowohl über als auch unter dem Schätzwert liegen. Er sollte jedoch als Orientierung genommen werden, wenn es um die Abschätzung des Risikos einer unzureichenden Versorgung geht.

Die Referenzwerte nach DACH (2015) sind in ► Tab. 8.1 zusammengestellt.

Beobachtungsstudien haben gezeigt, dass einige Indikatoren der Mikronährstoffversorgung mit zunehmendem Gestationsalter abnehmen, ohne dass Klarheit darüber besteht, ob diese Abnahme zugunsten des sich entwickelnden Kindes geht oder aber Folge von Veränderungen der Gewebeverteilung bei der Mutter oder auch Reduktion von Transportproteinen darstellt. Unsere Kenntnisse über den Mikronährstoffbedarf Schwangerer leiten sich im Wesentlichen aus solchen Studien ab, die die Folgen einer Unterversorgung im Vergleich zu einer besseren Versorgung für die kindliche Entwicklung beschreiben (► Tab. 8.2). Eine Vielzahl von Studien aus Gebieten mit chronischer Mangelernährung zeigen, dass v. a. eine schlechte Versorgung mit Zink, Eisen oder Vitamin A zu einer intrauterinen Wachstumshemmung führt und das Risiko von Frühgeburten und Missbildungen erhöht [66].

8.1.1 Kritische Mikronährstoffe

Zwei Mikronährstoffe sind bei Schwangeren besonders kritisch hinsichtlich Versorgung und Konsequenzen bei Unterversorgung: Folsäure und Eisen. Je nach Ernährung kann dies auch weitere Mikronährstoffe betreffen.

Tab. 8.1 Referenzbereich nach DACH (2015) [192].

Mikronährstoff	Referenzbereich Frauen (19–50 Jahre)	Mehrbedarf Schwangerschaft	Mehrbedarf Stillzeit
Vitamin A (mg)	0,8	1,1	1,5
Vitamin E (mg)	12	13	17
Vitamin D (µg)	20	20	20
Vitamin K (µg)[1]	60	60	60
Vitamin C (mg)	100	105	125
Thiamin (mg)	1,0	1,2	1,4
Vitamin B_2 (mg)	1,2	1,5	1,6
Niacin (mg)	13	15	17
Vitamin B_6 (mg)	1,2	1,9	1,9
Folsäure (µg)	400	600	600
Vitamin B_{12} (µg)	3	3,5	4
Biotin (µg)[2]	30–60	30–60	30–60
Pantothensäure (mg)	6	6	6
Eisen (mg)	15	30	20
Jod (µg)	200	230	260
Zink (mg)	7	10	11
Kalzium (mg)	1000	1000	1000

[1] Vitamin K – keine Differenzierung K_1, K_2;
[2] Biotinbedarf in der Schwangerschaft deutlich erhöht (siehe Kap. 3.6)

Tab. 8.2 Mikronährstoffe und Einfluss auf die fetale Entwicklung [134].

Mikronährstoffe	Entwicklungsstörung bei inadäquater Zufuhr
Eisen, Magnesium, Niacin	2- bis 5-faches Risiko für Spina bifida bei geringer Zufuhr
Zink	Zinksupplemente verringern NTD-Risiko
Eisen, Magnesium, Vitamin C	höhere Zufuhr zeigt geringeres Risiko für Spaltbildungen
Vitamin B_2 und Niacin	höhere Zufuhr senkt Risiko für Missbildungen des Urogenitaltraktes
B-Vitamine	Vitamin-B-arme Ernährung steigert Risiko für kongenitale Herzfehler
Vitamin B_{12}, B_6	Frauen mit einem präkonzeptionell hohen B_{12} (> 258 pmol/l) und einem hohen B_6 (> 30 nmol/l) haben ein 60 % geringeres Frühgeburtsrisiko als Frauen mit geringeren Werten

Folsäure

Die Empfehlung für Frauen im gebärfähigen Alter bei Kinderwunsch und mindestens bis zum Ende des ersten Schwangerschaftsdrittels lautet 400 µg Folsäure/Tag [386]. Ein optimaler Schutz besteht bei einer erythrozytären Folsäurekonzentration > 900 nmol/l. Damit sinkt das Risiko für Neuralrohrdefekte (NTD) um 40 %. Bei höheren Dosierungen (5 mg/Tag), die im Falle eines MTHFR-Polymorphismus empfohlen werden, sinkt das Risiko um bis zu 85 % [3].

Frauen mit einem gesteigerten Risiko für NTD haben in der Anamnese oft

- einen Fetus oder ein Kind mit NTD
- eine erst-, zweit- oder drittgradige Verwandtschaft mit einem NTD-Fall
- Diabetes II oder auch I
- Epilepsie und Einnahme von Valproinsäure oder Carbamazepin (Interaktion mit Folsäure, Vitamin B_6 und B_{12})
- Einnahme von Folsäure-Antagonisten (Amniopterin, Methotrexat)

In diesen Fällen sollte ganz besonders auf eine ausreichende Folsäuresubstitution geachtet werden.

Vitamin B_6

Nimmt man die PLP-Konzentration im Plasma als Statusindikator, so zeigt sich, dass PLP während der Schwangerschaft, besonders aber im 3. Trimenon, stark abnimmt [201]. Ursache ist wahrscheinlich die auf der fetalen Seite zu beobachtende Anreicherung von PLP. Bei ausreichender Ernährung besteht hier kein Handlungsbedarf. Klinische Zeichen für Defizite wurden nicht beschrieben. Die Annahme, dass ein niedriger Vitamin-B_6-Status ein Risikofaktor für Präeklampsie ist, ist nicht sicher belegt.

Vitamin B_{12}

Auch die Vitamin-B_{12}-Konzentration im Blut der Mutter nimmt im Verlauf der Schwangerschaft ab. Ähnlich wie bei Vitamin B_6 kann eine Ursache der Transfer (Konzentrationsgradient) über die Plazenta sein, die Vitamin B_{12} anreichert. Das Neugeborene hat, so eine ältere Studie, doppelt so hohe Gewebekonzentrationen wie die Mutter [443]. Inwieweit dies zu Defiziten bei der Mutter führt, ist umstritten. Prävalenz-Schätzungen gehen von 7,4 % Vitamin-B_{12}-Defiziten bei kanadischen Frauen und bis zu 72 % in einer südöstlichen türkischen Provinz aus [385], [561]. In der kanadischen Studie wurden 10 622 Frauen untersucht, bei denen ein Vitamin-B_{12}-Wert < 125 pmol/l als defizient angenommen wurde. In der türkischen Studie wurden bei 180 Frauen Vitamin B_{12}-, Folsäure- und Eisenstatus untersucht. In 72 % der Fälle fanden sich Vitamin-B_{12}-Konzentrationen im Serum < 118 pmol/l, ebenso bei 41 % der Kinder. Schwere Defizite (< 88 pmol/l) ergaben sich bei 48 % der Mütter und 23 % der Kinder. Während eine große Zahl von Frauen auch einen Eisen- (62 %) und Folsäuremangel (9 %) und 48 % eine Anämie aufwiesen, fand man nur fünf Neugeborene mit Anämie und ein Kind mit Folsäuredefizit. Als Ursache werden die schlechte Nahrungsversorgung sowie fehlende tierische Quellen angesehen – diese Gegebenheiten betreffen v. a. die arme Landbevölkerung. Dies mag eine besondere Situation sein, die sich jedoch durchaus auch bei streng veganer Ernährung ergeben kann.

Folge des Vitamin-B_{12}-Defizits ist ein hohes Risiko für Neuralrohrdefekte (NTD). In Kanada, wo seit einigen Jahren das Mehl mit Folsäure angereichert wird, wurde der Anteil eines Vitamin-B_{12}-Defizits an den NTD-Fällen mit 34 % hochgerechnet [560]. Das Risiko für NTD bei schlechter im Vergleich zu guter Versorgung der Mutter beträgt 2,1–13,8

[560]. Die Prävention der NTD mit Folsäure alleine (wie bisher) übersieht das Vitamin-B_{12}-Problem. Dies gilt ganz besonders für vegane Ernährung. Immerhin haben strenge Veganerinnen, wie sie unter den Sikhs in Indien zu finden sind, die weltweit höchste NTD-Inzidenz [146].

Biotin

Biotin gehört besonders in der Schwangerschaft zu den unterschätzten Vitaminen. Die Referenzwerte sind höchst unsicher und beruhen auf groben Schätzungen. Während Schwangerschaft und Stillzeit wird ein gesteigerter Umsatz von Biotin beobachtet [535]. Als Biomarker des Biotinstatus wird hier die Ausscheidung der 3-Hydroxyisovalerinsäure (3-HIA) (mmol/mmol Kreatinin) im Urin verwendet. Supplementierung von Schwangeren mit Biotin (300 µg/Tag) in der frühen (6.–17. Woche) und in der späten (21.–37. Woche) Schwangerschaft führt zu einer hochsignifikanten Abnahme der 3-HIA-Ausscheidung im Vergleich zu Nichtsupplementierten. Dies wird von den Autoren der Studie als Beleg für ein Defizit interpretiert [481]. Gleichzeitig zeigt diese Studie, dass die bisherigen Referenzwerte für Schwangere mit 30 µg/Tag offensichtlich zu niedrig sind. Eine Ursache für den möglicherweise höheren Bedarf in der Schwangerschaft könnte die starke Anreicherung von Biotin in den fetalen Geweben sein (siehe Kap. 3.6). Inwieweit die in Tierexperimenten im Biotinmangel beobachteten teratogenen Effekte (Spaltbildungen) auf den Menschen übertragbar sind, ist nicht gesichert.

Vitamin A

Bei aller Diskussion um die Teratogenität von synthetischer Retinsäure (nicht etwa Vitamin A) darf nicht übersehen werden, dass eine Unterversorgung mit diesem Vitamin ebenfalls zu Missbildungen und Entwicklungsstörungen führen kann. Ein Vitamin-A-Mangel dürfte in Deutschland selten sein, obgleich bei Fettmalabsorption über Fälle von Nachtblindheit berichtet wird.

In den letzten Wochen der fetalen Entwicklung ist Vitamin A für die Lungenreifung essenziell [76]. In dieser Zeit werden Vitamin-A-Speicher in der Lunge angelegt, da die Versorgung über die fetale Leber noch nicht ausreichend ist. Ist die Versorgung des sich entwickelnden Kindes mit Vitamin A v. a. im zweiten und dritten Trimenon nicht ausreichend, so kann dies mehr oder weniger schwerwiegende Folgen für die Lungenreifung haben, besonders dann, wenn das Kind zu früh geboren wird und ein sehr niedriges Geburtsgewicht hat (< 1000 g). Letzteres ist auf die bei Unterversorgung mit Vitamin A häufiger anzutreffende intrauterine Wachstumsstörung (IUGR) zurückzuführen [171]. Bei Müttern in Brasilien, bei denen keine Anzeichen eines Vitamin-A-Defizits nachweisbar waren, finden sich in 33 % der Kinder mit IUGR deutlich erniedrigte Umbilikalblut-Retinolwerte gegenüber 14 % bei Neugeborenen mit regulärer Entwicklung [581]. Eine inadäquate Versorgung wird auch beobachtet, wenn die Abstände zwischen wiederholten Schwangerschaften weniger als 18 Monate betragen, oder aber bei Mehrlingsschwangerschaften. Hier werden neben niedrigen Retinolwerten im Blut der Mütter auch sehr niedrige Werte im Umbilikalblut beschrieben [602].

In diesen Fällen ist das Risiko für die Entwicklung einer bronchopulmonalen Dysplasie (BPD) besonders hoch. In vielen Studien wird eine Beziehung zwischen niedrigem Vitamin-A-Status und dem höheren Risiko für das Atemnotsyndrom (BPD) beschrieben [75]. Die Folgen sind vielfältig und reichen von Beeinträchtigung der Hirnentwicklung, schweren Retinaschäden bis hin zu lang anhaltenden Krankheitszuständen. Die bisherigen therapeutischen Interventionen waren meist nicht sehr erfolgreich. Die i. m. Injektion von Vitamin A bei diesen Frühgeborenen hat, so eine Cochrane-Analyse, signifikante Effekte. So war sowohl die Mortalität als auch der Sauerstoffbedarf, belegt durch acht Studien, bei den behandelten Kindern deutlich geringer als bei den Kontrollen [177]. Die Dosierungen liegen bei 1000–3300 IE/kg KG [11]. Allerdings sind die häufig nötigen Injektionen problematisch und sehr schmerzhaft. Eine Alternative bietet die jetzt in einer multizentrischen Studie geprüfte orale bzw. nasogastrale Anwendung [468], [469].

Vitamin D

Vitamin-D-Unterversorgung bis hin zum Mangel ist in nördlichen Breitengraden weit verbreitet (siehe Kap. 2.3). In den Niederlanden finden sich bei 60–84 % der schwangeren Migranten und bei 8 % der weißen Niederländerinnen Vitamin-D-Defizite [462]. Dabei sind die Autoren von einer Definition des Defizits ausgegangen (< 25 nmol/l (10 ng/ml)), die heute so nicht mehr gültig ist. Als adäquat werden Werte > 50 nmol/l (20 ng/ml) angesehen. Manche Autoren legen den Wert bei > 75 nmol/l (30 ng/ml) fest [306]. Gerade bei Migranten aus der Türkei, Syrien, dem Irak und Iran, aber auch anderen nordafrikanischen Ländern, muss vor allem bei Frauen mit Defiziten gerechnet werden, die erfasst und behandelt werden müssen [2].

Über die adäquaten Plasmawerte in der Schwangerschaft und beim Neugeborenen liegen bisher nur wenige Daten vor. Folglich sollten die Plasmawerte für Nichtschwangere bzw. für Kinder genommen werden. Eine Unterversorgung der Mutter hat sowohl Konsequenzen für die Schwangere als auch für die Entwicklung des Fetus [307]. So ist das Risiko für Gestationsdiabetes und Präeklampsie gesteigert, und beim Kind kann es zu intrauteriner Wachstumsstörung und Reduktion der Knochendichte kommen mit Konsequenzen für die spätere Entwicklung (siehe Kap. 8.1.3). So korreliert das fetale Femorvolumen signifikant sowohl mit den Serum-Vitamin-D-Werten [336] als auch mit der im 9. Lebensjahr des Kindes gemessenen Knochendichte [350]. Die Knochendichte des Kindes kann offensichtlich durch Anregung der kutanen Vitamin-D-Synthese in der Schwangerschaft gesteigert werden, wie die Daten nach 9.9 Jahren gezeigt haben [593]. In einer Langzeitstudie an 678 Mutter-Kind-Paaren aus Großbritannien fand sich eine direkte Beziehung zwischen niedrigen Serum-Vitamin-D-Werten in der Schwangerschaft und der Muskelkraft, nicht jedoch der Muskelmasse bei den Kindern im 4. Lebensjahr [283]. Zusammengenommen hat ein Vitamin-D-Defizit in der Schwangerschaft einen ungünstigen Effekt auf die Entwicklung des Skelett- und Muskelsystems mit möglichen Konsequenzen für die spätere Entwicklung.

Kalzium

Der Kalziumbedarf ist in der Schwangerschaft erhöht. Die Empfehlungen liegen bei 600–1450 mg/Tag und damit 600 mg über der Empfehlung für Nichtschwangere. Ist die Zufuhr nicht adäquat, so kommt es bei der Mutter zu einer Abnahme der Knochendichte und beim Fetus zu Wachstumsstörungen und niedrigem Geburtsgewicht [335]. Die Supplementierung von Kalzium (> 1 g/Tag) führt, so eine Cochrane-Analyse, zu einer signifikanten (50 %igen) Risikoreduktion einer Hypertonie in der Schwangerschaft [302]. In einer weiteren Cochrane-Analyse wurde eine Risikoreduktion für Präeklampsie bei Müttern beschrieben, die Kalzium (> 1 g/Tag) supplementierten [118].

Eisen

Etwa 25 % aller Schwangeren in Europa haben einen Eisenmangel. Die tägliche Zufuhr liegt in Europa lediglich bei 60 % des EAR für Schwangere [92]. Eine Schwangerschaft führt zu einem Nettoverlust von 600–700 mg Eisen, was besonders bei bereits bestehender Unterversorgung kritisch werden kann [106]. Bei Kleinkindern führt die gesteigerte Blutbildung zu einer ausgeprägten Zunahme des Eisenbedarfs, der mit 7 mg/Tag den eines Erwachsenen (6 mg/Tag) übersteigt. Ist die mütterliche Eisenversorgung unzureichend, so begünstigt dies Frühgeburten und niedriges Geburtsgewicht. In beiden Fällen sind die Eisenspeicher gering und gefährden damit die Entwicklung des Kindes [139].

Die WHO [231] hat aufgrund der sehr unterschiedlichen Bioverfügbarkeit des Eisens aus verschiedenen Lebensmitteln die in ▶ Tab. 8.3 aufgelisteten Empfehlungen für junge Frauen und Schwangere gegeben (mg/Tag).

Eine Ernährung mit sehr geringer Bioverfügbarkeit wäre eine vegane und dabei noch stark getreidebetonte Kost mit hohem Phytatgehalt, die in

Tab. 8.3 Eisen – Empfehlungen für junge Frauen und Schwangere in mg/Tag [231].

Bioverfügbarkeit	junge Mädchen (15–19 Jahre)	nicht schwangere Frauen (18–60 Jahre)	Schwangere (3. Trimenon)
sehr gering	60	59	179–299
gering	32	32	92–152
mittel	16	16	46–76
hoch	10	11	31–61

Tab. 8.4 Empfohlene Menge an Zink (mg/Tag) aus Lebensmitteln mit hoher, moderater oder geringer Bioverfügbarkeit (siehe Kap. 4.3.1).

Trimenon	Bioverfügbarkeit hoch	Bioverfügbarkeit moderat	Bioverfügbarkeit niedrig
1	3,4	5,5	11
2	4,2	7	14
3	6	10	20

Deutschland eher selten vorkommen dürfte. Eine geringe Bioverfügbarkeit liegt aber bereits bei einer veganen Kostform vor. Mittlere bis hohe Bioverfügbarkeit wird man nur durch regelmäßigen Verzehr tierischer Lebensmittel bzw. durch Supplemente erreichen.

Zink

Zink ist für fetales Wachstum und die postnatale Entwicklung besonders wichtig. Es wird während der Schwangerschaft und der Stillzeit dem mütterlichen Organismus entzogen. Folglich wurden die Empfehlungen entsprechend angepasst. Dabei wird auch die unterschiedliche Bioverfügbarkeit berücksichtigt [224] (▶ Tab. 8.5).

Bedingungen, die einen sekundären Zinkmangel während der Schwangerschaft begünstigen:

- Einschränkung der Absorption
  - Inhibitoren, wie Phytat (Getreide), Ballaststoffe und Kalziumsupplemente
  - Eisensupplemente (> 15 mg/Tag)
  - gastrointestinale Erkrankungen mit Malabsorption
- geringe Zufuhr
  - vegetarische/vegane Ernährung
- Verluste
  - Hyperemesis
- Einschränkung des plazentaren Transportes
  - Rauchen
  - Alkohol
  - Infektionen
  - starke körperliche Belastung

Jod

Eine Unterversorgung mit Jod während der Schwangerschaft gefährdet die körperliche und geistige Entwicklung des Kindes. Durch den gesteigerten Grundumsatz der Mutter, erhöhte renale Verluste und Abgabe von Jod an das sich entwickelnde Kind (50 µg/Tag) ab der 12. Woche kann die Jodversorgung rasch kritisch werden. Bis zur 20. Woche ist die Schilddrüse des Fetus noch nicht vollständig funktionsfähig und vollständig von der Versorgung mit mütterlichem Thyroxin abhängig. Dies erfordert eine um 50 % höhere Aktivität der mütterlichen Schilddrüse und damit auch höhere Jodversorgung. Die Prävalenz des Jodmangels ist auch in Deutschland hoch. Bereits bei Nichtschwangeren wird der Referenzwert von 200 µg/Tag nicht erreicht. Für Schwangere ist der Referenzwert 230 ug/Tag. Die Jodversorgung wird dann besonders kritisch, wenn der Salzverzehr stark eingeschränkt ist oder auf Modesalze (Steinsalz etc.), die nicht angereichert sind, zurückgegriffen wird. Die Folgen einer Unterversorgung sind sowohl für die Schwangere wie das Kind nicht unerheblich. Es kommt zu einer Zunahme von Missbildungen und Frühgeburten sowie Wachstums- und Entwicklungsstörungen beim Fetus. Bereits eine moderate Unterversorgung kann zu einer eingeschränkten kognitiven Entwicklung des Kindes beitragen [551].

Der Arbeitskreis Jodmangel [32] hat Diagnostik und Therapie für Schwangere zusammengefasst:

Hypothyreose

- TSH + erhöhtes fT 4 = manifeste Hypothyreose
- TSH + normales fT 4 = latente Hypothyreose
- isolierte Hypothyroxinämie = besondere Form der Hypothyreose, besonders in der Schwangerschaft

Hashimoto-Thyreoiditis

- wie oben, zusätzlich Anti-TPO (bzw. MAK) positiv (Nachweis von Anti-TPO auch bei Euthyreose mit hoher Prädiktionskraft: bei 19–50 % der Frauen kommt es postpartal zu manifester Hypothyreose)
- Levothyroxin ist in einer Dosis um TSH im unteren Normbereich einzustellen (TSH 0,5–1,5 mU/l) bereits bei Kinderwunsch

- Überprüfung der Substitutionsdosis mit Levothyroxin sobald Schwangerschaft gesichert, Überprüfung der Dosierung alle drei Monate, TSH Zielbereich 0,5–1,5 mU/l und 100 µg Jodid spätestens ab der 12. Schwangerschaftswoche bis zum Ende der Stillzeit

Schwangerschafts-Hyperthyreose

- HCG hat thyreotrope Wirkung, d. h. je höher HCG, desto höher das Risiko einer Hyperthyreose, d. h. das TSH ist praktisch immer supprimiert, insbesondere bei Mehrlingsschwangerschaften
- fT 3 + fT 4 im oberen Normbereich = latente Hyperthyreose
- fT 3 + fT 4 erhöht = manifeste Hyperthyreose
- Hyperthyreose oft einhergehend mit Hyperemesis gravidarum
- meist milde und transient, keine thyreostatische Behandlung, 100 µg Jodid ab der Normalisierung des TSH (meist ab dem 2. Trimenon)

Morbus Basedow

- wie oben, zusätzlich TRAK- (MAK-)Titer erhöht
- wenn TRAk erhöht, besteht die Gefahr der Hyperthyreose des Fetus: Risiko-Schwangerschaft. Überprüfung der kindlichen Entwicklung alle vier Wochen durch Gynäkologen
- Verschlechterung im 1. Trimenon, meist Besserung ab dem 2. Trimenon
- Thiamazol oder Propycil in niedriger Dosierung, Kontrolle alle 3–4 Wochen
- cave: Hypothyreose der Mutter
- Gabe von Betablockern bei Tachykardie möglich
- kein Jodid
- fetales Missbildungsrisiko bei adäquater Therapie nicht erhöht
- Stillen auch unter Thiamazol oder Propycil möglich

Struma

- 200 µg Jodid/Tag während der gesamten Schwangerschaft und Stillzeit
- bei bekannten autonomen Adenomen in einer Struma mit latenter Hyperthyreose kein Jodid in der Schwangerschaft

8.1.2 Folgen einer Mangelernährung für die pränatale Entwicklung

Die durch die Mangelernährung der Mutter begünstigte **intrauterine Wachstumshemmung (IUGR)** kann nicht nur zu einer Wachstumshemmung führen, von der meist alle Organe betroffen sind, sondern auch zu einer bleibenden Funktionseinschränkung, die als Ursache für die im späteren Lebensalter auftretenden Erkrankungen diskutiert wird.

Wichtige Regulatoren des Wachstums sind das Wachstumshormon (Growth Hormone, GH) und der Insulin-like Growth Factor-1 (IGF-1). Diese bilden ein flexibles Regelsystem (GH/IGF-1-Achse), welches für das Wachstum von Plazenta und kindlichem Organismus von großer Bedeutung ist. Die Sekretion des IGF-1 (vorwiegend in der Leber) wird durch das im Hypothalamus gebildete Wachstumshormon (GH) stimuliert, dessen Sekretion durch das GH-Releasing Hormon gesteigert und durch Somatostatin gehemmt wird.

Wie der Name bereits sagt, hat IGF insulinähnliche Eigenschaften, kann auch am Insulinrezeptor binden und auf diese Weise anabole Prozesse steuern, die für Vorgänge der Energiebereitstellung und Verwertung wie auch für das Organwachstum von Bedeutung sind.

Typische Zeichen bei IUGR sind niedrige Spiegel an Insulin, IGF-1 und hohe Spiegel an IGFBP-1 [672]. Letzteres bedeutet, dass die Menge an wirksamem IGF-1 durch die Bindung an das Bindungsprotein (IGFBP-1) weiter verringert und damit das fetale Wachstum reduziert wird.

Als intrauterine Wachstumshemmung (IUGR) wird ein Geburtsgewicht eines zwischen der 37. und 42. Woche geborenen Kindes angenommen, welches unter der populationsspezifischen 10 %-Perzentile (< 2500 g) liegt. Gleiches gilt für Frühgeburten, die unter der 10 %-Perzentile des Geburtsgewichtes zum Gestationszeitpunkt liegen [455]. Die Prävalenz für IUGR ist in Ländern mit geringem Einkommen und weit verbreiteter Mangelernährung deutlich höher (24 % in Subsahara-Afrika und bis zu 40 % in Südasien) als in Europa (6 %) [285].

Eine Cochrane-Analyse auf der Basis von 17 Studien aus einkommensschwachen Ländern (niedriges und mittleres Einkommen) folgert, dass die alleinige Gabe von Eisen und Folsäure durch ein Multivitamin/Mineral-Präparat mit Eisen und Folsäure ersetzt werden sollte, da so die Zahl der Kin-

8

der mit niedrigem Geburtsgewicht oder zu geringem Gewicht zum Gestationszeitpunkt (SGA) signifikant erniedrigt werden kann [276].

Die Rolle einer unzureichenden Ernährung als Auslöser der Wachstumsretardierung wurde in einer Studie an 844 Fällen (SGA) und 870 Kontrollen in Neuseeland überprüft [478]. Mütter mit normalgewichtigen Neugeborenen hatten signifikant häufiger angegeben, in den ersten Monaten der Schwangerschaft Obst und Fisch verzehrt sowie Folsäure supplementiert zu haben. Einnahme von Eisen im letzten Trimenon führte ebenfalls zu einer Risikoreduktion für SGA. Als Ursache wird eine Zunahme des Gestationsalters durch die Folsäure-Supplementierung angenommen. Eine schlechte Eisen- und/oder Folsäureversorgung kann zu einem erhöhten Risiko für IUGR beitragen [582]. Ein erhöhter Homocysteinwert als Indikator einer unzureichenden Versorgung mit Folsäure (aber auch der Vitamine B_6 und B_{12}) war mit einem 25 % höheren Risiko für SGA-Neugeborene verbunden [303].

8.1.3 Langfristige postnatale Folgen einer Mangelernährung

Die experimentell und durch große Beobachtungsstudien gut belegte, als Developmental Origins of Health and Disease bezeichnete Hypothese (DOHaD) versucht die Zusammenhänge zwischen intrauteriner Wachstumsstörung und im Erwachsenenalter auftretenden Erkrankungen zu erklären [280]. DOHaD beschreibt weniger eine Umprogrammierung als vielmehr eine phänotypische Veränderung innerhalb des physiologischen Rahmens, welche eine adaptierte Reaktion auf die kommenden Herausforderungen im Sinne eines Priming darstellt [280].

Priming bedeutet in diesem Zusammenhang, dass der Stoffwechsel des Kindes auf Energiesparmodus gesetzt wird, wenn durch die Mutter wenig geliefert wird. Die Lieferung von Energie und Mikronährstoffen sowie die Hormone der Mutter, die das Kind über die Plazenta erreichen, sind dabei so etwas wie das Fenster des Fetus zur Außenwelt, auf die sich der wachsende Organismus einstellt. Dies kann im Falle einer Mangelernährung am besten geschehen, indem z. B. energieverbrauchende Organe einfach kleiner ausfallen und so weniger verbrauchen. Interessanterweise ist das Wachstum des Gehirns, obwohl es die meiste Energie benötigt, in vielen Fällen nicht beeinträchtigt (asymmetrische IUGR). Dieses Priming sichert quasi vorausschauend das Überleben unter ungünstigen Bedingungen.

Ändern sich jedoch die postnatalen Bedingungen (Ernährung, Klima, soziales Umfeld u. a.) gegenüber der Schwangerschaft, so kann dieses Priming auch negative Folgen haben. Dieser auch als Mismatch-Hypothese bezeichnete Vorgang dient als eine Erklärung für das gesteigerte Risiko für Diabetes Typ 2 und metabolisches Syndrom bei Kindern mit geringem Geburtsgewicht infolge Mangelernährung der Mutter [112]. Besonders evident wird dies bei der überproportionalen Zunahme dieser Erkrankungen in Gebieten, in denen Mangelernährung, aber auch wirtschaftliches Wachstum nebeneinander vorkommen (Asien, Südamerika).

Dabei führt nicht nur Mangelernährung, sondern auch Überernährung, wie sie häufiger in Industrienationen zu finden ist, in der Schwangerschaft zu adaptiven Antworten des Fetus, die seine spätere Gesundheit beeinträchtigen können [289].

Konsequenzen einer Mangelernährung in der Schwangerschaft für die weitere kindliche Entwicklung sind in ▸ Abb. 8.1 zusammengefasst [152].

Die in ▸ Abb. 8.1 angegebenen Erkrankungen und die zugeordneten Mikronährstoffe basieren auf Beobachtungsstudien sowie tierexperimentellen Untersuchungen und stellen eine Risikobewertung dar, die jedoch noch durch eine Vielzahl anderer Parameter, nicht nur der Genetik und Epigenetik, sondern auch durch das soziale Umfeld, den Lebens- und Ernährungsstil etc. beeinflusst wird.

Hormonelle Reaktionen auf Stress (Anstieg maternales Kortisol) oder als Folge einer Mangelernährung mit Einfluss auf die GH/IGF-Achse können langfristige Veränderungen nach sich ziehen, die sowohl das kardiovaskuläre System betreffen, als auch die Regulation der Energieaufnahme und Verteilung energieliefernder Substrate und damit die Körperzusammensetzung.

Epigenetische Veränderungen können in Abhängigkeit von Methylgruppenüberträgern (Folsäure, Vitamin B_6, B_{12}) zu einer mehr oder weniger effizienten Reaktion auf Umwelteinflüsse führen bzw. die Stressantwort modifizieren [688].

Die Reifung des **Immunsystems** ist ein wichtiger Faktor in der Entwicklung des Kindes und ebenfalls stark von einer ausreichenden Mikronähr-

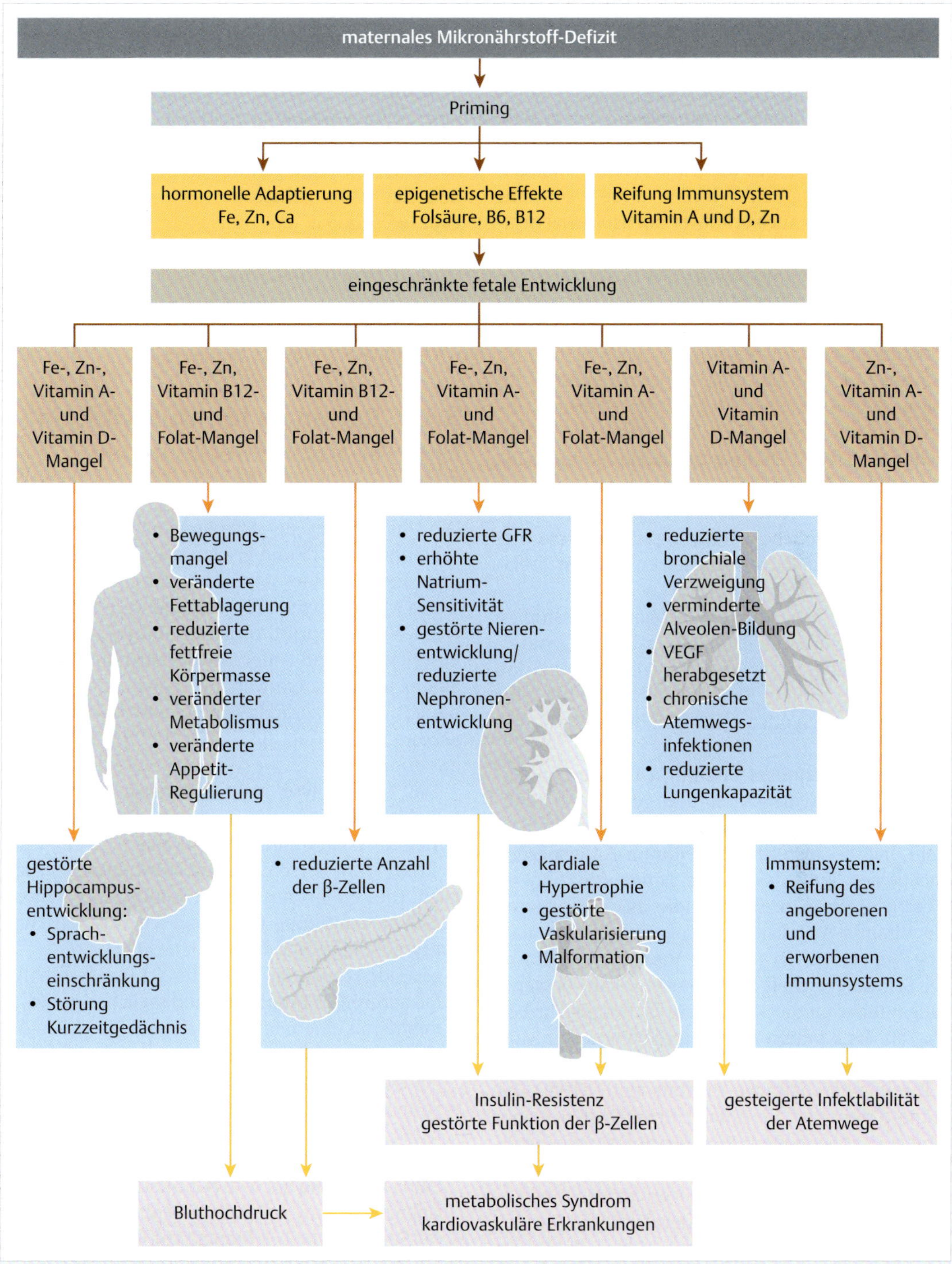

Abb. 8.1 Mikronährstoffdefizite der Mutter – Folgen für das Kind. Mütterliche Mikronährstoffdefizite und angenommene Folgen für spätere Krankheitsrisiken des Kindes. Durch die intrauterine Wachstumsstörung, die unzureichende Entwicklung des Immunsystems und epigenetische Effekte kann es zur morphologischen wie funktionellen Unterentwicklung von Organen kommen. Die möglichen Folgen sind vielschichtig und erklären die bei Kindern mit IUGR häufiger beobachteten kardiovaskulären Erkrankungen [152].

stoffzufuhr (besonders Vitamin A und D) abhängig [296].

Das Priming im fetalen Stoffwechsel kann einen nachhaltigen Einfluss auf die Organfunktion haben und damit Grundlage für spätere Krankheiten sein.

So wird die Entwicklung der **Niere** direkt durch IGF-1 kontrolliert, was aufgrund der bei Mangelernährung geringeren Wirkung dieses Hormons bei oft zusätzlich auch erhöhter Kortisolkonzentration (Stressantwort) zu einer verminderten Bildung von Glomeruli beiträgt. Da postnatal keine weiteren Glomeruli mehr hinzukommen, könnte dies das höhere Risiko für späteren Bluthochdruck erklären [684].

Insulinresistenz hat eine Hyperinsulinämie zur Folge, die die anabole Nutzung der Nahrung verbessern kann – besonders dann, wenn die Zufuhr nicht ausreichend ist. Eine pränatale Veränderung der IGF/GH-Hormonachse, die Insulinresistenz nach sich zieht und postnatal erhalten bleibt, könnte bei reichlichem Nahrungsangebot die metabolischen und **kardiovaskulären Risiken** erklären [348], [725].

Aus einer Vielzahl von Beobachtungsstudien lässt sich entnehmen, dass geringes Geburtsgewicht häufiger mit endothelialer Dysfunktion und damit erhöhtem Risiko für KHK wie auch für **metabolisches Syndrom** und **Diabetes Typ 2** einhergeht [630].

Während besonders Vitamin A für die **Lungenreifung** verantwortlich ist und gerade bei Frühgeburten dies eine sehr kritische Komponente darstellt, hat die ausreichende Vitamin-A-Versorgung auch einen Einfluss auf die Lungenfunktion im späteren Leben. In einer Studie an Schwangeren mit Vitamin-A-Defiziten gelang es zu zeigen, dass eine Supplementierung mit Vitamin A während der Schwangerschaft zu einer signifikant besseren Lungenfunktion der Kinder im 12. Lebensjahr beitrug als der Kindern nicht supplementierter Mütter [141].

Die wissenschaftliche Prüfung der DOHaD-Hypothese steht erst am Anfang. Eines lässt sich aber bereits jetzt festhalten: Eine quantitativ wie qualitativ unzureichende Ernährung in der Schwangerschaft kann weitreichende Folgen für das Kind haben und sollte daher verhindert werden. Dies erreicht man keinesfalls nur mit Mikronährstoffen, sondern es bedarf auch einer guten Beratung und Führung der Schwangeren. An den Vorgängen und Folgen der Mangelernährung auf die spätere Entwicklung des Kindes sind vielfältige Mechanismen und Mikronährstoffe beteiligt. Eine besondere Rolle scheinen auch die langkettigen mehrfach ungesättigten Fettsäuren (LC-PUFA) zu spielen [62]. Eine unzureichende Zufuhr scheint die Entwicklung eines Gestationsdiabetes sowie späteres Übergewicht beim Kind zu begünstigen. Allerdings können die Wirkungen der LC-PUFA nicht von denen der Mikronährstoffe getrennt werden, die ganz wesentlich am Transport und Stoffwechsel dieser Fettsäuren beteiligt sind. Unterschiedliche Studien zeigen einen positiven Effekt einer (normal dosierten) Multivitaminsupplementierung, vor allem bei mangelernährten Frauen, auf die Gewichtsentwicklung des Kindes [528].

8.1.4 Rationale für Multivitamin/Mineral-Supplemente in der Schwangerschaft

Die Überprüfung der Effizienz der Supplementierung mit Folsäure und Eisen hat eindeutig ergeben, dass diese zu einer Reduktion von Spalt- und anderen Missbildungen führt. In mehreren Metaanalysen wurde geprüft, ob Eisen und Folsäure allein ausreichend sind, oder ob die Kombination mit einem Multivitamin/Mineral-Präparat (MVM-Präparat) einen zusätzlichen Effekt bringt [259], [276], [721]. ▶ Tab. 8.5 [259] fasst die Ergebnisse zusammen.

Die Metaanalyse zeigt eindrucksvoll, wie die Supplementierung von Folsäure zusammen mit einem Multivitamin/Mineral-Präparat zu einer Reduktion von verschiedenen Missbildungen beiträgt. Dies erklärt auch die eindeutige Empfehlung der Expertengruppe der kanadischen Gesellschaft für Gynäkologie und Geburtshilfe [721]:

- gesunde Frauen mit geplanter Schwangerschaft: folsäurereiche Ernährung und tägliche Supplemente mit einem folsäurehaltigen (0,4–1,0 mg) Multivitamin/Mineral-Supplement 2–3 Monate vor Konzeption bis zum Ende der Stillzeit
- Frauen mit Gesundheitsrisiken (Epilepsie, Diabetes, BMI > 35, anamnestisch NTD) oder Angehörige einer Hochrisikogruppe (z. B. indische Sikhs haben die höchste NTD-Rate: 8–10/1000 Geburten): 5 mg Folsäure zu Multivitamin/Mineral-Supplement 2–3 Monate vor Konzeption bis 12. Woche nach Konzeption. Anschließend bis Ende der Stillzeit Multivitamin mit 0,4–1,0 mg Folsäure.
- Bei Frauen, die eine ungesunde Ernährung und auch ungesunden Lebensstil haben (Tabak, Alko-

Tab. 8.5 Studien, die die Wirkung von MVM-Supplementen auf das Auftreten von Missbildungen beschreiben.

Missbildung	Risikoreduktion (OR/95 % CI*) MVM-Supplement	Studie
NTD	0,67 (0,58–0,77)	Fall Kontroll
	0,52 (0,39–0,69)	Kohorten und RCT
kardiovaskulär	0,78 (0,67–0,92)	Fall Kontroll
	0,61 (0,40–0,92)	Kohorten und RCT
Extremitäten	0,48 (0,30–0,76)	Fall Kontroll
	0,57 (0,38–0,85)	Kohorten und RCT
Gaumenspalte	0,76 (0,62–0,93)	Fall Kontroll
	0,42 (0,06–2,84)	Kohorten und RCT
Lippenspalte	0,63 (0,54–0,73)	Fall Kontroll
	0,58 (0,28–1,19)	Kohorten und RCT
urogenital	0,48 (0,30–0,76)	Fall Kontroll
	0,68 (0,35–1,31)	Kohorten und RCT
Hydrozephalus	0,37 (0,24–0,56)	Fall Kontroll
	1,54 (0,534,50)	Kohorten und RCT

*OR: Odds Ratio; CI: Confidence Interval

hol), sollten 5 mg Folsäure zu einem Multivitamin/Mineral-Supplement und eine intensive Beratung empfohlen werden.

Fazit

Auf Grundlage der Metaanalysen kann Frauen mit Kinderwunsch die Einnahme einer Kombination aus Folsäure, Eisen mit einem MVM-Präparat empfohlen werden. Dadurch wird der erhöhte Bedarf der Schwangeren gedeckt und gleichzeitig auch die Versorgung in der Stillzeit gesichert. Ein besonderes Augenmerk sollte auf Frauen gelegt werden, bei denen die Geburtsintervalle kurz sind (< 18 Monate) oder die aus schwachen sozialen Verhältnissen kommen. Kurze Geburtsintervalle [49], bereits ein Kind mit niedrigem Geburtsgewicht [556] oder/und niedriger sozialer Status [393] sind die häufigsten Ursachen für IUGR.

8.2 Stillzeit

Derzeit wird von Still-Kommissionen und Kinderärzten eine Stillzeit von sechs Monaten empfohlen. Dies setzt voraus, dass in dieser Zeit die Ernährung und besonders die Mikronährstoffzufuhr optimal sind. Die in ▶ Tab. 8.6 angegebenen Referenzwerte [411] entsprechen in etwa den Referenzwerten, wie sie als Mehrbedarf für Stillende angegeben werden. Die notwendige Versorgung des Säuglings mit Mikronährstoffen durch die Muttermilch ist bei verschiedenen Mikronährstoffen deutlich größer als während der Schwangerschaft.

8.2.1 Referenzwerte für die Nährstoffzufuhr

▶ Tab. 8.6 stellt die Referenzwerte für die Nährstoffzufuhr in verschiedenen Altersgruppen zusammen.

8.2.2 Zusammensetzung der Muttermilch

Die Zusammensetzung der Muttermilch hängt vom Mikronährstoffstatus der Mutter ab, der Transfer der Mikronährstoffe geht also immer auf Kosten der mütterlichen Reserven. Solange dieser adäquat ist, bleibt die Konzentration der meisten Vitamine relativ konstant. Die Mikronährstoffgehalte der Muttermilch bleiben also solange innerhalb eines physiologischen Bereiches, wie die Mutter ausreichend mit Mikronährstoffen versorgt ist. Die von der WHO angegebenen Werte sollten demnach über den gesamten Stillzeitraum entsprechend sein, sofern bei der Mutter keine Defizite bestehen (▶ Tab. 8.7).

Die Gehalte an Vitaminen in der frühen Muttermilch (< 10 Tage) unterscheiden sich teilweise deutlich von denen der späteren reifen Milch (> 10 Tage) [411]. Besonders die fettlöslichen Vitamine

Tab. 8.6 Zusammenfassung der Referenzwerte für die Nährstoffaufnahme – Vitamine (Einheiten/Tag).

Vitamin	Altersgruppe			tolerierbare Höchstaufnahme
	0–3 Mon. und 4–6 Mon.	7–9 Mon. oder 10–12 Mon.	1–3 Jahre	
A (µg)	350	350	400	850 µg/Tag (1–3 Jahre)
D (µg)	8,5	7	7	25 µg/Tag (0–24 Mon.)
E (mg)	0,4 mg/g PUFA	0,4 mg/g PUFA	0,4 mg/g PUFA	10 mg/100 kcal durch Milchnahrung
K (µg)	10	10	10	k. A.
B_1 (Thiamin) (mg)	0,2	0,2/0,3	0,5	k. A.
B_2 (Riboflavin) (mg)	0,4	0,4	0,6	k. A.
Niacin (Äq.) (mg)	3	4/5	8	2 mg/Tag (1–3 Jahre)
B_6 (Pyridoxin) (mg)	0,2	0,3/0,4	0,7	5 mg/Tag (1–3 Jahre)
B_{12} (µg)	0,3	0,4	0,5	k. A.
Biotin (µg)	k. A.	k. A.	k. A.	7,5 µg/100 kcal
Pantothensäure (mg)	1,7	1,7	1,7	1,2 µg/100 kcal
Folsäure (µg)	50	50	70	200 µg/Tag (1–3 Jahre)
C (mg)	25	25	30	30 mg/100 kcal

PUFA: mehrfach ungesättigte Fettsäuren; Vitamin A angegeben als Retinoläquivalent: 1 µg RE = 3,33 IE; Vitamin D (Calciferol): 1 µg = 40 IE; Vitamin E, α-Tocopherol-Äquivalent: 1 mg = 1 IE; Vitamin C angegeben als Ascorbinsäure; Biotin: kein täglicher Referenzwert angegeben, jedoch ist eine Aufnahme von 10–200 µg/Tag sicher und ausreichend; k. A.: keine Angabe

und einige Minerale zeigen einen starken Rückgang (▶ Tab. 8.7). Bei den wasserlöslichen fehlen verlässliche Analysen in der frühen Milch.

Nicht in jedem Fall kann die Muttermilchkonzentration unterschiedlicher Mikronährstoffe durch die Ernährung der Mutter beeinflusst werden (▶ Tab. 8.8). Vielmehr ist es so, dass die Versorgung des Kindes auch durch eigene Speicher erfolgt, die während der Schwangerschaft angelegt wurden.

Bei Mikronährstoffen, deren Muttermilchkonzentration durch Ernährung oder Supplemente beeinflusst werden kann, kann bei unzureichender Zufuhr eine Supplementierung erwogen werden. Dies gilt besonders für solche Vitamine, die im Verlauf der Stillzeit deutlich ansteigen (▶ Tab. 8.9).

Die Werte (▶ Tab. 8.9) schwanken stark, da sie in unterschiedlichen Regionen Chinas erhoben wurden. In ländlichen Regionen lagen die Gehalte der Vitamine Thiamin und Niacin signifikant unterhalb derer, die in städtischen Gebieten ermittelt wurden – für Vitamin B_2, B_6 und Pantothensäure war es umgekehrt. Ebenso sind in die Studie unterschiedliche Einkommensgruppen eingeschlossen, die auch einen Einfluss auf die Versorgung der Mutter und damit der Muttermilch haben.

Dennoch erlauben die Werte einen Einblick in die unterschiedliche Versorgung des gestillten Kindes. Da die B-Vitamine in ihrer Muttermilchkonzentration vom Status der Mutter abhängen (besonders Vitamin B_2 und B_6), sollte die Stillende entsprechend beraten werden.

Vitamin B_6

In der Kolostralmilch sind die Vitaminkonzentrationen grundsätzlich niedriger als zu allen anderen Zeiten. Am auffälligsten war dies bei Vitamin B_6, welches in der Kolostralmilch im Vergleich zur reifen Milch weniger als 7 % ausmachte. Die Vitamin-B_6-Konzentration der Muttermilch hängt direkt von der Versorgung durch die Mutter ab. Liegt diese unter 2,5 mg/Tag, so führt dies zu niedrigen Werten. Erst ab 5 mg/Tag steigen die Muttermilchwerte an. Ein schlechter Vitamin-B_6-Status der Mutter zeigt sich nach dem 4. Stillmonat auch beim Säugling [290].

Tab. 8.7 Konzentrationen wichtiger Komponenten in Kolostrum (Tag 2–5 post partum), transitorischer Frauenmilch (Tag 8–14 post partum) und reifer Muttermilch (> Tag 36 post partum) [597].

Nährwert/Nährstoff	Kolostrum	transitorische Frauenmilch	reife Frauenmilch
Kalzium (mg/dl)	28–29	–	20–34
Zink (mg/l)	8,0–12	3,0–3,9	0,15–0,85
Eisen (µg/dl)	48–80	40–70	29–40
Jodid (µg/l)	–	2,4	6,3–6,5
Vitamin A (µg/dl)	155–200	85–88	58–62
Vitamin E (mg/dl)	1,1–1,3	0,48–1,3	0,27–0,34
Vitamin D (ng/dl)	29	–	37–84
Vitamin K (µg/dl)	0,34	–	0,12–0,92
Vitamin C (mg/dl)	–	–	4–17
Thiamin (µg/dl)	10	20	17–24
Folat (µg/dl)	2	0,5–3	5,0–8,8
Pantothenat (µg/dl)	120	200–290	200–250
Vitamin B_6 (µg/dl)	–	–	9–31
Cyanocobalamin1 (ng/dl)	–	36	16–97
Biotin (µg/dl)	Spuren	0,2	0,5–0,9

Tab. 8.8 Einfluss des Mikronährstoffstatus der Mutter auf die Konzentration an Mikronährstoffen in der Muttermilch.

Vitamin	Laktationsstadium[1]	mütterliche Versorgung[2]	Frühgeburt[3]
Vitamin C	–	+	+
B_1	–	+	–
B_2	–	++	=
Niacin	–	+	=
Folsäure	–	+	=
B_6	–	++	–
B_{12}	+	+	+
Pantothensäure	+	+	+
Biotin	–	+	=
A	+	+	–
Betakarotin	++	+	–
D	+	+	–
E	–	+	+
K	+	+	–
Eisen	–	(+)	–
Zink	–	(+)	–

[1] +: Werte sind mit zunehmender Zeit höher, –: Werte sind niedriger bzw. nehmen ab;
[2] +: mütterliche Versorgung kann Gehalt in Muttermilch beeinflussen, falls ein Mangel vorliegt; ++: Versorgung beeinflusst Gehalt auch bei gutem Vitaminstatus;
[3] +/–/=: Werte sind höher/niedriger/gleich als bei reifen Neugeborenen

Tab. 8.9 Mittelwert/Standardabweichung der B-Vitamine (µg/l) [569].

Vitamin	0–7 Tage (n = 486)	8–14 Tage (n = 416)	15–180 Tage (n = 611)	181–331 Tage (n = 232)
Thiamin	9,7 ± 26,0	11,7 ± 17,9	26,1 ± 21,3	49,1 ± 30,6
Riboflavin	46,3 ± 73,2	60,5 ± 83,0	51,3 ± 63,2	45,4 ± 49,7
Niacin	639,3 ± 590,3	850,5 ± 689,6	887,9 ± 782,3	667,5 ± 440,8
B6	16,1 ± 69,8	26,4 ± 31,8	72,7 ± 53,0	91,3 ± 45,3
FAD	1125,0 ± 1122,9	1475,3 ± 1229,1	1317,0 ± 1196,1	1228,5 ± 894,5
Pantothensäure	2199,1 ± 2023,5	2880,6 ± 1605,1	2672,0 ± 1555,5	2203,6 ± 1145,9

Vitamin B_{12}

Eine ausreichende Versorgung mit Vitamin B_{12} ist bereits während der Schwangerschaft wichtig, da bei Defiziten Neuralrohrdefekte und IUGR beobachtet werden können [493]. Nach der Geburt sind Kinder mit B_{12}-Defiziten einem höheren Risiko für Wachstumsstörungen und Störung der kognitiven Entwicklung ausgesetzt [226]. Eine frühzeitige Supplementierung mit 50 µg Vitamin B_{12}/Tag in der Schwangerschaft und Stillzeit kann sowohl die mütterlichen Serumwerte an B_{12}, die der Muttermilch als auch die Serumwerte des Neugeborenen anheben [209].

Vitamin A/Provitamin A

In der Stillzeit kann die Vitamin-A- und auch die Provitamin-A-Zufuhr bedenkenlos gesteigert werden. Die Konzentrationen des Vitamin A liegen bei einer gut ernährten Mutter in der reifen Milch bei 20–60 µg/dl (je nach Analyseverfahren unterschiedlich). Im Kolostrum werden 200 µg/dl beschrieben [354]. Ähnlich sieht es bei Karotinoiden aus, die mit 218 µg/dl bzw. 120 µg/dl deutlich über den Werten der reifen Milch (20–65 µg/dl) liegen. Zwischen der Konzentration an Provitamin A und in der Kolostralmilch besteht eine direkte Beziehung (r = 0,8), nicht jedoch zwischen maternalem Retinol im Serum und im Kolostrum [602]. Über die Konversionsraten des Provitamins zu Vitamin A durch das Kind ist nichts bekannt.

Vitamin D

Nicht nur die menschliche Milch, sondern die fast aller Säugetiere (Ausnahme Robbenmilch) enthält sehr wenig Vitamin D. Die Werte liegen zwischen 0,15 und 1,5 µg/l [121]. Da der Vitamin-D-Gehalt der Muttermilch direkt vom Vitamin-D-Status der Mutter abhängt, ist dies v. a. dann kritisch, wenn die kutane Synthese der Mutter (Winter, nördliche Breitengrade) unzureichend ist. Zur Bildung adäquater Mengen an Vitamin D in der Haut des Säuglings sollten, so ältere Daten, mindestens zwei Stunden wöchentliche Sonnenexposition des Gesichtes erfolgen [640]. Die Blutwerte gestillter Säuglinge liegen in verschiedenen Untersuchungen bei 15–20 ng/ml. In Norwegen fanden sich bei 50 % der untersuchten Kinder Werte unter 11 ng/ml und damit im defizitären Bereich [121]. Ohne Supplementierung und ohne ausreichende Sonnenbestrahlung haben gestillte Säuglinge v. a. in nördlichen Breitengraden ein hohes Risiko für ein Vitamin-D-Defizit. In einer jüngst vorgestellten Studie an 334 stillenden Müttern wurde den Müttern Vitamin D in einer täglichen Konzentration von 6 400 IE verabreicht [308]. Es kam zu einem signifikanten Anstieg des Vitamin D in der Muttermilch. Die Autoren empfehlen eine solche Supplementierung als Alternative zu einer Supplementierung des Neugeborenen (400 IE/Tag) als eine sichere und erfolgreiche Maßnahme zur Vitamin-D-Versorgung während der Stillzeit des Kindes.

Eisen

Die Eisenversorgung des Neugeborenen ist für die kurz vor und vor allem nach der Geburt rasant einsetzende Hirnentwicklung von besonderer Bedeutung. Nicht nur die Synthese von Neurotransmittern, sondern auch die Bildung neuer neuronaler Netzwerke benötigt Eisen (► Abb. 8.2).

Der Eisengehalt der Muttermilch ist unabhängig vom Eisenstatus der Mutter und kann durch Zu- oder Abnahme des Transferrin-Rezeptors in der Brustdrüse geregelt werden. Allerdings geht die Eisenkonzentration mit zunehmender Stillzeit zurück, sodass die Eisenversorgung des Kindes gegen

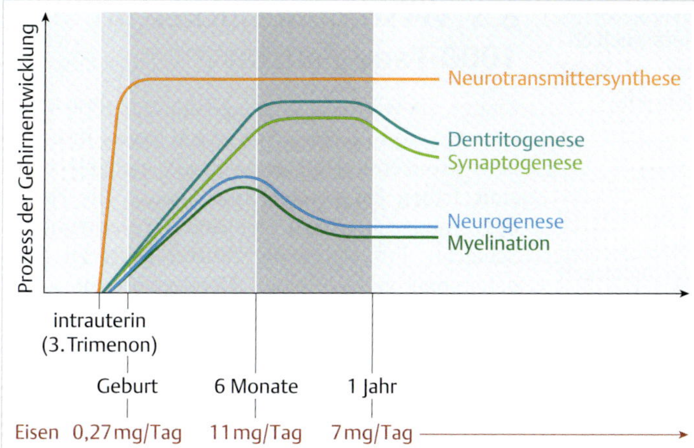

Abb. 8.2 Bedeutung der Eisenversorgung für die Gehirnentwicklung. Kritische Zeit, in der die Eisenversorgung für die prä- wie postnatale Gehirnentwicklung von besonderer Bedeutung ist. Zu unterschiedlichen Zeiten für unterschiedliche Dauer kann eine Unterversorgung mit Eisen die Gehirnentwicklung behindern. Dies gilt v. a. für die Zeit im 1. Lebensjahr [455].

Tab. 8.10 Eisenverluste/-bedarf des Kindes während der Stillzeit.

Alter (Monate)	Eisenverluste über Fäzes, Haut (mg/Tag)	zusätzlicher Bedarf (mg/Tag)	Gesamtbedarf (mg/Tag)
1–6	0,24	0,25	0,49
7–12	0,37	0,53	0,99

Ende der Stillzeit ganz von der Beikost abhängt. Da die Eisengehalte der Beikost oft gering sind und der Bedarf in der Wachstumsphase des Kindes sehr hoch, sind Unterversorgungen im Alter von 6–12 Monaten nicht selten (▶ Tab. 8.10). Besonders die Expansion der Erythrozyten und des Myoglobins tragen zu einem starken Eisenverbrauch und damit zu einem Anämierisiko bei [173].

Die tägliche Zufuhr an Eisen über die Muttermilch liegt deutlich unter dem Bedarf des Kindes. Berücksichtigt man die mittels stabiler Isotope ermittelte Bioverfügbarkeit von etwa 20 % aus der Muttermilch [180], wird deutlich, wie wichtig die während der Schwangerschaft angelegten Eisenspeicher des Kindes sind und wie kritisch dies bei einer unzureichenden Versorgung der Mutter sein kann. So sollte es nicht verwundern, dass eine Reihe von Studien bei Kindern, die sechs Monate gestillt wurden, Eisendefizite und Anämie feststellen [544], [622]. In einer Studie in Deutschland wurde die Eisenunterversorgung bei 21 % der gestillten Kinder ermittelt und bei 6 % eine Eisenmangelanämie beschrieben [205]. Andere Autoren geben die unzureichende Eisenversorgung (unter EAR) bei Kindern in Deutschland mit 15 % (m: 12–23 Monate), 18,5 % (w: 12–23 Monate) und 12 % (m/w: 24–25 Monate) an [299].

Merke M!

Selbst wenn nur wenige Fälle von Anämie beobachtet werden, so kann eine Unterversorgung dennoch Einfluss auf die kognitive Entwicklung haben, da gerade in den ersten Lebensmonaten Eisen für die Hirnentwicklung benötigt wird.

Die für eine ausreichende Myelinisierung sowie für andere eisenabhängige Stoffwechselwege erforderlichen täglichen Mengen an Eisen werden, so die Berechnungen von Radlowsky [554], bei guter Versorgung der Mutter in den ersten sechs Lebensmonaten erreicht (▶ Abb. 8.2). Bis zum Ende des 1. Lebensjahres sollten die erforderlichen Tagesmengen bei 11 mg liegen.

Die Bedeutung einer ausreichenden Eisenversorgung von Mutter und Kind zeigt sich auch daran, dass Kinder, die mit Eisenmangel geboren wurden, im Alter von fünf Jahren häufiger Sprachentwicklungsstörungen und Störungen der Feinmotorik zeigen [655]. Dies gilt v. a. in Ländern mit geringem Einkommen, wo der Eisenmangel noch weit verbreitet ist und wo wiederholt der negative Einfluss eines Eisenmangels auf die kognitive Entwicklung beschrieben wird [66]. Allerdings sollte nicht übersehen werden, dass besonders auch Infektionskrankheiten im Kleinkindalter zu einer weiteren Unterversorgung beitragen können.

Zink

Zink gehört in Schwangerschaft und Stillzeit zu den kritischen Mikronährstoffen, nicht zuletzt wegen der unterschiedlichen Bioverfügbarkeit (▶ Tab. 8.11) aus verschiedenen Lebensmitteln und der Schwierigkeit, den Zinkstatus analytisch zu erfassen.

Frühgeburten haben einen höheren Zinkbedarf und sind gegenüber einem Zinkdefizit empfindlicher als reif Geborene [395].

Die Zinkkonzentration der Muttermilch nimmt von 8–12 mg/l zu Beginn der Stillzeit auf 1–2 mg/l (3. Monat) bis 0,5 mg/l (6. Monat) ab. Die mütterliche Zinkversorgung spielt eine untergeordnete Rolle. Das heißt aber dennoch, dass die Zinkreserven der Mutter immer wieder aufgefüllt werden müssen. Liegt die Aufnahme unter 10 mg/Tag, sind auch die Zinkkonzentrationen der Muttermilch erniedrigt [519]. In Deutschland wurde bei 8 % der Knaben und 15 % der Mädchen im Alter von 12–23 Monaten eine Unterschreitung der EAR für Zink beschrieben.

8.2.3 Fazit

Solange die Ernährung der Mutter in der Schwangerschaft adäquat war und postnatal ausreicht, um die Mikronährstoffzufuhr im Referenzbereich für Stillende zu halten, besteht keine Indikation zur Supplementierung (Ausnahme Vitamin D). Liegt aber eine einseitige Ernährung vor oder gehört die Mutter einer der genannten Risikogruppen an (siehe Kap. 5 und Einzeldarstellungen), so kann die Versorgung an einzelnen Vitaminen kritisch werden. Dies gilt besonders dann, wenn der Abstand zu einer vorausgegangenen Geburt weniger als 24 Monate beträgt.

8.3 Versorgungslücken im 1000-Tage-Fenster

Kinder, die während des so genannten 1000-Tage-Fensters, also in den ersten 1000 Tagen ihres Lebens (Konzeption bis Ende 2. LJ), mangelernährt sind, haben kaum noch eine Chance, die Folgen des Mangels später vollständig aufzuholen. Schlechte Ernährung der Mütter führt zu Neugeborenen mit geringem Geburtsgewicht – der wesentliche Grund für Entwicklungsstörungen innerhalb der ersten 1000 Tage – und betrifft 16–32 % aller Neugeborenen in Entwicklungsländern [5]. Setzt eine Mangelernährung erst nach diesen 1000 Tagen ein, so wird es in den meisten Fällen zu keiner Wachstumsverzögerung kommen. Umgekehrt können durch die Behebung der Mangelernährung am Ende der 1000 Tage die Wachstumsverzögerung sowie die weiteren Folgen der Mangelernährung kaum mehr kompensiert werden. Inwieweit dies auch für die kognitiven Entwicklungsstörungen gilt, ist bisher kaum untersucht.

In Deutschland sind Versorgungsdefizite unterhalb der Referenzwerte bei Kleinkindern bis zum 12. Lebensmonat selten. Lediglich die Zufuhr an Vitamin D, Eisen und Jod unterschreitet die Empfehlungen [298]. Bei den Kleinkindern zwischen 13. und 36. Lebensmonat dagegen liegt die Zufuhr für Vitamin D, Folsäure, Eisen und Jod deutlich unter den Empfehlungen, während die Vitamin-B_1- und Kalziumzufuhr grenzwertig ist. Die bessere Versorgung der Säuglinge führen die Autoren auf die breite Verwendung mikronährstoffangereicherter Formula zurück. Dies wird auch durch eine neue Studie an Kindern (325) vom 12.–36. Lebensmonat aus Deutschland, den Niederlanden und Großbritannien bestätigt, bei denen in 11,8 % der Fälle ein Eisenmangel (Ferritin < 12 µg/l) und bei 22,8 % ein Vitamin-D-Defizit (< 20 ng/ml) beschrieben wurde [14].

Tab. 8.11 Zink – unterschiedliche Bioverfügbarkeit in Abhängigkeit der Stillzeit.

Stillzeit (Monate)	Bioverfügbarkeit		
	hoch	moderat	niedrig
0–3	5,8	9,5	15
3–6	5,3	8,8	17,5
6–12	4,3	7,3	14,4

8.3.1 Körperliche Entwicklung

Indikator für die Versäumnisse in den ersten Lebensjahren ist die geringere Körperlänge im Bezug zum Alter im Vergleich zu gut ernährten Kindern. Liegt diese um zwei Standardabweichungen unter der 95 %-Perzentile für das Alter, so spricht man von Stunting. In einer Untersuchung von 283 050 Kindern im Alter von sechs Jahren im Raum Brandenburg, bei denen Informationen zum Längenwachstum sowie zum soziökonomischen Status vorliegen, kommen der Soziologe Baten und der Mediziner Böhm zu dem Ergebnis, dass Kinder aus Familien mit geringem Einkommen im Längenwachstum im Vergleich zu Kindern aus Familien mit besserem sozioökonomischen Status signifikant kleiner sind [51]. Die Autoren schlussfolgern, dass das geringere Längenwachstum Folge einer fehlenden Betreuung/Zuwendung der Eltern ist. Leider wird die Frage, inwieweit eine unzureichende Ernährung in den ersten Lebensjahren der Kinder eine Rolle gespielt haben könnte, nicht erörtert, wohl auch, weil Daten fehlen. Für einen Einfluss der Ernährung spricht aber die Tatsache, dass Kinder aus Familien mit drei und mehr Kindern häufiger betroffen sind. Mit jeder weiteren Schwangerschaft besteht das Risiko einer zunehmenden Mikronährstoffverarmung der Mutter. Kinder aus Haushalten mit zwei Kindern waren um 0,5 cm kleiner, Kinder aus Haushalten mit vier und mehr Kindern sogar um 1,8 cm. Kinder aus Haushalten, in denen die Mutter weniger als zehn Jahre die Schule besuchte, waren um 0,8–0,9 cm kleiner als Kinder aus Familien mit höherer Bildung. Dies deckt sich mit Studien aus Großbritannien und USA, wo gezeigt wurde, dass Kinder aus Familien mit geringem Einkommen und mehreren Geschwistern weitaus häufiger Merkmale der Mangelernährung und Stunting aufwiesen [319].

Umfangreiche Metaanalysen haben ergeben, dass die einzelnen Mikronährstoffe (Vitamin A) oder Kombinationen (Folsäure + Eisen) sowie Zink einen positiven Einfluss auf das Längenwachstum haben, dass jedoch die Kombination mit Multimikronährstoffen, ähnlich wie bei Schwangeren, zu besseren Ergebnissen führt [558]. Diese Befunde zeigen deutlich, dass selbst bei Nachweis eines isolierten Vitamin- oder Mineraldefizits immer damit gerechnet werden muss, dass auch andere essenzielle Nährstoffe fehlen. Zweifellos kann auch die Verringerung verschiedener Erkrankungen im Kindesalter bei mangelernährten Kindern nach Mikronährstoffsupplementierungen die Verbesserung des Längenwachstums erklären [135].

8.3.2 Kognitive Entwicklung

Das menschliche Gehirn wächst besonders stark im 3. Trimenon der Schwangerschaft bis zum Ende des 2. Lebensjahres. Während dieser Zeit findet der wesentliche Teil des dendritischen Wachstums, der Synapsen- und Gliazellproliferation statt [258], [424]. Während der ersten beiden Lebensjahre entwickelt sich das Gehirn bis auf 80–90 % des endgültigen Gewichts und ist besonders gegenüber Mikronährstoffdefiziten sehr empfindlich [251], [416].

Kognitive und damit strukturelle Entwicklung des Gehirns ist Resultat aus den Einflüssen genetischer, epigenetischer und umweltbedingter Faktoren (äußere Einflüsse und internes physiologisches Milieu) [411]. Folglich haben arme Verhältnisse mit psychosozialem Stress, aber auch unzureichender Ernährung einen Einfluss auf die Hirnentwicklung [174], [557]. Sprachentwicklung wie auch Gedächtnisleistungen sind eng mit Hirnstrukturen verbunden (besonders mit Amygdala und Hippocampus), die auf Umwelt- und Ernährungseinflüsse reagieren [411].

In einer Studie aus Brandenburg wurden im Jahr 2000 Kinder bei der Einschulung untersucht (6. Lebensjahr) und bei Kindern aus armen Familien in 18,2 % der Fälle Sprachentwicklungsstörungen und in 13,2 % eine eingeschränkte kognitive Entwicklung dokumentiert, im Vergleich zu 4,3 % und 0,9 % bei Kindern aus guten finanziellen Verhältnissen [95]. Die Gründe sind hier vielschichtig; eine bisher aber viel zu selten in Erwägung gezogene Ursache sind Mikronährstoffdefizite aufgrund einer unzureichenden Ernährung innerhalb des 1000-Tage-Fensters.

Untersuchungen mit bildgebenden Verfahren kommen zu dem Ergebnis, dass Kinder und Jugendliche aus armen Verhältnissen ein geringeres Hippocampusvolumen aufweisen als Kinder aus besser verdienenden Familien [312], [510]. Eine Studie an gesunden Kindern aus Frankreich zeigt ebenfalls eine Beziehung zwischen Lese- und Rechtschreibschwäche sowie geringerem Hippocampusvolumen und niedrigem sozialem Status [351].

Zuwendung ist sicherlich ein wichtiger Faktor für die Entwicklung der Kinder. Allerdings bedeutet mangelnde Zuwendung in Verbindung mit mangelnder Bildung und mangelndem Einkommen auch immer mangelnde Fürsorge um eine ausreichende Ernährung, also eine dafür notwendige entsprechend vielfältige und kontinuierliche Zusammenstellung unterschiedlicher Lebensmittel.

8.3.3 Mikronährstoffe und Hirnentwicklung

Die Folgen der Mangelernährung im 1000-Tage-Fenster lassen sich auch durch einzelne Mikronährstoffdefizite erklären [67]. Neben der unbestrittenen Rolle der n-3-Fettsäuren für die Hirnentwicklung sind es einzelne Mikronährstoffe, die für die Entwicklung verschiedener Hirnstrukturen von besonderer Bedeutung sind. Dies gilt ganz besonders für solche Areale, die eine lebenslange Plastizität aufweisen, wie den Hippocampus (▶ Tab. 8.12).

Eine Übersichtsarbeit, die 14 verschiedene Studien zusammengefasst hat, zeigt deutliche Beziehungen zwischen Eisenmangel und eingeschränkter kognitiver wie auch motorischer Entwicklung sowie Verhaltensauffälligkeiten der Kinder [265].

Bei Jodmangel ist bereits seit langem bekannt, dass eine Unterversorgung je nach Ausmaß zu starken kognitiven Entwicklungsstörungen bis hin zum Kretinismus führt. Aber bereits der moderate Jodmangel hat für die kognitive wie psychomotorische Entwicklung messbare Konsequenzen, wie in Studien aus mehreren europäischen Ländern dokumentiert [670]. Eine Studie aus Großbritannien untersucht den Effekt einer Jodunterversorgung bei Schwangeren (14 551) und die Konsequenzen für die kognitive Entwicklung der Kinder (13 988). Sie kommt zu dem Ergebnis, dass bereits ab einem moderaten Joddefizit ein Risiko für kognitive Einschränkungen bei den Kindern besteht [50]. Veränderungen, die offensichtlich durch postnatale Jodsubstituierung nicht kompensiert werden können [465].

Niedrige Vitamin-D-Blutspiegel in der Schwangerschaft sind signifikant häufiger mit Sprachentwicklungsstörungen assoziiert, wie Untersuchungen an 743 kaukasischen Frauen ergeben haben [715].

M!

Merke

Die Zusammenhänge zwischen Hirnentwicklung und Mikronährstoffdefiziten sind bisher nur in Ansätzen untersucht. Dennoch gibt es hinreichend gute Daten aus experimentellen und wenigen klinischen Untersuchungen, die eine solche Beziehung nahelegen. Zum jetzigen Zeitpunkt kann festgehalten werden, dass eine unzureichende Mikronährstoffversorgung innerhalb des 1000-Tage-Fensters soweit möglich frühzeitig erkannt und durch entsprechende (Ernährungs-)Intervention kompensiert werden sollte.

8.4 Jugendliche

Über die Mikronährstoffversorgung Jugendlicher ist ebenso wenig bekannt wie über einen besonderen Bedarf, obgleich gerade in Wachstumsphasen

Tab. 8.12 Bedeutung von Mikronährstoffen für die Entwicklung verschiedener Hirnstrukturen.

Mikronährstoff	benötigt für	Hirnareal
Eisen	Myelinbildung, Monoaminsynthese, neuronaler und glialer Energiemetabolismus	weiße Substanz, Stria frontal, Hippocampusentwicklung
Jod	Myelinbildung, neuronale Proliferation	Cortex, Striatum, Hippocampusentwicklung
Zink	DNA-Synthese, Neurotransmitter	autonomes Nervensystem, Hippocampus-, Kleinhirnentwicklung
Kupfer	Neurotransmittersynthese, Energiemetabolismus	Kleinhirnentwicklung
Vitamin A	Neurogenese, neurotrophe Faktoren	Hippocampusentwicklung
Vitamin D	Neurogenese, neurotrophe Faktoren	Hippocampusentwicklung, weiße Substanz

davon ausgegangen werden kann, dass der Bedarf über dem Erwachsener liegt. Lediglich bei einzelnen Mikronährstoffen liegen Daten vor. So ist die Kalziumversorgung gerade von jungen Mädchen zur Sicherung einer ausreichenden Knochendichte nicht nur in Deutschland kritisch; die Empfehlung, besonders auf eine adäquate Zufuhr zu achten, wird von verschiedenen Fachgesellschaften betont. Die Kalziumspeicher des Körpers liegen im Wesentlichen im Skelett, dessen Gesamtmasse zu 45 % während der Pubertät gebildet wird. Daraus lässt sich annähernd der Bedarf während dieser Zeit abschätzen, der allerdings je nach physischer Statur und kurzfristigem Kalziumumsatz schwanken kann. Die Empfehlung von 1000 mg besonders für junge Frauen ist sicherlich realistisch. Da neben Kalzium auch Phosphat und Magnesium für eine adäquate Knochenmineralisierung von Bedeutung sind, sollte auch auf eine ausreichende Zufuhr dieser Mikronährstoffe geachtet werden.

Die Daten der NVS II zeigen, wie problematisch gerade die Versorgung mit den für den Knochen wichtigen Stoffen bei Jugendlichen vom 14.–18. Lebensjahr ist. Bei jungen Mädchen erreichen mehr als 70 % die Kalziumreferenzwerte nicht und 50 % unterschreiten die Magnesiumreferenzwerte. Kommen besondere Ernährungsformen hinzu (vegan, vegetarisch), dann kann sich dies zusätzlich ungünstig auswirken. Kurzfristig können junge gesunde Menschen dies sicherlich ohne Schaden verkraften, langfristig aber wird v. a. die Entwicklung der Osteoporose begünstigt.

8.5 Senioren

Mit dem Alter verbundene Veränderungen des Lebensstils können in vielfacher Weise den Ernährungsstatus beeinflussen. Ältere Menschen stellen eine besonders gefährdete Risikogruppe für eine Mangelversorgung mit Mikronährstoffen dar. Nachlassende Geruchs- und Geschmacksempfindlichkeit, Zahnverlust, die Einnahme von verschiedensten Medikamenten und nicht zuletzt depressive Verstimmungen können zu einer Verringerung der Nahrungsaufnahme bis hin zur Altersanorexie führen. Hinzu kommt die zunehmende Altersarmut, die die Möglichkeiten für die Betroffenen einschränkt, eine gesunde Ernährung dauerhaft sicherzustellen. Auch ohne diese Risikofaktoren ist die Nahrungsaufnahme bei über 50-Jährigen verglichen mit Jüngeren durch den geringeren Energieumsatz eingeschränkt. Werden für 25- bis 50-Jährige noch 2400 kcal (männl.) bzw. 2000 kcal (weibl.) empfohlen, sinkt der tägliche Bedarf bei 51- bis 65-Jährigen um 200 kcal und beträgt bei über 65-Jährigen lediglich 1900 kcal (männl.) bzw. 1700 kcal (weibl.). Der eingeschränkten Nahrungsaufnahme sollte mit einem höheren Mikronährstoffgehalt der Nahrung begegnet werden, um die empfohlenen Vitamin- und Mineralstoffzufuhren zu erreichen.

Dieser Aspekt wird in der SENECA-Studie aufgegriffen [184] und es zeigt sich, dass mit abnehmender Menge an zugeführter Nahrungsenergie die Zahl der Mikronährstoffe (Eisen, Thiamin, Vitamin B_2 und B_6) mit unsicherer Versorgung deutlich zunimmt. Bei Unterschreitung eines Grenzwertes von 1500 kcal/Tag finden sich bei 24 % der Männer und 47 % der Frauen Defizite (< ⅔ der Referenzwerte). Oberhalb des Grenzwertes finden sich immer noch 19 % Männer und 26 % Frauen mit inadäquater Versorgung der überprüften Mikronährstoffe.

8.5.1 Epidemiologie des Vitamin- und Mineralstoffmangels im Alter

Aus den Daten der Studie, die die Versorgung in zehn europäischen Ländern geprüft hat, lässt sich der Anteil (%) der über 64-Jährigen entnehmen, die den geschätzten Tagesbedarf (EAR) nicht erreichen [689] (► Tab. 8.13).

Der verminderte Energiebedarf und der Gesundheitszustand der Senioren beeinflussen in erheblichem Umfang die Zufuhr und Ausnutzung der Nahrung. 40 % der in der NHANES-III-Studie [400] befragten über 70-Jährigen führten lediglich zwei Drittel der in den RDA empfohlenen Energiemenge zu. Da man mit einer derart eingeschränkten Nahrungsaufnahme nur durch eine sehr sorgfältige Auswahl der zugeführten Lebensmittel in den Bereich der empfohlenen Nährstoffaufnahmen gelangen kann, ist die Lebensweise älterer Menschen häufig durch eine unausgewogene Ernährung und Multimorbidität gekennzeichnet. Die 2600 Teilnehmer der europäischen SENECA-Studie waren 80–85 Jahre alt und nicht hospitalisiert [278]. Die größten Vitamindefizite ergaben sich für Vitamin D (bei 41 % der Teilnehmer lagen die Plasmaspiegel < 30 nmol/l 25-Hydroxy-Vitamin D_3) und Vitamin B_6 (bei 23 % < 20 nmol/l Pyridoxal-5-Phosphat). Ausgeprägte Defizite bei hochbetagten, hospitalisierten Patienten im Alter von 75–97 Jahren zeigte die Bethanien-Ernährungsstudie [691].

Tab. 8.13 Häufigkeit einer Unterversorgung mit Mikronährstoffen (< EAR) in der älteren Bevölkerung.

Land	Vitamin C		Vitamin D		Folsäure		Vitamin B_{12}		Kalzium		Zink		Selen		Jod	
EAR	m: 60 mg, w: 50 mg/Tag		m/w: 10 µg/Tag		m/w: 200 µg/Tag		m/w: 1,4 µg/Tag		m/w: 800 mg/Tag		m: 6,4 mg, w: 5,7 mg/Tag		m: 35 µg, w: 30 µg/Tag		m/w: 100 µg/Tag	
	m	*w*	*m*	*w*	*m*	*w*	*m*	*w*	*m*	*w*	*m*	*w*	*m*	*w*	*m*	*w*
DE	12	11	91	99	21	21	4	7	53	60	8	13			43	53
IR	k.A.	k.A.	100	100	17	28	k.A.	k.A.	61	68	14	13	16	15	18	21
SE	k.A.	k.A.	87	97	30	42	4	7	k.A.	k.A.	k.A.	k.A.	36	31	k.A.	k.A.
PT	14	12	100	100	24	29	4	7	68	60	k.A.	k.A.	k.A.	k.A.	k.A.	k.A.
DK	25	17	97	100	19	19	8	10	64	61	10	10	38	36	7	12
FI	33	25	55	78	34	46	20	21	48	59	8	10	12	13	9	9

k. A.: keine Angabe

Zwei Drittel der 300 untersuchten Patienten wiesen bei mindestens einem der fünf Vitamine A, C, B_1, B_2 und B_6 zu geringe Plasmaspiegel auf. Defizitär versorgt waren 48 % der Patienten mit Vitamin C, 27 % mit Vitamin B_1, 22 % mit Vitamin A, 16 % mit Vitamin B_6, 16 % mit Folsäure und 9 % mit Vitamin B_{12}. Ob der hohe Grad der Vitamindefizite bei diesen alten hospitalisierten Menschen letztendlich Konsequenz oder Ursache ihres Zustandes ist, lässt sich nicht sagen.

Eine jetzt veröffentlichte Metaanalyse (37 aus 966 Studien ausgewählt) [661] zeigt die Problematik der unzureichenden Mikronährstoffversorgung bei der älteren Bevölkerung (> 65 Jahre). Hierbei wurde die Unterschreitung nicht auf die Referenzwerte, sondern auf den Bedarf (EAR) bezogen, d. h. eine solche Unterschreitung erhöht das Risiko für klinisch relevante Defizite (▶ Tab. 8.14, ▶ Tab. 8.15).

Tab. 8.14 Unterschreitung der EAR (in %) für Vitamine.

Geschlecht	A (RE) (µg)	B_1 (mg)	B_2 (mg)	B_3 (mg)	B_6 (mg)	B_{12} (µg)	Folat (µg)	C (mg)	D (µg)	E (mg)
EAR m	600	1,2	1,4	15	1,3	1,4	200	60	10	6
EAR w	500	0,9	1,1	12	1,0	1,4	200	50	10	5
< EAR m	29	50	41	15	31	12	29	29	84	26
< EAR w	26	39	31	13	24	12	35	23	91	21

Tab. 8.15 Unterschreitung der EAR (in %) für Minerale und Spurenelemente.

Geschlecht	Kalzium (mg)	Jod (µg)	Eisen (mg)	Magnesium (mg)	Selen (µg)	Zink (mg)	Kupfer (mg)
EAR m	1000	100	14	350	35	6	0,7
EAR w	1000	100	11	265	30	5	0,7
< EAR m	65	20	11	73	30	12	14
< EAR w	73	26	12	41	30	12	18

Defizite bei einem oder mehreren Mikronährstoffen bei alten Menschen haben ihre wesentliche Ursache in der abnehmenden Menge an verzehrter Nahrung bei gleichzeitig bestehendem Bedarf an Mikronährstoffen. Wird die Ernährung nicht kontrolliert, was besonders für Alleinstehende, aber auch alte Menschen in Pflegeheimen zutreffen kann, so können sich über die Zeit klinisch relevante Defizite entwickeln.

8.5.2 Therapeutisches Vorgehen – Grenzen und Möglichkeiten

Diagnostisch hilft in den meisten Fällen eine Ernährungsanamnese, wobei hier v. a. auf die Nahrungsvielfalt und die tatsächlich verzehrte Menge der einzelnen Lebensmittel geachtet werden sollte. Ebenso sollte nach Einnahme von Mikronährstoffpräparaten gefragt werden. Es gibt einige Mikronährstoffe, bei denen selbst bei ausreichender Ernährung bei Senioren Defizite auftreten können. Dies betrifft die Vitamine B_{12} und D. Hier kann mit Einzelsupplementen therapiert werden (siehe Kapitel Einzeldarstellungen).

Viele Senioren nehmen bereits Vitaminpräparate, mit steigender Tendenz. Dabei muss zwischen den ausgewogen dosierten Multivitamin/Mineral-Präparaten (MVM) und den verschiedenen Kombinationsprodukten mit nur wenigen Mikronährstoffen unterschieden werden. Eine Studie [603] an 1079 deutschen Senioren (Geburt vor 1943) im Jahr 2014 ergab die folgende Verteilung der Einnahme von Supplementen:

54,3 % der Frauen und 33,8 % der Männer gaben an, regelmäßig ein Mikronährstoffpräparat einzunehmen. Ganz im Vordergrund standen Einzelpräparate wie Magnesium, Vitamin D, Vitamin E. Die höchsten Dosierungen, die die Referenzwerte erreichten oder überschritten, fanden sich bei Biotin, Vitamin B_1 und B_6. Dosierungen, die die UL erreichten oder überschritten, fanden sich bei Magnesium (20,2 % Frauen, 33,5 % Männer) und Vitamin E (8 % Frauen, 13,6 % Männer).

Da die Problematik einer Unterversorgung einerseits und oft fragwürdiger Heilversprechen bei Einzelsubstanzen andererseits von der Industrie immer wieder aufgegriffen wird, ergeben sich Risiken ganz anderer Art. So können Defizite übersehen werden, wenn Präparate mit nur wenigen Mikronährstoffen eingenommen werden oder aber selektiv einzelne (v. a. Vitamin E, D, Magnesium und Q_{10}) in teilweise hoher Dosierung. Durch Kombinationspräparate mit wenigen Mikronährstoffen oder Einzelpräparate besteht oft eine trügerische Sicherheit genug getan zu haben. Besonders kritisch müssen Präparate gesehen werden, die auf der Basis getrockneter Obst- oder Gemüsemischungen hergestellt sind und als so genannte Komplettlösung („alles drin, was der Mensch braucht") angeboten werden. Die angegebenen wenigen Vitamine sind in den meisten Fällen zugesetzt und das Präparat selbst enthält so gut wie keine weiteren essenziellen Mikronährstoffe.

Die Erfahrung, dass es gerade die alten Menschen sind, die im Falle einer Erkrankung und mit einem damit verbundenen Krankenhausaufenthalt durch die oft diagnostizierte Mangelernährung ein besonderes Risiko hinsichtlich Verlauf und Entwicklung der Erkrankung haben, macht es bei unsicherer Ernährungslage sinnvoll, ein MVM-Supplement zu empfehlen. Auch die Häufigkeit, mit der Defizite mehrerer Mikronährstoffe auftreten, stellt eine Indikation für ein MVM-Präparat dar. Dieses sollte nicht wesentlich mehr als 100 % des Referenzwertes enthalten und möglichst alle essenziellen Mikronährstoffe.

Teil IV

Besondere klinische Fragestellungen

IV

IV

9 Einführung

9.1 Vorbemerkungen

Grundsätzlich kann angenommen werden, dass eine Mangelernährung so gut wie immer auch mit einer unzureichenden Versorgung mit Mikronährstoffen einhergeht. Dabei können einzelne Mikronährstoffe auf Grund der Erkrankung (z.B. Malabsorption, Hypermetabolismus) oder durch andere Risikoprofile (Ernährungsform, Appetitverlust, Dysphagie u.a.) besonders betroffen sein.

Die Feststellung einer Mangelernährung kann zunächst über den BMI erfolgen, der entsprechend einem Konsensus der ESPEN für verschiedene Altersgruppen wie folgt empfohlen wurde:

> **Merke**
>
> Eine Mangelernährung liegt vor bei einem BMI < 18,5 kg/m²
>
> Alternativ:
> - Gewichtsverlust (unbeabsichtigt) > 10 % oder > 5 % in den letzten drei Monaten
> - BMI < 20 kg/m² Altersgruppe < 70; BMI < 22 kg/m² Altersgruppe > 70
> - FFM < 15 und 17 kg/m² für Frauen bzw. Männer

Betrachtet man die Ergebnisse der Untersuchung zur Häufigkeit der Mangelernährung (Analyse mittels SGA), so wird deutlich, dass die Mehrzahl Mangelernährter, die in ein Krankenhaus aufgenommen wird, alte Menschen sind, gefolgt von Tumorpatienten. Im Falle der Senioren ist die Mangelernährung in den meisten Fällen alimentär bedingt, bei den Tumorpatienten sowohl alimentär als auch durch die Besonderheiten des Tumorstoffwechsels. Auch in anderen Fachgebieten finden sich Patienten mit Mangelernährung, bei denen die Grundkrankheit Einfluss auf ihren Ernährungszustand hat (▸ Abb. 9.1).

Je nachdem, welche Ursachen die Mangelernährung hat, können unterschiedliche Mikronährstoffe betroffen sein. Es gilt aber auch zu beachten, dass einzelne Mikronährstoffe durch Besonderheiten der Erkrankung oder der Komorbidität rasch verbraucht werden und daher ohne lange Verzögerung substituiert werden sollten. Die Vitamine Thiamin und Riboflavin hängen vom Energieumsatz ab; je mehr Energie verbraucht wird, desto mehr wird davon benötigt. Es kann bei Hypermetabolismus daher rasch zu einer Unterversorgung kommen. Der locker daher gesagte Satz „Fünf Tage hungern hat noch niemandem geschadet" übersieht, dass dies für Gesunde gelten kann, kaum aber für kranke Menschen, deren Versorgung mit Mikronährstoffen eine kritische Komponente des Krankheitsverlaufes sein kann.

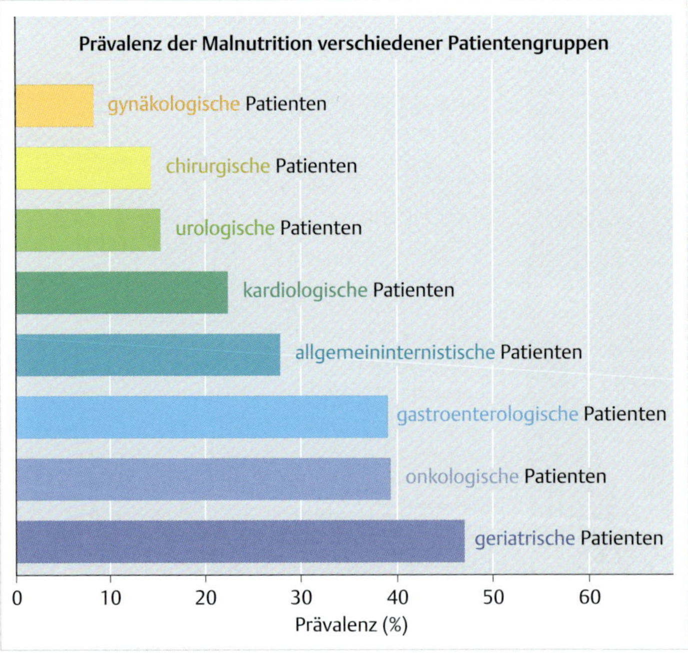

Abb. 9.1 Prävalenz einer Mangelernährung. Häufigkeit der Mangelernährung bei Patienten, die in deutsche Krankenhäuser aufgenommen wurden (Quelle: [73]).

Versorgungszustand
Die Ursachen der Mangelernährung sind vielschichtig und betreffen nicht nur die Besonderheiten der Tumorerkrankung, sondern auch schleichenden Appetitverlust oder Aversionen. Die Ernährung des Patienten, besonders aber Änderungen des Ernährungsverhaltens sollten erfragt und hinsichtlich der Versorgung mit Mikronährstoffen analysiert werden.

Empfehlungen
Der Krebskranke kann je nach Ausgangslage (Mangelernährung oder geringe Nahrungsaufnahme) mit einzelnen Vitaminen (besonders Vitamin D) oder verschiedenen Kombinationen in normaler, den Referenzwerten entsprechender Dosis, versorgt werden. Eine Anwendung hochdosierter Mikronährstoffzubereitungen, besonders Antioxidanzien, wird nicht empfohlen.

Grundsätzlich gilt, das onkologische Patienten, die als mangelernährt eingestuft werden, nicht nur zu wenig Energie aufnehmen, sondern meist auch zu wenig Mikronährstoffe. Der Gewichtsverlust ist äußerer Ausdruck einer quantitativen wie qualitativen Mangelernährung. Selbst wenn die aufgenommene Kalorienmenge den anthropometrischen Daten entsprechend ausreichend ist, kann eine Mangelernährung durch den im Zusammenhang mit der Erkrankung einhergehenden Hypermetabolismus der oft bestehenden chronischen Entzündung und dem dadurch erhöhten Bedarf an Mikronährstoffen bestehen.

Vorrangig gilt es einem Gewichtsverlust vorzubeugen bzw. das Gewicht zu halten. Dabei ist das absolute Körpergewicht oder der BMI nur bedingt einsetzbar. Es ist in erster Linie der Verlust an fettfreier Körpermasse, also Muskulatur und Organgewicht, welcher für die verschiedenen Funktionseinschränkungen und metabolischen Störungen verantwortlich ist, die die Lebensqualität und auch das Therapieergebnis beeinflussen können. Eine reine Gewichtszunahme durch mehr Fettmasse steht nicht mit Effekten auf Lebensqualität oder Überleben in Zusammenhang – eine Verbesserung der fettfreien Masse jedoch durchaus.

Um Muskelmasse aufzubauen, bedarf es neben der körperlichen Bewegung der Zufuhr von Eiweiß sowie den für die Proteinsynthese essenziellen Mikronährstoffen.

Liegt kein Gewichtsverlust vor, kann dennoch eine qualitative Mangelernährung bestehen.

10.2 Unter-/Mangelernährung bei Krebserkrankungen

Unter- bzw. Mangelernährung hat bei Tumorpatienten einen ungünstigen Einfluss auf Lebensqualität, Krankheitsverlauf, Therapie und Prognose und ist ein unabhängiger Risikofaktor.

Im Krankenhaus sind Tumorpatienten mit einer Häufigkeit von 38 % an zweiter Stelle der mangelernährten Patienten [541] und beim Screening von über 1000 ambulanten Tumorpatienten wurde bei 39,7 % ein Gewichtsverlust von > 10 % beobachtet [109].

Es lassen sich einige wesentliche Ursachen der Mangelernährung ausmachen:
- Hypermetabolismus des Tumorgewebes
- chronische Entzündung
- neuroendokrine Veränderungen
- Aversionen und therapieassoziierte Einschränkungen der Nahrungsaufnahme

Je nach Tumorentität ist die Prävalenz einer Mangelernährung in vielen Fällen bei Erstdiagnose unterschiedlich (▶ Tab. 10.1).

In den meisten Interventionsstrategien sind Mikronährstoffe in unterschiedlicher Menge enthal-

Tab. 10.1 Prävalenz einer Mangelernährung in Abhängigkeit von der Tumorentität [407].

Tumorentität	Prävalenz (%)
Pankreas	83
Magen	83
Ösophagus	79
Kopf/Hals	72
kolorektal	55–60
Lunge	55–60
Prostata	55
Brust	10–35

ten. Im Falle einer ergänzend bilanzierten Diät, als enterale oder parenterale Form, ist dieser Mikronährstoffzusatz auch vom Gesetzgeber vorgegeben. Solche Ansätze werden jedoch oft erst dann versucht, wenn eine normale Nahrungsaufnahme schwierig wird. Bevor dies eintritt, sollte durch eine gezielte Ernährungsberatung eine Verbesserung des Ernährungszustandes erreicht werden.

Anders als im Hungerzustand, in dem überwiegend Körperfett abgebaut und die Magermasse lange bewahrt wird, verlieren Tumorpatienten Gewicht an beiden Kompartimenten. Dies hat vielfältige Folgen:

- Schwächung des Immunsystems
- verstärkte Nebenwirkungen der Therapie
- längere Krankenhausaufenthalte
- verminderte Lebensqualität
- häufige Depressionen
- kürzeres Überleben
- erhöhte Mortalität
- gesteigerte Kosten

10.3 Kompensation von Defiziten

Eine frühzeitige Intervention zur Verbesserung des Ernährungsstatus des Patienten oder zur Prävention eines frühzeitigen Verlustes an Körpermasse durch Störung von Appetit oder Nährstoffverwertung hat, wie eine Vielzahl von Studien belegt, einen positiven Effekt auf die Verträglichkeit der Therapie und damit auf Lebensqualität und bei einzelnen Tumorentitäten auch auf Überleben.

Der bei vielen Tumoren bestehende Hypermetabolismus hat zwei Konsequenzen:

- Es wird mehr Energie gebraucht; eine dem Stoffwechsel nicht angepasste Zufuhr führt unweigerlich zum Abbau von Körperreserven.
- Höherer Substratumsatz hat auch einen höheren Bedarf an den hier assoziierten Mikronährstoffen zur Folge. Dies betrifft in erster Linie solche, deren Bedarf von der zugeführten und verbrauchten Energiemenge abhängt (v. a. Niacin, Thiamin, Biotin, B_6, aber auch weitere, besonders wasserlösliche Vitamine).

10.4 Anämie bei Krebspatienten

Die Inzidenz der Eisenmangelanämie liegt bei Tumorpatienten, abhängig von Stadium und Entität, bei 50 %. Die Anämie kann dabei einen wesentlichen Einfluss auf die Lebensqualität nehmen, indem sie zur Zunahme der Fatigue und Abnahme der körperlichen Leistungsfähigkeit beiträgt. Abgesehen davon ist eine Anämie ein Zustand, der bei Tumorzellen zu einer Wachstumssteigerung führen kann (HIF- und GLUT 1-Hochregulierung).

Die Anämie ist charakterisiert durch normochrome oder hypochrome mikrozytäre Erythrozyten (MCH, MCV normal bis leicht erniedrigt). Typisch ist das Retikulozyten-Hämoglobin < 26 pg oder ein Anteil von > 10 % hypochromer Erythrozyten.

10.4.1 Anämiebehandlung

In einer Metaanalyse wurden Studien mit oraler Supplementierung (Eisenglukose, Ferroglukonat), i. v. Anwendung (Eisendextran) und mit Erythropoese-stimulierenden Agenzien (ESA) verglichen [240]. Die i. v. Anwendung zusammen mit ESA führt zu einer signifikanten Verbesserung der Hämatopoese sowie einer Verringerung der Zahl der Transfusionen. Letzteres ergab sich auch in zwei Studien, die auf ESA verzichteten. Die Anwendung von ESA bei Patienten unter kurativer Chemotherapie ist umstritten und wird in den Leitlinien der US-amerikanischen Fachgesellschaft nicht empfohlen [576]. Bei palliativer Therapie kann ESA zusammen mit i. v. Eisen die Lebensqualität verbessern. In den Leitlinien des National Comprehensive Cancer Network (NCCN) sind die Diagnosestellung sowie die einzelnen Therapieschritte bei den unterschiedlichen Formen der Anämie zusammengestellt [504].

10.5 Knochengesundheit

Ein weiterer Aspekt im Zusammenhang mit Krebs ist die häufig gefährdete Knochengesundheit durch die Therapie, die zu osteoporotischen Frakturen, Schmerzen und Einschränkung der Mobilität und damit auch der Lebensqualität führt. Je nach Tumorart kann dies unterschiedlich häufig sein und mit unterschiedlicher Geschwindigkeit erfolgen (► Abb. 10.1).

Eine besondere Risikogruppe sind prämenopausale Frauen, da hier der Verlust der Knochendichte/Jahr bei 2 % und teilweise darüber liegt. Junge Frauen mit Osteoporoserisiko (z. B. genetisch, hochgewachsene Statur, Leistungssportlerinnen, unzureichende Kalziumzufuhr in der Kindheit und Jugend) sind dabei besonders betroffen.

Das National Comprehensive Cancer Network (NCCN) hat hierzu einen Ratgeber entwickelt [505]. Für die Prüfung der Knochendichte (BMD) können die von der WHO erstellten Kriterien herangezogen werden [144]: BMD innerhalb einer Standardabweichung (T-Score > –1,0) eines jungen Erwachsenen gilt als normal. Mehr als 1–2,5 Standardabweichungen darunter gilt als verringerte Knochenmasse und mehr als 2,5 Standardabweichungen als Osteoporose. Die mit DXA gemessene BMD kann als Prädiktor des Frakturrisikos angenommen werden, wobei das Risiko je Standardabweichung um das 2-Fache ansteigt [367]. Eine Kontrolle der Knochendichte sollte gemäß den Empfehlungen des NCCN besonders dann erfolgen, wenn eine Therapie erfolgt, die zu einer Reduktion der Sexualhormone führt (Brust- und Prostatakrebs), sowie bei Frauen über 65 Jahre [300].

Die ASCO (American Society of Clinical Oncology) empfiehlt, dass bei Frauen mit Brustkrebs ein BMD-Screening erfolgen sollte, wenn in der Familienanamnese Frakturen aufgetreten sind, das Gewicht unter 70 kg liegt oder bereits eine nicht traumatische Fraktur bekannt ist; ebenso bei Frauen, die mit Aromatase-Inhibitoren behandelt werden oder besonders bei prämenstruellen Frauen, die eine Anti-Östrogen-Therapie erhalten und bei denen es zu einer vorzeitigen Menopause kommt [233]. In Fällen mit vorzeitiger Menopause kommt es zu einem progredienten Verlust an Knochendichte innerhalb der ersten 6–12 Monate nach Chemotherapie (z. B. Cyclophosphamid, cis-Platin und Anthracycline) [616].

10.5.1 Prävention und Therapie des Knochenverlustes bei Krebspatienten

Durch die rechtzeitige Supplementierung von Kalzium und Vitamin D kann ein Hyperparathyreoidismus verhindert und die Frakturrate gesenkt werden [489]. Empfohlen werden 1200 mg Kalzium/Tag für Patienten > 50 Jahre und 600 IE Vitamin D [156]. Als Kontrolle kann der Vitamin-D-

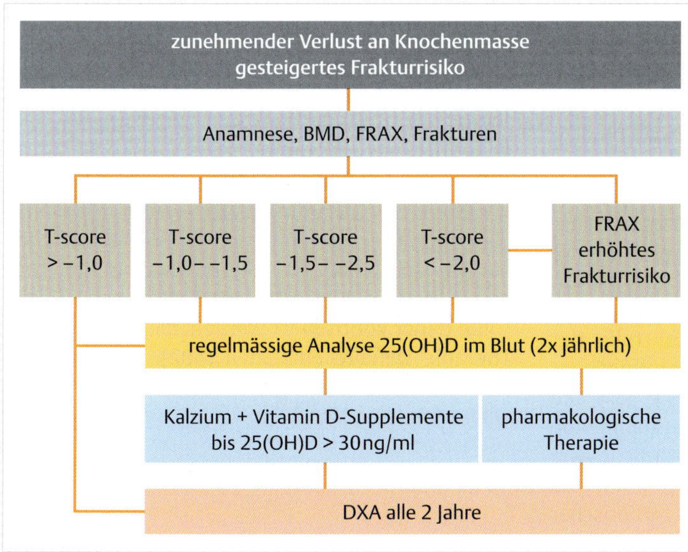

Abb. 10.1 Algorithmus für die Diagnose und Sicherung der Knochengesundheit bei Krebspatienten. [505]. FRAX: Fracture Risk Assessment Tool der WHO erlaubt die Abschätzung des Frakturrisikos innerhalb der kommenden zehn Jahre [717].
T-Score: Entsprechend WHO-Kriterien BMD innerhalb einer Standardabweichung (SD) eines jungen Erwachsenen (T-Score of > –1,0 gilt als normal; –1,0 bis –2,5: geringe Knochendichte; ≤ –2,5: Osteoporose 9.

Tab. 10.2 Therapie des Knochenverlustes: Therapieplan [305].

Substitution vier Monate, dann Re-Analyse			Erhaltungstherapie bei 25 (OH)D 30–60 ng/ml
25(OH)D (ng/ml)	**Ergocalciferol D_2 (IE/Woche)**	**Cholecalciferol D_3 (IE/Tag)**	**Cholecalciferol D_3 (IE/Tag)**
< 10	50 000	–	2000
10–20	–	2000	2000
20–30	–	1000	1000
> 30	–	–	–

Blutspiegel (25(OH)D) gelten, der mindestens bei 30 ng/ml (75 nmol/l) liegen sollte.

► Tab. 10.2 zeigt den Therapieplan bei Knochenverlust.

Dieser Therapieplan gilt nicht für Patienten mit Hyperkalzämie, primärem Hyperparathyreoidismus, Sarkoidose oder anderen Granulomatosen.

Die weiteren Therapieoptionen mit Bisphosphonaten und speziellen Rezeptoraktivatoren und -inhibitoren sowie Östrogenrezeptor-Modulatoren können den entsprechenden Leitlinien der NCCN entnommen werden.

10.6 Vitamine bzw. Mikronährstoffe bei Tumorpatienten

10.6.1 Vitamin A

Da Vitamin A eine wichtige Bedeutung in der zellulären Proliferation und Differenzierung hat und es im Vitamin-A-Mangel zur Entwicklung von Plattenepithelmetaplasien kommt, war es naheliegend, die Wirkung des Vitamins bei Krebserkrankungen zu untersuchen. So ist seit den 1980er Jahren eine Vielzahl synthetischer Retinsäureverbindungen entstanden, die in unterschiedlichen Krebsformen (Atemwege, gastrointestinal, Leukämie) zur Anwendung kam. Allerdings haben sich die Hoffnungen nicht erfüllt. Im Gegensatz zu vielversprechenden In-vitro-Studien haben sich die Ergebnisse in vivo nicht bestätigen lassen. Ein Grund könnte die engmaschige und auf vielen Ebenen verlaufende intrazelluläre Kontrolle der Vitamin-A-Wirkung, der Bildung verschiedener Metabolite und letztlich der Entgiftung sein, die die beobachtete Tachyphylaxie und zunehmende Resistenz der Tumorzellen gegen natürliche wie synthetische Retinoide erklärt [197]. Kann die Kontrolle durch Verwendung neuer synthetischer Retinoide umgangen werden oder aber die in Tumorzellen veränderte Bildung von Bindungsproteinen und nukleären Rezeptoren, so liegt darin auch eine Chance für die Therapie mit neuen Retinoiden [120].

10.6.2 Vitamin D

Die Prävalenz des Vitamin-D-Defizits bei onkologischen Patienten liegt je nach Studie bei 40–60 %. Einen schweren Mangel weisen ca. 20 % der Patienten auf [186]. Dies hat einen nicht zu unterschätzenden Einfluss auf Therapieverträglichkeit und Lebensqualität.

Die Bedeutung einer ausreichenden Vitamin-D-Versorgung für Lebensqualität und auch Überleben bei Krebspatienten wurde wiederholt dokumentiert. Plasmawerte > 30 nmol/l, besser noch > 50 nmol/l sollten angestrebt werden. Dies kann entweder mit täglichen Einzeldosen erfolgen (2000 IE) oder einmal wöchentlich mit 20 000 IE geschehen. Neben der allgemein immunstimulierenden Wirkung wurde kürzlich ein Effekt auf die Dosierung von Opioiden beschrieben. Onkologische Patienten mit Vitamin-D-Plasmawerten > 40 nmol/l benötigten zur Schmerzbeseitigung signifikant weniger Fentanyl als Patienten mit Plasmawerten < 40 nmol/l [59].

Es liegt eine Reihe von Daten aus jüngerer Zeit vor, die einen Zusammenhang zwischen Inzidenz, aber auch Therapieerfolg und Vitamin-D-Defiziten bei Erwachsenen mit akuter myeloischer Leukämie beschreiben [413]. Der Vitamin-D-Status sollte daher kontrolliert werden, da auch unter der Therapie Defizite entstehen [502], was nach der Therapie die Knochengesundheit v. a. bei Kindern gefährden kann [566].

10.6.3 Vitamin C

Kaum ein Vitamin wird so häufig mit der Diagnose Krebs in Verbindung gebracht wie Vitamin C. Nachdem in den 1950er Jahren Linus Pauling große Erfolge mit der Anwendung von Vitamin C bei Krebserkrankungen beschrieben hatte, konnten diese Ergebnisse im Folgenden nicht mehr bestätigt werden. Ein Grund dafür lag in der Applikation: Pauling hatte Vitamin C i. v. verabreicht (10 g/Tag), die Folgestudien oral (10 g/Tag). Nun liegen in der Zwischenzeit einige Fallberichte wie auch zell- und tierexperimentelle Arbeiten vor, die die parenterale Anwendung von Vitamin C in einem neuen Licht erscheinen lassen. Erst mit sehr hohen Konzentrationen im Kulturmedium oder im Blut lassen sich zytotoxische Effekte auf Tumorzellen erreichen. Eine Hochdosis-Therapie mit Vitamin C ist zur Erreichung der für Tumorzellen zytotoxischen Konzentration nur parenteral möglich. Während mit oraler Gabe von bis zu 20 g Vitamin C Plasmawerte von 220 µmol/l (normal 50–80 µmol/l) erreicht werden, führt die parenterale Gabe (50–100 g) auch über längere Zeit zu Werten von bis zu 15 000 µmol/l, die gut vertragen werden [497].

Als Mechanismus der tumorzellspezifischen Zytotoxizität wird angenommen, dass Vitamin C im Zuge der spontanen Oxidation und Bildung eines Vitamin-C-Radikals eine Reaktion (Fenton) mit Eisen (Reduktion Fe^{3+} zu Fe^{2+}) anstößt, die dann zur Bildung zytotoxischer Verbindungen (H_2O_2 und reaktive Sauerstoffverbindungen) führt. Daneben wird eine ganze Reihe weiterer Mechanismen diskutiert, die die Effekte erklären können [530].

Bisher liegen Berichte (als Best Case Report Form nach den Richtlinien des National Cancer Institute) über drei erfolgreiche Behandlungen mit der i. v. Hochdosis-Therapie vor [524]. Die Patienten hatten unterschiedlich hohe Dosierungen (65 g 2 × /Woche für 10 Monate; 30 g 2 × /Woche für 3 Monate, gefolgt von 1–2 Monaten für 4 Jahre; 15 g 2 × /Woche 2 Monate, 15 g 1–2 × /Woche 7 Monate gefolgt von 15 g alle 2–3 Monate für 1 Jahr). Da gleichzeitig noch eine Reihe weiterer pflanzlicher Supplemente eingenommen wurde, ist eine alleinige Wirkung des Vitamin C nicht sicher. Im ersten Fall (Nierenzellkarzinom) konnte ein Rückgang von Lungenmetastasen beobachtet werden sowie eine vollständige Remission des Nierenzellkarzinoms. Die Patientin verstarb allerdings an einem kleinzelligen Bronchialkarzinom nach vier Jahren. In den beiden anderen Fällen (Blasenkrebs mit multiplen Satellitentumoren mit transurethraler Resektion sowie eine Patientin mit diffusem B-Zell-Lymphom mit fünf Wochen Bestrahlung ohne Chemotherapie) kam es zu vollständigen Remissionen.

Eine klinische Studie hat die Kombination aus i. v. Vitamin C und Gemcitabin geprüft [710]. Neun Patienten mit Pankreaskarzinom (nicht resezierbar) erhielten in aufsteigender Dosis (15–125 g) Vitamin C i. v., bis ein Plasmaspiegel von > 350 mg/dl (> 20 mM) erreicht war, innerhalb eines Vier-Wochen-Zyklus, in dem Gemcitabin jeweils vor der Vitamin-C-Applikation gegeben wurde. Nach Erreichen des Vitamin-C-Plasmawertes wurde die dafür notwendige Dosis währen des nächsten Gemcitabin-Zyklus beibehalten. Außer Durchfällen traten keine Nebenwirkungen auf. Gleichzeitig berichten sechs der neun Patienten von einer besseren physischen Belastbarkeit. Das Überleben der Patienten lag bei 13±2 Monaten und damit, so die Autoren, über dem mittleren Überleben (5,65 Monate) bei isolierter Gemcitabin-Anwendung in einer anderen Studie. Eine ähnliche Kombination (aufsteigende i. v. Dosierung von Vitamin C von 50 g, 75 g und 100 g bei je 3 Patienten 3x/Woche über 8 Wochen) wurde bei Patienten mit metastasierendem Pankreaskrebs (Stadium IV) durchgeführt [483]. Zu Beginn waren 14 Patienten ausgewählt, von denen zwei die Therapie abbrachen und drei infolge der Erkrankung zu Beginn verstarben. Die maximal erreichten Plasmawerte lagen bei 30 mmol/l. Gemcitabin wurde einmal wöchentlich für sieben Wochen verabreicht, Erolitinib oral (100 mg für 8 Wochen). An Nebenwirkungen wurden Kopfschmerzen beschrieben, die aber nach ausreichender Flüssigkeitszufuhr zurückgingen. Eine Reihe weiterer Nebenwirkungen, wie eine Abnahme der Thrombozyten (n = 6) sowie gastrointestinale Beschwerden (n = 1) und thromboembolische Komplikationen (n = 2) führen die Autoren auf die Grunderkrankung zurück. Im Ergebnis kam es in acht der neun Fälle zu einer CT-validierten Abnahme des Tumorvolumens, jedoch im Vergleich zu einer Chemotherapie ohne Vitamin C zu keiner Verlängerung des Überlebens. Die Autoren wollen in einer Phase-II-Studie eine längere Anwendung von 100 g Vitamin C prüfen.

Zwischen 40-60 % aller Kolonkarzinome weisen eine Mutation des KRAS- oder BRAF-Gens auf [609] und sind oft gegenüber etablierten Therapieformen (gegen EGFR gerichtete Antiköper) resistent [429]. Kürzlich wurde bei In-vitro-Untersuchungen mit Kolonkarzinomzellen beschrieben, dass sowohl die hochdosierte Zugabe von Vitamin C zu KRAS und BRAF mutierten Zellen als auch die intraperitoneale Gabe von 4 g Vitamin C im Tierexperiment (Mäuse) das Tumorwachstum signifikant reduzierte [736]. Der Wirkungsmechanismus (gesteigerte Aufnahme von DHA durch GLUT 1) deckt sich mit den anderen bisher beschriebenen experimentellen Befunden. Die hohe DHA-Aufnahme in die Tumorzelle erzeugt einen starken zytotoxischen, oxidativen Stress [578]. Die Wirkung des hochdosierten parenteralen Vitamin C beruht auf der intrazellulären Induktion von oxidativem Stress und nicht auf der oft als Rationale verwendeten Wirkung als systemisch wirkendes Antioxidans (siehe Kap. 10.6.4).

Fazit

Die intravenöse Anwendung von Vitamin C wird auch in hohen Dosierungen über längere Zeit gut vertragen. Ob sie die in diese Therapie gesetzte Hoffnung erfüllt, müssen klinische randomisierte Studien zeigen. Zum jetzigen Zeitpunkt ist es für eine Empfehlung zu früh. Inwieweit die Berichte über eine Besserung der Lebensqualität bei Brustkrebspatientinnen mit i. v. Dosierungen von 7,5 g/Tag [692] oder Kurzzeitanwendung (2 × 10 g i. v. gefolgt von 4 g oral/Tag) [733] einer strengeren Prüfung an größeren Kollektiven standhalten, ist zur Zeit schwer zu sagen.

Erste Phase-I-Studien zeigen die gute Verträglichkeit hoher parenteraler Vitamin-C-Gaben (Dosissteigerung von 15 g 2 × /Woche bis 125g) [710] und es wird sich in Phase-II-Studien zeigen, inwieweit diese lange vergessene Therapieoption wieder aufgegriffen werden sollte [203].

10.6.4 Vitamine bei Krebspatienten – Rationale und Risiken

Die Empfehlung zum Einsatz von Mikronährstoffen, insbesondere Antioxidanzien (Vitamin C, E, Provitamin A) wird besonders oft bei onkologischen Patienten gegeben, allerdings auch fast ebenso oft als unnötig bzw. gefährlich deklariert. Je nach Analyse nehmen bis zu 70 % der befragten Tumorpatienten einzelne oder mehrere Mikronährstoffe als Nahrungsergänzung meist in sehr hoher Dosierung.

Welche Gründe werden angeführt, die Verwendung von Mikronährstoffsupplementen bei onkologischen Patienten zu empfehlen bzw. welche wirklichen Indikationen und Kontraindikationen bestehen?

Indikationen

- Mikronährstoffdefizite als Folge der Erkrankung bzw. Kompensation eines erhöhten Bedarfs oder gesteigerten Verbrauchs
- adjuvante Gabe zur Verbesserung der Primärtherapie
- adjuvante Gabe zur Minderung der Nebenwirkungen der Therapie
- Verbesserung der Lebensqualität
- Prävention eines Rezidivs

Gibt es für diese „Indikationen“ eine wissenschaftliche Rationale?

Mikronährstoffdefizite bei Krebspatienten

Ein gerne verwendetes Argument zur Anwendung von Mikronährstoffen, insbesondere Antioxidanzien in hoher Dosierung, ist die Beobachtung, dass bei onkologischen Patienten häufig niedrige Werte an einzelnen oder mehreren Antioxidanzien im Blut nachgewiesen werden. Dabei wird unterstellt, dass dies ein Zeichen für einen erhöhten Verbrauch oder Bedarf an Antioxidanzien und somit v. a. deren hochdosierte Anwendung begründet sei. Ein Nachweis von einzelnen Mikronährstoffen im Serum bringt allerdings oft wenig Information, da Vitamine und auch viele Spurenelemente über lange Zeit, selbst wenn es bereits zu starken Reduktionen in verschiedenen Geweben gekommen ist, innerhalb des Normalbereichs verbleiben. Selbst diagnostizierte Defizite einzelner Vitamine bzw. Spurenelemente bei onkologischen Patienten sind nicht unbedingt Zeichen eines wirklichen Defizits oder gar einer Indikation zur Anwendung einzelner hochdosierter Präparate. So beschreiben Anthony und Shorah [28] bei 64 % aller Lungenkarzinompatienten ihrer Studie ein schwerwiegendes Vitamin-C-Defizit. In Lungenresektaten von Karzinompatienten finden sich jedoch sehr hohe Vitamin-C-Konzentrationen im Vergleich zu Gesunden [394]. Ähnliches gilt für andere Antioxidanzien, wie die Glutathion-Peroxidase (GSH) [648]. Der Blutwert signalisiert also nicht unbedingt den Status. Durch unterschiedliche Kompartimentierung in verschiedene Organe können hier leicht Fehlinterpretationen erfolgen.

Reaktive Sauerstoffverbindungen (ROS) führen zu einer Hemmung der Proliferation, indem sie die G1-Phase des Zellzyklus verlängern können. Damit aber machen sie die Zellen weniger empfindlich gegen zytotoxische Effekte, z. B. der Chemotherapie. Wird jedoch die Bildung der ROS durch Antioxidanzien, wie z. B. GSH (Glutathion) oder Vitamin E gehemmt, so tritt dieser erwünschte Effekt nicht ein. Erhöhte zelluläre GSH-Spiegel korrelieren mit Bestrahlungsresistenz in vitro [419], und umgekehrt führt eine GSH-Depletierung durch hohe Dosen von Selenit zu einer Steigerung der Radiosensitivität [325]. Eine gesteigerte Expression der manganabhängigen SOD führt zu einer Zunahme der Bestrahlungsresistenz in vitro [653]. Inwieweit also die Behebung eines Manganmangels oder Stärkung der MnSOD durch Mangansupplemente ein wirklich sinnvoller Ansatz ist, ist demnach fraglich. Veränderungen der Konzentration antioxidativer Mikronährstoffe oder assoziierter Enzyme im Blut sagen wenig über den Zustand in den Zielzellen aus und begründen somit auch keinesfalls eine „kausale" Therapie dieses scheinbaren Mangels.

Auf der Grundlage der vorab beschriebenen Ursachen einer unzureichenden Mikronährstoffzufuhr erscheint es nur in wenigen Fällen sinnvoll, eine bzgl. der Zahl der Mikronährstoffe eingeschränkte Kombination (meist nur 3–5) einzelner Mikronährstoffe zu empfehlen (unabhängig von der Dosis), da nicht ausgeschlossen werden kann, dass damit andere fehlende Mikronährstoffe übersehen werden, bzw. dass gerade das Tumorgewebe besonders gut versorgt wird. Die Einnahme solcher Kombinationspräparate mit nur wenigen Mikronährstoffen führt bei den Betroffenen zu einer trügerischen Sicherheit, die die Entwicklung anderer Defizite begünstigt.

Am sinnvollsten und sichersten ist bei Vorliegen einer Mangelernährung – neben der gezielten und frühzeitigen Ernährungstherapie –, aber auch bei Patienten, bei denen mit der Entwicklung eines Mangels zu rechnen ist, der Einsatz eines Multi-Mikronährstoffpräparates als Nahrungsergänzung, welches 100 % der Empfehlung für jeden Mikronährstoff enthalten sollte.

Gesteigerter Bedarf bzw. erhöhter Verbrauch von Mikronährstoffen

Ein wesentlicher, immer wieder angeführter Grund für die Empfehlung zur Einnahme von Supplementen ist der erhöhte Bedarf an Mikronährstoffen bei Tumorpatienten. Es gibt zwar einzelne Arbeiten, die in Tierexperimenten und in Zellkultur einen gesteigerten Umsatz für einzelne Mikronährstoffe, wie z. B. für Selen und Vitamin C zeigen; beim Menschen sind solche Befunde allerdings bisher nicht beschrieben. Allerdings gibt es eine Reihe von Daten, die Mikronährstoffdefizite, in erster Linie Vitamin C, E, Karotinoide, Selen und Zink, bei Tumorpatienten im Blut beschreiben. Wie im vorangehenden Abschnitt bereits erörtert, sind Blutwerte jedoch kaum wirklich verwertbar, wenn es um die Frage geht, ob ein Mikronährstoff substituiert werden soll oder nicht.

Es sollte vielmehr berücksichtigt werden, dass es spezielle Risikogruppen gibt, bei denen von einer unzureichenden Zufuhr bzw. auch einem erhöhten Bedarf bei Vorliegen bestimmter Komorbiditäten ausgegangen werden kann. Unabhängig von einer häufigen tumorbedingten Mangelernährung besteht ein Risiko für eine suboptimale Zufuhr an Mikronährstoffen bei

- alten Menschen (> 70 Jahre)
- unausgewogener/einseitiger Ernährung (z. B. Veganer)
- Reduktionsdiäten
- Adipositas
- chronisch entzündlichen Erkrankungen
- Nikotin-, Alkoholabusus
- niedrigem Einkommen

Bei diesem Personenkreis kann grundsätzlich von einer suboptimalen Versorgungslage ausgegangen werden. Eine katabole Situation, wie sie bei vielen Tumorerkrankungen auftritt, verstärkt das bei den oben dargestellten Risikogruppen oft schon bereits bestehende Defizit. Auch in diesen Fällen ist eine eindeutige Festlegung, welcher Mikronährstoff fehlt, kaum zu treffen.

Verbesserung der Primärtherapie oder Minderung der Therapienebenwirkungen

Ein immer wieder gebrauchtes Argument zum Einsatz von Mikronährstoffen, insbesondere Antioxidanzien in meist sehr hoher Dosierung, ist die

Bildung von reaktiven Sauerstoffverbindungen (ROS) als Folge der Therapie. Diese ROS, die nicht nur die Tumorzelle zerstören sollen, schädigen, so die Argumentation; auch das gesunde Gewebe, welches durch die Anwendung von Antioxidazien geschützt werden soll.

In einem Übersichtsartikel [598], der diskutiert, ob Antioxidanzien in der Tat bei Strahlen- oder Chemotherapie sinnvoll eingesetzt werden können, stellen die Autoren sechs wichtige Punkte zusammen, die in Bezug auf eine Verwendung von Antioxidanzien und Chemotherapie von Bedeutung sind:

- Ausmaß der Radikalbildung durch das Chemotherapeutikum und Abhängigkeit der Chemotherapiewirkung von der möglichen Bildung freier Radikale
- Art der gebildeten reaktiven Sauerstoffverbindung durch das Chemotherapeutikum
- Dosis des Chemotherapeutikums und Konzentration der aktiven Sauerstoffspezies
- Art des Antioxidans
- Konzentration des Antioxidans
- zeitliche Beziehung zwischen der Anwendung des Antioxidans und der Chemotherapie

Neben den Überlegungen zu Dosis und Zeitplan der Gabe von Antioxidanzien (über die bisher kaum etwas bekannt ist) ist es wichtig, die Tumorart und die besondere Form des Tumors hinsichtlich seiner Energie- und Sauerstoffversorgung sowie seiner Lokalisation, zu berücksichtigen. Die Zerstörung von Tumorzellen über eine erhöhte endogene Produktion von freien Radikalen und ROS spielt eine wesentliche Rolle bei der Chemotherapie. Allerdings sind eine Reihe von Tumorzellen gegen die radikalinduzierten Schäden resistent, vermutlich bedingt durch eine klonale Selektion einer Subpopulationen von Tumorzellen, die aus hypoxischen Bereichen des Tumors stammen [301]. Bei niedrigen Sauerstoffkonzentrationen (relativ zu vergleichbaren Normalzellen) nimmt die Zytotoxizität der ROS-induzierten Gewebeschäden ab [175]. Folglich spielen der Sauerstoffgehalt und die Verteilung des Sauerstoffs im Tumorgewebe eine ganz wesentliche Rolle hinsichtlich der Frage, ob reaktive Sauerstoffspezies überhaupt gebildet werden können und wirksam sind. In fast allen Tumoren finden sich neben „normal" mit Sauerstoff versorgten Bereichen auch hypoxische Bereiche, die eine Sauerstoffunterversorgung und somit auch ein Energiedefizit aufweisen.

Tab. 10.3 Folgen von Mikronährstoffdefiziten bei Krebspatienten mit Einfluss auf die Lebensqualität.

Mikronährstoffdefizite	Folgen
Vitamin C	gestörte Wundheilung, Parodontitis
Vitamin D	diffuse Schmerzen, Infektlabilität
B-Vitamine	Depressionen, neurologische Beschwerden, Steigerung von Chemotherapie-Nebenwirkungen wie z. B. Polyneuropathie
Eisen	Fatigue
Zink	Wundheilungsstörung, Durchfälle, Parodontitis

Die Interaktionen von Tumortherapie, oxidativem Stress in kranken und gesunden Zellen und der Wirkung von Antioxidanzien sind zu komplex, als dass man eine allgemeine Beurteilung von Sinn oder Unsinn hochdosierter antioxidativer Mikronährstoffe in der Krebstherapie abgeben könnte. Die Anwendung einzelner Mikronährstoffe, insbesondere in hoher Dosierung, zur Minderung von Nebenwirkungen bzw. „Optimierung" der Therapie basiert in den meisten Fällen auf empirischen Beobachtungen und weniger auf wissenschaftlicher Evidenz. Hierbei ist zu berücksichtigen, dass eine Verbesserung der Lebensqualität, wie sie unter Umständen durch einzelne Mikronährstoffe erreicht werden kann (▶ Tab. 10.3), durchaus eine nicht zu unterschätzende Rationale für den Einsatz von Mikronährstoffen sein kann. Dazu gehört auch, dass wegen einer sich unter der Therapie entwickelnden Mangelernährung, die im Besonderen die Mikronährstoffe betrifft, die begleitende Gabe eines normal dosierten Mikronährstoffpräparates als Nahrungsergänzung empfohlen werden kann.

Verbesserung der Lebensqualität

Multivitamine bewirken, so eine kürzlich an 40 Patienten durchgeführte randomisierte, doppelblinde Cross-over-Studie, keine signifikante Minderung der bestrahlungsinduzierten Fatigue [637]. Daraus lässt sich jedoch sicherlich nicht ableiten, dass die Lebensqualität durch Vitamine nicht zu beeinflussen wäre. Yeom und Mitarbeiter [734] haben die Wirkung einer parenteralen Gabe von Vitamin C (2 × 10 g im Abstand von drei Tagen) sowie 4 g/Tag für eine Woche bei terminalen Krebspatienten geprüft und mittels eines EORTC-Scores eine signifikante Verbesserung von Stimmungslage, Müdigkeit, Erbrechen und Appetit beschrieben.

Auch in diesem Kontext gilt es wieder zu berücksichtigen, dass Mikronährstoffdefizite einen starken Einfluss auf das Empfinden sowie andere Faktoren haben, die die Lebensqualität beeinflussen können. Im Vordergrund stehen hierbei Stimmungsveränderungen wie Angst und Depression, wie sie bei Krebspatienten gehäuft auftreten und die Lebensqualität erheblich beeinflussen [495]. Gerade aber Stimmungsveränderungen werden oft durch Mikronährstoffdefizite, insbesondere der B-Vitamine, begünstigt [115], [364] (▸ Tab. 10.3). Unzureichende Versorgung mit antioxidativen Mikronährstoffen wie Vitamin C sowie fettlöslicher Vitamine, insbesondere E und A, haben einen ungünstigen Einfluss auf die Wundheilung [439], [546]. Beispielsweise lässt sich eine Minderung des Mukositis-Grades in Abhängigkeit von der Antioxidanzienversorgung feststellen [677]; auch gibt es Daten, dass die Kardiotoxizität einzelner Chemotherapeutika [275] durch hochdosiertes Vitamin E gesenkt werden kann. Ein leichtfertiger Umgang mit Antioxidanzien gefährdet jedoch das Therapieziel [71].

Die Sicherstellung einer ausreichenden Versorgung mit Mikronährstoffen ist auch mit Hinblick auf die Lebensqualität und den Verlauf der Behandlung eine wichtige Maßnahme. Inwieweit die Versorgung mit Mikronährstoffen einen Einfluss auf die weitere Entwicklung nach Abschluss der Behandlung haben kann, ist bisher noch weitgehend ungeklärt.

Unterstützung der Therapie

Höher dosierte Antioxidanzien und Chemotherapie

Es gibt eine Vielzahl von Studien, welche die Wirkung einzelner Antioxidanzien auf das Wachstum von Tumorzellen in vitro und in vivo geprüft haben. Für die Vitamine E und C sowie für N-Acetyl-Cystein liegen die meisten Studien vor. Unter In-vitro-Bedingungen kann Vitamin E die zytotoxischen Effekte verschiedener Chemotherapeutika steigern [274].

Die Ergebnisse auf die Wirkung bzw. Nebenwirkung verschiedener Chemotherapeutika sind allerdings widersprüchlich. Klinische Studien liegen bisher nicht vor. Sowohl bei Vitamin C als auch bei Vitamin E muss berücksichtigt werden, dass eine enterale Zufuhr eine Reihe von Limitationen bedingt (Absorption, First-Pass-Effekte), welche die im Tumorgewebe erreichbare Konzentration einschränken können. Schon aus diesen Gründen sind In-vitro-Versuche kaum vergleichbar oder gar als Wirkungsbeleg geeignet.

Für den antioxidativen Kofaktor Selen liegen im Wesentlichen Studien vor, die Effekte auf die Nebenwirkungen einer Chemotherapie beschreiben. Aus klinischen Studien ist der wesentliche Befund die Reduktion der Cisplatin-induzierten Nephrotoxizität [313], [549]. Positive wie negative Wirkungen auf die Therapie (Überlebenszeit, Mortalität) wurden bisher nicht untersucht.

Insgesamt betrachtet gibt es keine gesicherten klinischen Daten, die eine Anwendung einzelner Antioxidanzien in pharmakologischer Dosierung rechtfertigen würden. Insbesondere muss dabei offen bleiben, ob nicht eine solche Anwendung zwar im Einzelfall die durch Chemotherapie verursachten Organschäden reduzieren kann, aber gleichzeitig die antioxidative Abwehr von neoplastischen Zellen stärkt. Letzteres könnte zur Entwicklung resistenter Zellen beitragen.

Bestrahlung und antioxidative Mikronährstoffe

In verschiedenen In-vitro- und In-vivo-Experimenten wurde die Wirksamkeit einzelner Antioxidanzien auf den Bestrahlungseffekt geprüft. So wurde beobachtet, dass Vitamin C hämatopoetische Zellen nach subletaler Bestrahlung von Mäusen schützt [281]. Bestrahlte Thymuszellen von Kälbern zeigen nach vorausgegangener Vitamin-C-Behandlung weit weniger DNA-Schäden als unbehandelte Zellen. Wird jedoch gleichzeitig Kupfer (50 µmol/l) appliziert, so nehmen die strahleninduzierten Schäden stark zu. Bei geringerer Kupferkonzentration (5 µmol/l) bleibt der schützende Effekt des Vitamin C erhalten [124].

Eine Reihe von Untersuchungen befasst sich mit der schützenden Wirkung von Vitamin E-Succinat. Diese Vitamin-E-Verbindung kann in humanen Krebszellen (zervikal, ovarial), nicht aber in gesunden Zellen (Fibroblasten) DNA-Brüche verursachen. Bei gleichzeitiger Bestrahlung nimmt die Zahl der DNA-Brüche signifikant zu [401]. Vitamin E in einer Dosis von 400 IU/kg kann die Effekte einer letalen Co-60-Bestrahlungsdosis bei Mäusen deutlich verringern [402]. Dabei war der Effekt gegenüber oraler Gabe ausgeprägter, wenn Vitamin E s. c. gegeben wurde.

In Kombination mit Selen zeigt sich ebenfalls eine Minderung der Bestrahlungseffekte bei Mäusen (6,5 Gy Ganzkörperbestrahlung) [509]. Interessanterweise bewirkt Selen alleine eine Aktivitätssteigerung intrazellulärer antioxidativer Enzyme (GPx) sowie eine Zunahme des Peroxidabbaus. Eine Wirkungssteigerung antioxidativer Enzyme in gesunden Zellen ist sicherlich wünschenswert und erklärt auch die Minderung der Bestrahlungseffekte. Ob diese Selenwirkung aber bei neoplastischen Zellen erwünscht ist, muss offen bleiben. Zwar gibt es Hinweise, dass Selen Nebenwirkungen der Bestrahlung, wie etwa die Bildung von Lymphödemen, vermindern kann [471], es fehlen jedoch Untersuchungen, die den Effekt auf den Therapieerfolg berücksichtigt haben.

Eine besondere Situation ergibt sich bei der fotodynamischen Therapie. Hier kommt es zur Bildung von aggressiven Sauerstoffradikalen, die zu einer Zerstörung von Tumorzellen führen; ein Vorgang, der durch Zufuhr von Sauerstoff noch gesteigert werden kann [234]. Die Gabe hochdosierter Antioxidanzien wäre in diesem Fall sicherlich nicht zu empfehlen.

M!

Merke

Insgesamt kann eine Anwendung von Antioxidanzien in höherer Dosierung aufgrund der sehr unklaren Datenlage sowie der Beziehung zwischen Therapie und der Bildung von Oxidanzien während der Therapie nicht empfohlen werden.

Rezidivprävention und Überleben

Die Frage, inwieweit eine gesunde Ernährung eine wirksame Rezidivprophylaxe darstellt, lässt sich nicht sicher beantworten. Zweifellos ist auch in der posttherapeutischen Phase eine Unterversorgung mit Mikronährstoffen nicht wünschenswert und hat Einfluss auf die Rehabilitation. Sofern eine normale Mischkost vom Patienten vertragen wird, ist dies eine wichtige Basis für die Versorgung mit Mikronährstoffen. Es gilt jedoch zu berücksichtigen, dass eine ausreichende Versorgung erst durch eine Energiezufuhr von mindestens 2000 kcal erreicht werden kann und dass einseitige Diäten oder fettreduzierte Kost die Sicherstellung einer guten Mikronährstoffversorgung nicht gewährleisten. In diesen Fällen kann ein Nahrungsergänzungsmittel als Multivitamin-Mineralpräparat empfohlen werden. Eine Untersuchung der Mayo-Klinik hat kürzlich ergeben, dass bei Lungenkrebspatienten (n = 178), die Multivitamine einnehmen (n = 111), die Überlebensrate um sechs Monate größer war als bei den nicht supplementierenden Patienten [349]. Zu ähnlichen Ergebnissen war auch eine finnische Studie gekommen, bei der Lungenkrebspatienten mit Antioxidanzien versorgt wurden und die darüber hinaus auch noch eine Verbesserung der Lebensqualität beschreibt [339]. Damit ist jedoch keinesfalls gesagt, dass die Gabe von Mikronährstoffen einen direkten Einfluss auf das Überleben bei kleinzelligen Bronchialkarzinomen hat. Vielmehr zeigen solche Studien, dass eine adäquate Versorgung mit Mikronährstoffen, sei es durch Ernährung oder Supplemente, den Krankheitsverlauf und auch die Lebensqualität unter Umständen günstig beeinflussen kann.

Interaktion mit Medikamenten

Einige der bei der Behandlung von Krebspatienten eingesetzten Medikamente haben Einfluss auf den Mikronährstoffstatus (▶ Tab. 10.4) und können so zu einem unbemerkten Defizit führen [323]. Bei Anwendung der genannten Medikamente sollten die betroffenen Mikronährstoffe überprüft bzw. ganz besonders auf eine gute Zufuhr geachtet werden.

10.7 Fazit

Mikronährstoffe, besonders auch Antioxidanzien, sind im Zusammenhang mit Krebs und Chemotherapie nach wie vor wichtige Verbindungen, die auf unterschiedlichsten Ebenen in Verlauf und Therapie im fördernden wie hemmenden Sinn eingreifen. Gerade deshalb aber ist es von großer Bedeutung, das positive wie negative Potenzial der Mikronährstoffe gezielt zu untersuchen, um es im Sinne des Patienten nutzen zu können. Eine ungeprüfte Anwendung mag im Einzelfall hilfreich, aber ebenso gut auch schädlich sein.

Weitgehend gesichert ist bisher nur, dass der onkologische Patient ein hohes Risiko für eine Mangelernährung im Allgemeinen und eine Mikronährstoffunterversorgung im Besonderen hat. Das die Unterversorgung mit Mikronährstoffen durchaus einen Einfluss auf die Therapie und/oder

Tab. 10.4 Medikamente und ihr Einfluss auf den Mikronährstoffstatus.

Medikament	Interaktion	Bemerkungen
Antibiotika		
Cefalosporin	• Vitamin-K-Defizit • Hypokaliämie	
Pentamidine-Isoethionat	Folsäuredefizit durch Malabsorption	bei Infektionen mit Pneumocystis carinii
Tetracyclin	• reduzierte Vitamin K-Synthese • gesteigerte renale Verluste von Vitamin B_2 und Folsäure • Komplexbildung mit Ca, Mg, Fe, Zn	
Trimethoprim mit Sulfamethoxazol	• starke Verluste von Folsäure • Folsäure-Antagonisten (Methotrexat, Phenobarbital, Phenytoin, Sulfosalazin) verstärken das Defizit	bei Infektionen mit Pneumocystis carinii
Ziduvodine	starke Verluste von Folsäure	bei HIV/AIDS
Ketoconazol	Ca- und Mg-Supplemente können Absorption einschränken	bei Pilzinfektionen
Magen/Darm		
Bisacodyl	Malabsorption Vitamin D und K, Ca und Na	laxativ
Bismuth-Subsalicylat	Verluste: Folsäure, Eisen, Vitamin C	bei Diarrhoe
Kalziumkarbonat	• kann Thiamin inaktivieren • Hyperkalzämie bei langer Einnahme hoher Dosierungen zusammen mit Vitamin D oder bei Niereninsuffizienz	• Osteoporosetherapie • Antazidum
Ranitidin	• Vitamin-B_{12}-Verluste • Eisenmangel	bei Refluxkrankheit und Magengeschwüren
Phenolphthalein	Malabsorption Vitamin D und K, Ca und Na	bei Verstopfung
Magnesium-Aluminium-Hydroxid	• verringerte Bioverfügbarkeit von Vitamin A, B_2, Folsäure, Eisen • kann Thiamin inaktivieren	Behandlung von Magengeschwüren
Famotidin	Vitamin-B_{12}-Verluste	

Prognose haben kann, wurde vorab erörtert. Eine frühzeitige Intervention kann dazu beitragen, dass in Zeiten, in denen die Nahrungsaufnahme noch nicht durch Nebenwirkungen der Therapie gestört ist, die Speicher aufgefüllt werden, die im Zuge der Behandlung verstärkt beansprucht werden könnten. Eine Supplementierung mit einem normal dosierten (1- bis 3-fache RDA) Multi-Mikronährstoff-Supplement kann neben dem Hinweis auf eine ausgewogene Kost bereits vor Beginn der Therapie erfolgen und auch während und nach der Behandlung zur Prävention einer Unterversorgung empfohlen werden. Eine gute Versorgung mit Mikronährstoffen ist eine wichtige Grundlage für die Verträglichkeit der Therapie, für die Rehabilitation und letztlich auch für die Lebensqualität.

IV

11 Gastroenterologie

11.1 Malassimilation von Mikronährstoffen

Das Wichtigste in Kürze

Einfluss der Erkrankung

Je nach betroffenem Darmabschnitt und Dauer der Erkrankung können Mikronährstoffdefizite vorliegen. Dabei steht die Malabsorption fettlöslicher Verbindungen im Vordergrund. Dies muss sich nicht immer in typischen klinischen Erscheinungsformen zeigen, sondern kann schleichend zu Veränderungen führen, die sowohl den Verlauf der Erkrankung als auch den Therapieerfolg beeinträchtigen können.

Versorgungszustand

Die Prävalenz einzelner oder auch kombinierter Defizite ist unterschiedlich und reicht von 10–30 % (Vitamin B_1, Niacin, fettlösliche Vitamine) bis zu fast 70–100 % (Folsäure, Vitamin B_{12}, Kalzium, Eisen). Besonders muss die Versorgung von Patienten mit zystischer Fibrose beachtet werden.

Empfehlungen

Regelmäßige Kontrolle. Gezielte Supplementierung auch mit hohen Dosierungen bei speziellen Indikationen. Fettlösliche Vitamine am besten parenteral.

Mangelernährung kann auch durch ein Malassimilationssyndrom verursacht werden. Klinisch kann sich dies folgendermaßen zeigen:

- makrozytäre hypochrome Anämie (Folsäure/Vitamin B_{12})
- mikrozytäre hypochrome Anämie (Eisenmangel)
- diffuse Knochenschmerzen (Vitamin D)
- hämorrhagische Diathese (Vitamin K)
- periphere Neuropathie (B-Vitamine)
- Hyperhomocysteinämie (Folsäure/Vitamin B_{12}/B_6)

Grundlage der Malassimilation ist eine **Maldigestion** (▸ Tab. 11.1) oder eine **Malabsorption** (▸ Tab. 11.2). Bei beiden Formen können unterschiedliche Mikronährstoffe betroffen sein. Im Fall der Maldigestion steht eine Störung der Gallensekretion oder der Sekretion von Pankreasenzymen im Vordergrund (▸ Tab. 11.1). Die Folge ist eine Störung in der Aufspaltung von Fett, Eiweiß und Kohlenhydraten. Die mangelnde Emulgierung von Fetten betrifft die fettlöslichen Vitamine sowie die fettlöslichen Verbindungen wie Carotinoide (besonders Provitamin A). Folglich ist eine parenterale Substitution oft eine Option.

11.1.1 Allgemeine Therapie

Fettlösliche Vitamine sowie Vitamin B_{12} werden am besten parenteral als Depotspritze (i. m.) gegeben. Zurzeit sind keine entsprechenden Präparate auf dem Markt. Sie können jedoch rezeptiert und in Apotheken, die solche Injektionsmischungen individuell herstellen, bestellt werden (www.aa-s.de).

Bei persistierender Diarrhoe müssen neben Eisen und Zink auch die wasserlöslichen Vitamine substituiert werden.

11.2 Abetalipoproteinämie

Hier steht die Substituierung von fettlöslichen Vitaminen ganz im Vordergrund: Vitamin A 3 000–5 000 IE/Tag; Vitamin E 200–300 mg/Tag; Vitamin D 20 µg/Tag; Vitamin K 5 mg zweimal im Monat.

Ziel muss die Normalisierung der Blutspiegel sein, die besonders im Fall der Vitamin-E-Dosierungen bis 800 mg erfordern kann. Die frühzeitige Supplementierung mit Vitamin E kann die Entwicklung der Retinopathie verzögern.

11.3 Zystische Fibrose (CF)

Je nach Ausmaß der Pankreasinsuffizienz kann ein Vitamindefizit bereits kurz nach der Geburt auftreten. Besonders betroffen sind die fettlöslichen Vitamine. Da ein Vitamindefizit für die Prognose der Erkrankung ungünstig ist (gilt ganz besonders für Vitamin A und D), sollte frühzeitig interveniert werden. Die CF-Gesellschaft (UK) hat Leitlinien für die Supplementierung herausgegeben. Leitlinien liegen auch von der deutschen Gesellschaft für pädiatrische Gastroenterologie vor [40].

Der Vitaminstatus sollte soweit möglich mindestens einmal jährlich kontrolliert werden (bei Nachweis eines Defizits sollte supplementiert werden); die Angaben sind aber nicht sehr aussagekräftig.

Tab. 11.1 Maldigestion: betroffene Mikronährstoffe.

Ursache	betroffene Mikronährstoffe
Mangel an Verdauungsenzymen (Pankreatitis, zystische Fibrose)	fettlösliche Vitamine
Inaktivierung von Verdauungsenzymen (Zollinger-Ellison-Syndrom)	fettlösliche Vitamine
eingeschränkte Gallensäurebildung (Leberzirrhose)	• fettlösliche Vitamine • wasserlösliche Vitamine* bei fortgeschrittener Zirrhose (Alkohol) • Zinkmangel • bei primärer biliärer Zirrhose Kupferakkumulation
gestörte Gallesekretion (Abflussstörung)	• fettlösliche Vitamine • besonders bei Steatorrhoe sind auch die fettlöslichen Antioxidanzien betroffen
Dekonjugation der Gallensäure (bakterielle Fehlbesiedlung)	
Gallensäureverlust (Resektion terminales Ileum)	• oft Diarrhoe; dann neben fettlöslichen Vitaminen auch auf B_{12} und Folsäure achten • Malabsorption von Kalzium, Magnesium, Zink und Phosphor

*Bei fortgeschrittener Leberzirrhose kann es zu Defiziten von Vitaminen durch Störungen in der Phosphorylierung (Thiamin zu TPP), im Abbau des Vitamin B_6, in der Synthese des Retinol-bindenden Proteins und der 25-Hydroxylierung des Vitamin D kommen (siehe auch Kap. 13).

Tab. 11.2 Malabsorption: betroffene Mikronährstoffe.

Ursache	betroffene Mikronährstoffe
Schleimhautatrophie (Zöliakie)	Vitamine A, E, K, D, B_6, Folsäure, B_{12}, Zink, Eisen
Dünndarmentzündung	je nach Grad und Ausdehnung können viele Mikronährstoffe betroffen sein
Verminderung der Absorptionsfläche (Resektion)	viele Mikronährstoffe betroffen
Radioenteritis (besonders beachten: bei chron. Form 2–12 Monate nach Bestrahlung)	Kalzium, Magnesium, Eisen, Vitamin B_{12}
verminderte Kontaktzeit (neuroendokrine Tumoren; endokrine Erkrankungen: Hyperthyreose, diabetische Enteropathie, Morbus Addison, Amyloidose)	• fettlösliche Vitamine, Eisen, Zink • besonders bei Amyloidose mit Steatorrhoe
Störungen des Transports (Abetalipoproteinämie, mesenteriale Durchblutungsstörung, Lymphabflussstörung)	• fettlösliche Vitamine und Provitamin A • besonders bei Abetalipoproteinämie sehr hohe Dosierungen notwendig

Wie die Gesellschaft in ihren Leitlinien feststellt, ist die Analyse des Vitamin-A-Status kaum sicher möglich. Auch die Analyse des Retinol-bindenden Proteins bringt keinen Vorteil. Ähnliches gilt für Vitamin E. Da die Beladung der VLDL geregelt ist, wird man erst sehr spät ein Defizit erfassen können. Da besonders bei jungen Menschen der Vitamin-D-Status zu großen Teilen durch die Synthese in der Haut erklärt wird, ist auch ein niedriger Plasmawert nicht unbedingt ein Indikator für eine gestörte Absorption.

Es macht daher Sinn und ist toxikologisch unbedenklich, die fettlöslichen Vitamine auch ohne Analyse des Status zu supplementieren (► Tab. 11.3). Dies gilt in erster Linie für Patienten mit Pankreasinsuffizienz.

11

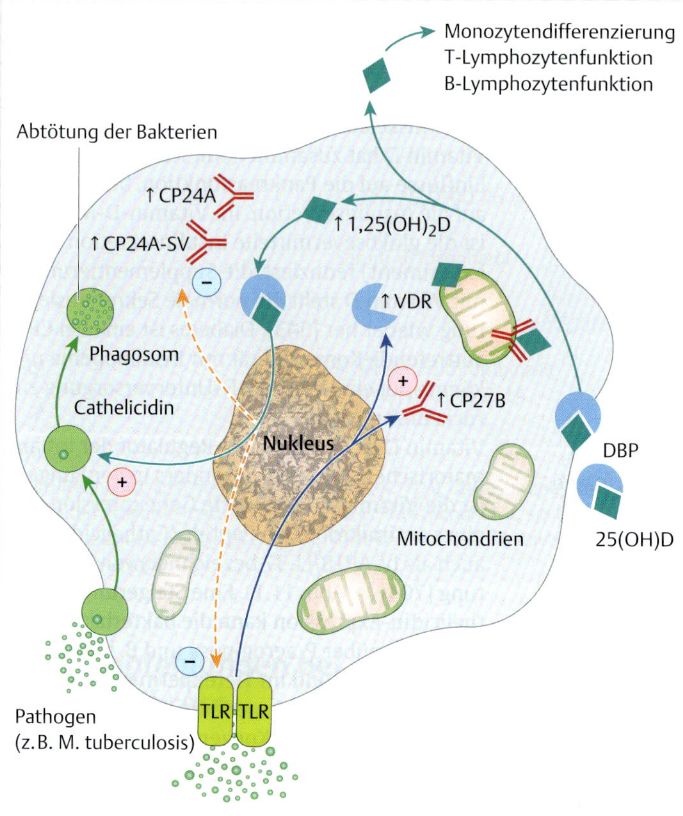

Abb. 11.1 Vitamin D als wichtiger Regulator der inflammatorischen Zytokine. Die endogenen antibakteriellen Peptide (β-Defensine und Cathelicidine) werden als Reaktion auf den Kontakt mit einem Pathogen gebildet (siehe auch Kap. 2.3). Durch den Kontakt des Pathogens mit Rezeptoren (TLR) der Makrophagen wird die Expression des Vitamin-D-Rezeptors (VDR) induziert. Das in die Makrophagen aufgenommene 25(OH)D wird nun zum aktiven Metaboliten 1,25(OH)$_2$D, der an den VDR bindet. Dieser Komplex steigert als Transkriptionsfaktor die Expression des Cathelicidins und damit die antimikrobielle Abwehr [6].

Vitamin E

Plasma-Vitamin E sollte, wenn es gemessen wird, auf LDL bezogen werden (mol Vitamin E/mol LDL).

Supplementierungsempfehlung

- < 1 Jahr: 10–50 mg/Tag
- 1–10 Jahre: 50–100 mg/Tag
- > 10 Jahre: 100–200 mg/Tag [518]

Durch orale wasserlösliche Zubereitungen kann der meist sehr niedrige Vitamin-E-Blutspiegel bei CF-Patienten jeden Alters deutlich verbessert werden [516]. Die niedrigen Spiegel werden als Resultat eines erhöhten oxidativen Stress‘ diskutiert, da sie unabhängig von der Pankreasfunktion zu sein scheinen. Die Bedeutung einer ausreichenden Vitamin-E-Versorgung für die oxidative/antioxidative Balance wird kontrovers diskutiert. Inwieweit eine länger anhaltende inadäquate Versorgung zu neurologischen Spätschäden führen kann, wird zwar erörtert, ist aber nicht belegt.

Vitamin K

Ein beginnendes Defizit ist schwer zu erfassen, da die Prothrombinwerte keine sichere Information liefern. Empfohlen werden für Kinder 5 bzw. 10 mg/Tag. Die Analyse der PIVKA (siehe Kap. 2.5) ergab, dass ein Vitamin-K-Defizit bei CF-Patienten häufig anzutreffen ist.

Vor dem Hintergrund der bei CF-Patienten oft erniedrigten BMD ist eine ausreichende Vitamin-K-Versorgung wichtig, da Vitamin K für die Aktivierung (γ-Carboxylierung) des Osteokalzins bedeutend ist.

Wasserlösliche Vitamine

Bei Ileumresektion sollte Vitamin B_{12} supplementiert werden. Bei den wasserlöslichen Vitaminen sollte nicht übersehen werden, dass der Bedarf (besonders an Thiamin und Niacin) aufgrund des oft erhöhten Grundumsatzes bei CF-Patienten gesteigert sein kann (bis 35 %). Je nach Ausmaß der

Einschränkung der Lungenfunktion kann der Energieverbrauch bis zum Doppelten eines vergleichbar Lungengesunden ansteigen [56]. Ist die Versorgung mit Thiamin nicht ausreichend, so hat dies einen ungünstigen Einfluss auf die Energieverwertung und kann zu Gewichtsverlusten beitragen. Sowohl für Thiamin- als auch Niacindefizite wird im Tierexperiment ein negativer Einfluss auf die Pankreasfunktion beschrieben [628], [629]. Bei Folsäuredefiziten findet sich im Tierexperiment eine verminderte Sekretion der Pankreasamylase [45]. Wenngleich diese Daten bisher nur an Tierexperimenten erhoben wurden, so sollten die Besonderheit der Erkrankung in Bezug zum Energiestoffwechsel und die prognostische Bedeutung des Körpergewichtes Anlass dafür sein, die Versorgung mit wasserlöslichen Vitaminen kritisch zu überprüfen.

Alternativen

Um die teilweise, besonders bei fettlöslichen Vitaminen notwendigen, sehr hohen Dosierungen zu umgehen, ist nach Alternativen gesucht worden. Eine Möglichkeit besteht in der i. m. Applikation, die inzwischen wieder verfügbar ist (siehe Kap. 11.1.1). Eine andere Form sind wasserlösliche Zubereitungen fettlöslicher Vitamine, wie sie bereits mit Erfolg erprobt wurden [42]. Die Formulierungen sind verfügbar, entsprechende Präparate allerdings zurzeit nicht.

Minerale

Für Minerale liegen keine spezifischen Empfehlungen vor. Lediglich bei der Natriumzufuhr können höhere Mengen erforderlich sein, da v. a. bei Fieber oder körperlicher Aktivität die Verluste über den Schweiß deutlich über denen Gesunder liegen können. Die Kalziumzufuhr kann, bedingt durch das oft vorhandene Vitamin-D-Defizit, unter dem Bedarf liegen. Gleiches gilt für Phosphat, dessen Aufnahme und Status ebenfalls über Vitamin D geregelt wird. Da v. a. Kalzium und auch Phosphat für die Knochendichte von großer Bedeutung sind, sollte gerade bei CF-Patienten auf eine ausreichende Zufuhr geachtet werden.

Kalzium: Kinder 400–800 mg, Jugendliche 1000–1200 mg/Tag.

Spurenelemente

CF als ein Zustand mit chronischer Entzündung kann zu einer inflammatorischen Anämie führen (siehe Kap. 4.2.10). Zusammen mit einer inadäquaten Zufuhr und möglicher Malabsorption trägt dies dazu bei, dass Anämien bei CF-Patienten häufiger beobachtet werden. Vor allem die therapeutisch verabreichten Pankreasenzyme können die Bioverfügbarkeit des Eisens stark beeinträchtigen. Supplemente sollten daher in zeitlichem Abstand gegeben werden [741]. Im Gegensatz zu Eisen wird die Bioverfügbarkeit von Zink durch Pankreasenzyme verbessert. Inwieweit bei CF-Patienten ein Zinkmangel besteht, ist schwer zu sagen, da entsprechende Indikatoren fehlen. Allerdings könnte die Fettmalabsorption zu einer Komplexbildung Fett – Zink führen und damit ein Defizit begünstigen. Für Selen, Kupfer, Chrom und Mangan werden keine spezifischen Empfehlungen gegeben.

11.4 Kurzdarmsyndrom

Das Kurzdarmsyndrom bezeichnet einen Zustand, der infolge der Resektion von mehr oder weniger langen Anteilen des Darmes zu einer Malabsorption von Makro- und Mikronährstoffen führt. Im Vordergrund des klinischen Bildes stehen neben der Grundkrankheit persistierende Durchfälle, die weiter zu einer schlechten Versorgung mit Nährstoffen beitragen. Die Folge sind Störungen des Wasser- und Elektrolythaushaltes, aber auch der Absorption wichtiger Minerale und Vitamine (► Tab. 11.4).

Im Verlauf der Adaptation an die eingeschränkte Absorptionsfläche kommt es zu einer Vertiefung

Tab. 11.4 Kurzdarmsyndrom: Malabsorption von Mikronährstoffen [404].

Mikronährstoff	Ursachen
Zink	starke Verluste durch Durchfall
Eisen	starke Verluste wegen Absorptionsstörung, besonders bei Morbus Crohn
Selen	starke Verluste durch Durchfall
Folsäure	Absorptionsstörung; häufig hohes Homocystein
fettlösliche Vitamine	eingeschränkte Absorption bei Steatorrhoe
Kalzium	Vitamin-D-Mangel verursacht Malabsorption
Magnesium	Malabsorption

von Krypten und Zunahme der Länge der Villi, sodass es in einem Zeitraum von bis zu zwei Jahren wieder zu einer Verbesserung der Mikronährstoffabsorption kommen kann. Besonders in der Phase der Adaptation sind Mikronährstoffe wichtig (Vitamin A, D, Zink u. a.), da sie von der luminalen Seite aus Proliferation und Differenzierung sowie die Gewebeintegrität (Barrierefunktion) kontrollieren.

11.4.1 Therapie bei starken Verlusten

Empfohlen wird [352], [246]:
- Zink: 100 mg Zinkglukonat/Tag
- Selen: 60–100 µg/Tag
- Vitamin A: 3 mg/Tag
- Vitamin D: 50 000 IE Ergocalciferol mehrmals/Woche
- Vitamin E: 800 mg/Tag
- Kalziumglukonat: 1200 mg/Tag

11.5 Zöliakie

Zöliakie ist das Resultat einer Interaktion von Umweltfaktoren (Gluten) mit immunologischen und genetischen Faktoren. Etwa 1–2 % der Weltbevölkerung leiden unter Zöliakie. Dabei lassen sich milde Formen mit geringer Veränderung der Darmmukosa von schweren abgrenzen, bei denen es zu einer Villusatrophie kommt, die Folgen für die Nährstoffversorgung hat. Die milden Formen werden durch Antikörper gegen Transglutaminase, endomysiale Antikörper oder deamidierte Gliadinpeptide-Antikörper nachgewiesen. Letztlich geschieht der Nachweis durch Biopsie. Bereits in frühen Stadien können aber Mikronährstoffdefizite auftreten.

Bei Zöliakie finden sich häufig Defizite an einem oder mehreren Mikronährstoffen [719]. Bei 80 Patienten mit der ersten Diagnose Zöliakie fanden sich 17 % mit Mangelernährung (> 10 % unbeabsichtigter Gewichtsverlust), 22 % mit Untergewicht (BMI < 18,5) und 29 % Übergewichtige (BMI > 25). Defizite an mindestens einem Mikronährstoff fanden sich bei 87 %: Zink (67 %), Eisen (46 %), Folsäure (20 %), Vitamin B_{12} (19 %), Vitamin B_6 (14,5 %) und Vitamin A (7,5 %). Dies steht in guter Übereinstimmung mit den Daten aus einer Reihe weiterer Studien, die ebenfalls vorwiegend Defizite an Vitamin B_{12}, Folsäure, Eisen und Zink beschreiben. Mit steigendem Alter (> 55) wird auch ein häufiges (55 %) Vitamin-D-Defizit (< 20 ng/ml) beschrieben [417]. Als Ursache werden Malabsorption und Maldigestion bereits lange vor der Diagnosestellung erörtert. Bereits bei milden Formen der Zöliakie (Marsh-Score 1–2) können Defizite beobachtet werden (Eisen 29 %, Folsäure 64 %).

Auch eine geringere Knochendichte (BMD)sowie osteoporotische Veränderungen werden bereits bei milder Zöliakie beschrieben, die mit steigendem Schweregrad der Erkrankung zunehmen [246]. Oft wird die Erstdiagnose der Zöliakie im Rahmen einer Untersuchung der Knochendichte gestellt. So verwundert es auch nicht, dass unter den Personen mit niedriger BMD unabhängig vom Alter häufiger Zöliakie-Patienten gefunden werden. Insgesamt finden sich bei 75 % der Erkrankten eine erniedrigte BMD. Ursächlich wird eine Malabsorption (Villusatrophie) von Kalzium und Vitamin D oder eine durch die chronische Entzündung ausgelöste Osteoklastenaktivierung mit konsekutivem Knochenabbau vermutet [441].

Die milde Form der Zöliakie wird auch als **milde Enteropathie** bezeichnet (► Abb. 11.2) und ist deutlich häufiger als bisher angenommen. So werden über Prävalenzen von 10–27 % bei seropositiven (endomysiale Antikörper) Patienten berichtet [398], [427]. Dies sollte Veranlassung sein, die oben erwähnten kritischen Mikronährstoffe zu prüfen und ggf. zu substituieren, um Folgeschäden zu vermeiden, da diese Patienten von einer glutenfreien Ernährung profitieren und auf diese Weise der Mikronährstoffstatus wieder normalisiert werden kann. So sollte v. a. eine Verbesserung der Kal-

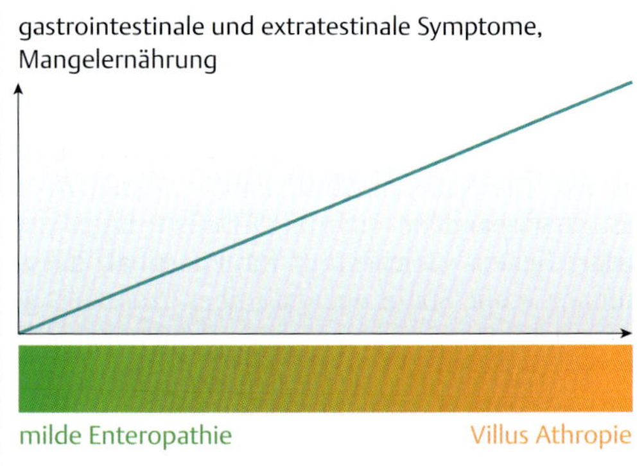

Abb. 11.2 Zöliakie: milde Form. Milde Enteropathie und Villusatrophie (mit Konsequenzen für die Mikronährstoffversorgung, B_{12}, Folsäure, Eisen: Anämie; Vitamin D: Osteoporose/Osteopenie) können ineinander übergehen [737].

zium- und Vitamin-D-Versorgung zusammen mit einem Rückgang der Entzündung die unter Zöliakie-Patienten deutlich gesteigerte Frakturrate verringern können.

Bereits die frühen Formen der Zöliakie können zu Defiziten führen, die für die Gesundheit der Betroffenen relevant sind. Folglich ist die frühe Diagnose gerade bei Kindern wichtig. Bei diesen zeigen sich oft wiederholte Bauchschmerzen und Wachstumsverzögerungen. Durchfälle treten nur in 10 % der Fälle auf. Der Verdacht auf Zöliakie liegt v. a. dann nahe, wenn andere Autoimmunerkrankungen (Diabetes Typ 1, Schilddrüsenerkrankungen) in der Familie auftreten [575].

Bei Erwachsenen sind eine unklare Eisenmangelanämie, eine geringe BMD sowie Defizite an einem oder mehreren Vitaminen im Zusammenhang mit unspezifischen gastrointestinalen Symptomen (oft kein Durchfall) ein Hinweis, dem in Richtung Zöliakie nachgegangen werden sollte.

Eine glutenfreie Ernährung ist nicht in jedem Fall konsequent durchführbar (Kosten, Akzeptanz, versteckte Quellen). Daher sollte besonders auf Anzeichen von Mikronährstoffdefiziten geachtet werden.

11.6 Entzündungsgeschehen und Mikronährstoffe

Die Beziehung zwischen Infektion, Entzündung und Veränderungen des Mikronährstoffstatus ist seit vielen Jahren bekannt. Bereits 1968 wurden die Veränderungen von Vitamin A, Thiamin, Vitamin B_2, D, K und C sowie Eisen, Zink und Kupfer in einem Review-Artikel der WHO zusammengefasst [608].

Bei vielen der im Folgenden dargestellten Erkrankungen liegt gleichzeitig eine Entzündungsreaktion vor. Diese hat Einfluss auf die Mikronährstoffversorgung. Die Plasmawerte nahezu aller Vitamine, aber auch vieler Minerale und Spurenelemente sinken mehr oder weniger lange ab und können mit der Veränderung verschiedener Biomarker der Entzündung und Akute-Phase-Proteinen negativ korrelieren.

Neben einem erhöhten Bedarf durch den mit der Entzündung und Stress assoziierten Hypermetabolismus kann auch eine Umverteilung der Mikronährstoffe in unterschiedliche Kompartimente möglich sein. Für Vitamin B_6 konnte kürzlich gezeigt werden, dass die Ursache für den Abfall im Blut ein zunehmender Katabolismus als Folge der Entzündung ist [675].

Die Frage, ob eine Supplementierung Einfluss auf den Krankheitsverlauf hat, ist nur in Einzelfällen untersucht, v. a. bei Kindern mit bereits bestehenden Defiziten. Hier kann die Kompensation einzelner Defizite (Eisen, Vitamin A, Zink u. a.) bei Infektionskrankheiten dazu beitragen, dass der Schweregrad des Verlaufs günstig beeinflusst werden kann (siehe auch entsprechende Kapitel zu den einzelnen Mikronährstoffen). Im Falle eines ausreichend und gut ernährten Menschen kann davon ausgegangen werden, dass die Veränderung des Mikronährstoffstatus als Folge einer akuten Entzündung sich nach Abklingen der Entzündung wieder normalisiert. Anders sieht dies bei chronischen Entzündungen und insbesondere bei vorbestehender Mangelernährung aus. Dabei muss berücksichtigt werden, dass gerade die chronische Entzündung die Mangelernährung durch den Einfluss auf Eiweiß- und Energiestoffwechsel begünstigt. Die Folgen einer Infektion im Vergleich zu einer Unterernährung auf eine Reihe von Stoffwechselwegen, die Mikronährstoffe für eine adäquate Funktion benötigen, sind in ▸ Tab. 11.5 zusammengefasst [55].

Ganz offensichtlich erklärt sich die bei den Entzündungsvorgängen zu beobachtende Veränderung des Mikronährstoffstatus nicht allein durch eine Umverteilung, sondern sicherlich auch durch einen erhöhten Bedarf. Allerdings ist die Analyse von Vitamin- oder Spurenelementdefiziten bei Patienten mit akuten Entzündungen durch die Akute-Phase-Proteine (APP) oft schwer zu interpretieren.

Die systematische Untersuchung von 1303 Patienten (2217 Blutproben) hat ergeben, dass mit Ausnahme von Vitamin E und Kupfer alle erfassten Mikronährstoffe im Blut absanken, wobei sich bei einzelnen ein direkter Bezug zu CRP ergab [210]. Bereits bei geringem Anstieg des CRP (> 5–10 mg/l) zeigte sich eine deutliche Reduktion der Plasmawerte von Vitamin B_6, C und Selen. Mit steigendem CRP (> 80 mg/l) kam es auch zu einer Abnahme weiterer Mikronährstoffe um bis zu 40 % (Vitamin A, B_6, C, D, Zink). Gerade eine Reduktion der Vitamine A und D sowie Zink haben aber einen nicht zu unterschätzenden Effekt auf das Immunsystem.

Genügt eine parenterale oder enterale Supplementierung, um die Versorgung zu verbessern oder kann man abwarten? Geht man davon aus, dass Mangelernährung bei klinischen Patienten, je

Tab. 11.5 Unterschiede im Stoffwechsel als Folge von Hunger oder chronischer Entzündung.

	Hungerzustand	cytokininduziert
Grundumsatz	abnehmend	zunehmend
Gesamtstickstoff	unverändert	rascher Verlust
Körperwasser	Verlust	Retention
Körpernatrium	Verlust	Retention
Glukoneogenese	gehemmt	stimuliert
Ketonsynthese	stimuliert	gehemmt
Harnstoffsynthese	reduziert	gesteigert
BCAA[1]-Oxidation	minimal	gesteigert
Plasma APP[2]	unverändert	gesteigerte Bildung
antimikrobielle Abwehr	wenig verändert	aktiviert

[1] BCAA: Branched Chain Amino Acids;
[2] APP: Akute-Phase-Proteine

nach Kollektiv, keine Seltenheit ist und dass eine Mangelernährung, die auf der Basis einer reduzierten Versorgung mit Energie aus Makronährstoffen über das Gewicht definiert wird, ebenfalls mit Mikronährstoffdefiziten einhergeht, so sollte in diesen Fällen frühzeitig über eine Supplementierung nachgedacht werden. Hinzu kommt, dass bei Anwendung der in den Leitlinien vorgeschlagenen Konzentrationen keine Nebenwirkungen zu befürchten sind. Zweifellos kann auch eine Supplementierung mit MVM bei nicht mangelernährten Patienten mit akuten Erkrankungen ohne Risiken, bei bisher nicht erwiesenem Nutzen, erwogen werden. Es handelt sich dabei weniger um eine therapeutische Maßnahme, sondern um die Kompensation eines erhöhten Bedarfs als Folge der akuten Erkrankung und daher möglichen Defizits.

11.7 Chronisch entzündliche Darmerkrankungen (CED)

Mikronährstoffdefizite bei unterschiedlichen entzündlichen Darmerkrankungen [327] sind keineswegs eine Seltenheit und haben einen großen Einfluss auf den klinischen Verlauf und den therapeutischen Erfolg. Leider werden sie oft übersehen oder falsch interpretiert. Ein wesentlicher Grund hierfür ist die in den meisten Fällen entweder fehlende oder schwer zu interpretierende biochemische Analytik bzw. die mangelnde Erfassung des Ernährungszustandes. Bei Patienten mit CED kann grundsätzlich davon ausgegangen werden, dass ihnen ein oder mehrere Mikronährstoffe fehlen. Wichtig ist dabei auch zu beachten, dass mit Ausnahme des Vitamin B_{12} alle Mikronährstoffe im proximalen Dünndarm, bevorzugt im mittleren Jejunum absorbiert werden. Dies ist v. a. bei Resektionen von besonderer Bedeutung.

Die Mehrzahl der Patienten leidet im Verlauf der Erkrankung an einem mehr oder weniger stark ausgeprägten Gewichtsverlust. Die Ursachen für den Gewichtsverlust und die damit einhergehende Mangelernährung ist v. a. auf eine verminderte Aufnahme von Nahrungsmitteln, aber auch auf das Krankheitsgeschehen zurückzuführen.

11.7.1 Ursachen der Mangelernährung

- reduzierte Nahrungsaufnahme durch
  - TNF-vermittelte Anorexie
  - Fisteln
  - postoperative Phasen
  - Vermeidung belastender Lebensmittel, die Schmerzen verursachen
  - Durchfälle
  - häufige Laktoseintoleranz
- intestinale Verluste
  - Durchfälle (fettlösliche Vitamine, Zink, Magnesium)
  - Blutverluste (Eisen)
  - exsudative Enteropathie mit Proteinverlusten (Transportproteine Vitamine A/D, Cu, Tryptophan)
  - Steatorrhoe (fettlösliche Vitamine)

- Malabsorption
  - Verlust der absorbierenden Oberfläche des Darms durch Entzündungen, Fisteln oder Resektion
  - Erkrankung des terminalen Ileums (besonders Vitamin B_{12} und fettlösl. Vitamine)
  - primär sklerosierende Cholangitis mit Gallensalzmangel und Steatorrhoe
  - Pankreasinsuffizienz
  - bakterielle Fehlbesiedlung oder Fischbandwurm, die Vitamin B_{12} verstoffwechseln, bevor der Komplex B_{12} – IF das terminale Ileum erreicht
- Hypermetabolismus (Traumata, besonders Verbrennungen, neoplastische Erkrankungen)
  - Zunahme des Energiebedarfs mit Konsequenzen für den Bedarf aller wasserlöslichen Vitamine
- Medikamente
  - Folsäureantagonisten (hemmen Absorption): Sulfasalazine, Methotrexat
  - Glukokortikoide hemmen Kalzium-, Zink- und Phosphorabsorption, steigern Vitamin B_1- und Niacin-Verbrauch.
  - Vitamin-C-Verluste und Störung der Bindung des Vitamin D an den nukleären Rezeptor
  - Cholestyramin hemmt die Absorption von Vitamin B_{12}, fettlöslicher Vitamine und Eisen.

▸ Tab. 11.6. stellt in einer Übersicht die Mikronährstoffe zusammen, die bei CED oft von einer unzureichenden Zufuhr oder einem erhöhten Verbrauch betroffen sind. In beiden Fällen bedeutet dies, dass der Bedarf nicht gedeckt ist. Aufgrund der Besonderheiten des Krankheitsbildes kann als Bedarfskriterium der Referenzwert oft zu niedrig sein. Im Einzelfall sind demzufolge höhere Dosierungen zur Korrektur nötig. Dies gilt besonders für Kurzdarm und akute Entzündungsepisoden. Die Angaben zur Prävalenz des Mikronährstoffmangels unterliegen großen Schwankungen – je nach Krankheitsbild, Verlauf und Herkunft der Patienten.

Tab. 11.6 Mikronährstoffe bei CED: unzureichende Zufuhr/erhöhter Verbrauch [327].

	Ursache/Prävalenz (P)	klinisches Bild*
Vitamin		
B_1	• erhöhter Bedarf bei oxidativem Stress wg. chron. Entzündung • P: 30–35 %	• mild: leichte periphere Neuropathie, Anorexie • schwer: (Beri-Beri) Kardiomyopathie, Ödeme
Niacin	• unzureichende Zufuhr besonders bei Eiweißmangel • oft zusammen mit B_6- und Zink-Mangel • Steroidtherapie • P: 20 %	• mild: periphere Neuropathie, Depression, Angstattacken, entzündliche Veränderungen der Schleimhäute • schwer: Pellagra
Folat	• unzureichende Zufuhr • Malabsorption (Ileitis, Kurzdarm) • Sulfasalazin (Antagonist) • P: 40–75 %	• mild: Glossitis, Stomatitis, Hyperhomocysteinämie • schwer: megaloblastäre Anämie
B_6	• unzureichende Zufuhr • Malabsorption	• Störung der Tryptophan-Niacin-Konversion • Störung der Glukosetoleranz • Nüchternwert kann normal sein • mild: Appetitverlust • schwer: Entzündung der Schleimhäute, Muskelschwäche
B_{12}	• aktive Ileitis • Darmresektion, bes. terminales Ileum • P: bis 100 %	• periphere Neuropathie • megaloblastäre Anämie

Tab. 11.6 Fortsetzung

	Ursache/Prävalenz (P)	klinisches Bild*
C	• unzureichende Zufuhr • oxidativer Stress • P: bis 50 % und mehr	• mild: gestörte Wundheilung, Gingivitis
A	• unzureichende Zufuhr • gestörte Konversion des Provitamin • P: 35–90 % • Steatorrhoe, gestörte Gallensekretion • Cholestyramin	• mild: gestörte Wundheilung, erhöhte Infektlabilität • schwer: Nachtblindheit
E	• fettarme Kost • oxidativer Stress • Steatorrhoe, gestörte Gallensekretion	• unspezifisch • proinflammatorisch
D	• unzureichende Zufuhr • mangelnde Synthese • P: 20–70 %	• mild: diffuse Muskel-, Knochenschmerzen, Mobilitätsstörung • proinflammatorisch
K	• unzureichende Zufuhr • Steatorrhoe, gestörte Gallensekretion • Fettmalabsorption • Cholestyramin	• verstärkt Osteoporoseschäden • Blutungsneigung
Mineral		
Zink	• chronische Durchfälle • Malabsorption • Hypermetabolismus (Entzündung, Sepsis, Krebs)	• mild: Durchfall, Wundheilungsstörung, B-Vitamin-Defizite
Selen	• unzureichende Zufuhr • besonders bei TPN	• Hypothyreose • schwer: Kardiomyopathie
Kalzium	• unzureichende Zufuhr • Vitamin-D-Defizit • Hypomagnesiämie (Diarrhoe) • P: 40–90 %	• Hypoparathyreoidismus • Muskelkrämpfe
Magnesium	• unzureichende Zufuhr • Verluste durch Diarrhoe	• Hypokalzämie • Hypoparathyreoidismus
Eisen	• unzureichende Zufuhr • Blutungen bes. bei ulzerativer Kolitis • gestörter Stoffwechsel • P: 30–90 %	• Anämie, Müdigkeit • Infektanfälligkeit

*sofern für CED von Bedeutung

11.7.2 Therapie

Im Vordergrund der Bedeutung der Mikronährstoffdefizite stehen oft Anämie, gestörter Knochenstoffwechsel, Thrombophilie und Wundheilungsstörungen. Dabei darf nicht übersehen werden, dass viele Mikronährstoffe für ein intaktes Immunsystem wichtig sind und deren nicht bedarfsgerechte Versorgung einen starken Einfluss auf den Verlauf der chronischen Entzündung haben kann. Die Therapie sollte sich also nicht vorwiegend an den Primärsymptomen einzelner Defizite ausrichten, sondern in Betracht ziehen, dass oft multiple Defizite bestehen, die sich einer eindeutigen Diagnostik entziehen. Eine breit angelegte Substitution ist daher in den meisten Fällen besser und effizienter als der Ersatz eines einzelnen Mikronährstoffs. Die Indikation zur Supplementie-

Tab. 11.7 Therapie der CED: Indikation zur Supplementierung [327].

	Indikation zur Supplementierung	Therapie
Vitamin		
B_1	aktive Ileitis oder Resektion jejunal/Ileum	100 mg/Tag zusammen
Niacin	Eiweißmangel	20–40 mg/Tag
B_6	Isoniazid bzw. Glukokortikoide	50–100 mg/Tag
Folat	Methotrexat oder Sulfasalazin	1 mg/Tag
B_{12}	Ileumresektion > 60 cm	1 mg i. m./Monat
C	Fisteln bzw. Resektionen	200 mg p. o./Tag oder 750 mg i. v./Woche
E	Fettmalabsorption	30 mg/Tag
K		bei Blutungen 5–20 mg p. o. 3 Tage
A		1–3 mg/Tag
D		20 µg/Tag
Mineral		
Eisen	• Eisenmangelanämie • intestinale Blutung	• oral oft schlecht verträglich und entzündungsstimulierend • als Eisensukrose 200 mg i. v. • Eisencarboxymaltose 1000 mg • Therapieziel Hb > 12
Zink	• Fisteln, gestörte Wundheilung • Diarrhoe	• 220 mg 2 × /Tag, zunächst 10 Tage • bei chronischen Durchfällen auch länger
Selen	TPN*	100 µg/Tag, 2–3 Wochen
Kalzium	generell bei CED	• 1000–1500 mg/Tag • u. U. Kontrolle Knochendichte (DEXA)
Magnesium	• Fisteln • Diarrhoe	• 5–20 mmol/Tag, Prüfung Blutwerte • bei persistierender Diarrhoe

*siehe auch parenterale Ernährung, Kap. 16.2.

rung (► Tab. 11.7) sollte auch die Wahrscheinlichkeit eines Defizits mit berücksichtigen.

> **Merke**
>
> **B-Vitamine** sollten als Komplex gegeben werden. Kontrolle des Serum-Homocysteins. Bei Normalwerten kann Dosis reduziert werden, wenn jejunale Absorption gewährleistet ist.
>
> Bei Fettmalabsorption sollten alle **fettlöslichen Vitamine** am besten parenteral substituiert werden. Die Absorption kann über die Blutspiegel an Vitamin D (25(OH)D) sowie Vitamin E (Ratio Vitamin E : LDL Cholesterin) kontrolliert werden. Bei Kindern sind die Dosierungen entsprechend zu reduzieren (siehe auch Kap. 11.3).

Die Dosierung und der Applikationsweg (enteral/parenteral) bei den wasserlöslichen Vitaminen richtet sich nach dem Schweregrad der Entzündung. Dabei sollten die B-Vitamine soweit möglich als Komplex (auch Depotinjektion) gegeben werden. Bei Vorliegen einer Wernicke-Enzephalopathie ist eine spezielle Therapie notwendig (siehe Kap. 12.6.1).

11.7.3 Leitlinien der DGEM 2013

„Ein Screening auf Mikronährstoffmangel soll bei CED initial und im Verlauf durchgeführt werden, wenn klinische Zeichen eines Defizits oder erhöhte Risiken für Mikronährstoffmangel vorliegen.

Der Zusatz „wenn klinische Zeichen eines Defizits vorliegen" begründet sich dadurch, dass keine

Daten vorliegen, die eine Routinemessung von Mikronährstoffen bei CED rechtfertigen."

Zum einen liegt eine Vielzahl von Daten vor, die auf die Risiken unterschiedlicher Vitamindefizite bei CED hinweisen, zum anderen ist ein Mikronährstoffscreening nur in wenigen Fällen zielführend. (siehe Kap. 2, Kap. 3). Das Risiko für multiple Defizite ist bei CED-Patienten hoch, und die Kompensation sollte daher stets Teil der Therapie sein.

12 Adipositas-Chirurgie (bariatrische Chirurgie)

12.1 Vorbemerkungen

Das Wichtigste in Kürze

Einfluss des Eingriffs
Je nach Eingriff ist die Absorption von Mikronährstoffen mehr oder weniger eingeschränkt. Dabei werden Defizite verschiedener wasserlöslicher Vitamine (Thiamin, Niacin) leicht übersehen. Konsequenzen, wie schwerwiegende und teilweise irreversible Mangelerscheinungen, ergeben sich dann meist erst Monate nach dem Eingriff.

Versorgungszustand
Da viele morbid Übergewichtige bereits vor dem operativen Eingriff Mikronährstoffdefizite aufweisen, ist auch schon eine präoperative Supplementierung gerechtfertigt. Postoperativ muss auf jeden Fall eine engmaschige Kontrolle erfolgen, und die Patienten müssen auf die Risiken einer Unterversorgung hingewiesen werden.

Empfehlungen
Vor jedem Eingriff und dann in regelmäßigen Abständen danach sollte der Mikronährstoffstatus geprüft werden. Je nach Eingriff gibt es vonseiten der Fachgesellschaften unterschiedliche Empfehlungen zur Supplementierung. Langfristig ist ein adäquat dosiertes Multivitamin/Mineralpräparat zusammen mit einer parenteralen Supplementierung (Vit. B_{12}, fettlösliche Vitamine) v. a. bei malabsorptiven Eingriffen erforderlich. Besondere Vorsicht ist bei Schwangerschaften nach bariatrischen Eingriffen geboten.

Adipositas-Chirurgie ist gemäß Leitlinien die Methode der Wahl

- bei einem BMI > 30, wenn ein Diabetes Typ 2 besteht
- bei einem BMI > 35 mit einer oder mehreren Komorbiditäten
- bei einem BMI > 40

Dies gilt besonders dann, wenn bisherige Therapieversuche fehlgeschlagen sind.

Hinsichtlich der Vitaminversorgung ist die Ausgangslage solcher Patienten kritisch. Wiederholte Diäten haben zu immer wiederkehrenden Einschränkungen der Versorgung geführt. Die Anwendung von Fettersatzstoffen oder Fettadsorbern reduziert auch die Bioverfügbarkeit fettlöslicher Vitamine. Die verschiedenen Komorbiditäten wie auch eine chronische Entzündung können den Vitaminbedarf gesteigert haben, und metabolische Besonderheiten der morbiden Adipositas führen zu verstärktem Verbrauch oder verzögerter Freisetzung von Vitaminen (z. B. Vitamin E, D, C).

12.2 Vitamindefizite bei Übergewichtigen

Eine Vielzahl großer Studien hat gezeigt, dass Übergewicht zwar Folge einer positiven Energiebilanz, also eines Zuviel an Kalorien, aber keinesfalls immer auch ein Zuviel an essenziellen Nährstoffen (Vitamine, Minerale, Spurenelemente) bedeuten muss. Das als „Double Burden" inzwischen erkannte Phänomen – Übergewicht und Mangelernährung – ist wahrscheinlich sehr viel häufiger als bisher angenommen. Genaue Zahlen liegen nicht vor, da das Phänomen bisher wenig untersucht ist und sich die Mangelversorgung nicht durch typische Zeichen zu erkennen gibt.

12.2.1 Ursachen

Amerikanische Jugendliche haben eine Ernährung, die reichlich Fett und Kohlenhydrate enthält, aber bedenklich wenig Obst und Gemüse [369]. Diese Ernährung ist hinsichtlich der Mikronährstoffdichte qualitativ minderwertig und führt zur Mangelernährung [368]. Die Tatsache, dass v. a. Kinder aus Familien mit geringem Einkommen sehr viel häufiger übergewichtig sind und es auch als Erwachsene bleiben, ist nicht neu, beschreibt aber nur die eine phänotypisch sichtbare Seite des Problems. Die zum Übergewicht führenden Lebensmittel sind billig, reich an Energie (Fett) und oft arm an Vitaminen.

Die eigentliche Risikogruppe sind Kinder und Frauen aus armen Verhältnissen, besonders wenn die Frauen alleinerziehend sind. Liegt bei solchen Kindern ein Übergewicht vor, so sollte besonderes Augenmerk auf die Vitaminversorgung gelegt werden.

Eine weitere, oft übersehene Ursache der Vitamindefizite bei Übergewichtigen ist ein erhöhter

Bedarf bzw. Umsatz infolge der oft vorliegenden chronischen Entzündung (siehe auch Kap. 11.6). Die Serumwerte an IL-5, IL-10, IL-12, IL-13, IFN-γ und TNF-α sind, so eine kürzlich veröffentlichte Studie, bei Übergewichtigen gegenüber Nichtadipösen signifikant erhöht [599]. Bei einer chronischen Entzündung sind besonders die Vitamine A und D, aber auch Eisen betroffen. Hinzu kommen Besonderheiten der Ernährung, die zu den Defiziten beitragen und korrigiert werden können.

12.3 Am häufigsten betroffene Vitamine

Welche Vitamine kritisch sind, hängt ganz wesentlich von der Nahrungszusammensetzung ab. Besonders wenn wiederholte Reduktionsdiäten durchgeführt wurden, sollte die Vitaminversorgung genau geprüft werden.

Untersuchungen an kanadischen übergewichtigen Kindern und Jugendlichen ergab häufige Unterversorgung mit den Vitaminen E (81 %) und D (55 %) [255]. Ähnliche Ergebnisse berichtet eine brasilianische Studie bei stark Übergewichtigen. Hier waren v. a. die Vitamine A, E und D betroffen, die teilweise unter der empfohlenen Mindestzufuhr lagen [311].

▸ Tab. 12.1 stellt die Mikronährstoffdefizite bei Adipositas zusammen.

Die Daten der nationalen Verzehrstudie II (NVS II) zeigen, dass bei einer Reihe von Vitaminen die Referenzwerte nicht erreicht werden. Diese Daten können als Anhaltspunkte zur Überprüfung der Versorgung von Übergewichtigen herangezogen werden.

Die Inzidenz einer Unterversorgung bei morbid Übergewichtigen aus Ländern mit geringem Armutsanteil und hochwertigem Nahrungsangebot macht deutlich, dass mit sinkendem Einkommen

Tab. 12.1 Adipositas: Mikronährstoffdefizite.

Vitamin	Bermerkungen
A	• oft nicht ausreichend, da in der Kalkulation der täglichen Zufuhr Retinol-Äquivalente aus Provitamin A zu hoch berechnet werden (siehe Kap. 2.1) • nur wenige gute Quellen für präformiertes Vitamin A
D	• bei nahezu 100 % aller morbid Übergewichtigen • wenige Quellen (Fisch, Pilze) • wenig Sonnenexposition
E	• teilweise Speicherung im Fettgewebe, von dort nicht mobilisierbar • Quellen wie z. B. Pflanzenöle werden oft nicht verzehrt
K	• Versorgung meist gesichert • Vitamin K_2 (siehe Kap. 2.5) allerdings nicht berücksichtigt
Thiamin	• bei hyperkalorischer Ernährung Bedarf oft nicht gedeckt • ca. 0,5 mg/1000 kcal notwendig • bei gleichzeitiger Unterversorgung mit Vitamin C können Antithiamine Thiamin zerstören (siehe Kap. 3.3) • Prävalenz des präoperativen Thiaminmangels liegt bei 15–30 % [129], [228]
C	inadäquate Versorgung möglich bis zu 20 % [508]
Riboflavin	meist ausreichend
Niacin	meist ausreichend
Biotin	• meist ausreichend • bei Schwangerschaft u. U. kritisch
B_6	unsicher, bis zu 36 % Defizite beschrieben [108]
Folsäure	• präoperative Prävalenz bis 25 % [606] • bei Schwangerschaft besonders kritisch
B_{12}	• Versorgung oft unzureichend wg. IF-Mangel, besonders bei Älteren • präoperativ bis 18 % • bei Patienten, die seit längerer Zeit Metformin einnehmen, liegt die Prävalenz eines Defizits bei 10–30 % [53]

Tab. 12.2 Übergewicht und Mangelernährung – „Double Burden“.

Autoren	Design	Defizite
Lefebvre 2014 [415]	• 267 Patienten • BMI > 35	• Vitamin D 68 % • Vitamin A 17 % • Magnesium 35 % • Phosphat 21 % • Eisen 19 %
Ernst 2009 [221]	• 232 Patienten • BMI > 35	• Vitamin D 25 % • Vitamin B_{12} 18 % • Folsäure 3 % • Zink 24 %
Schweiger 2010 [607]	• 114 Patienten • BMI 35,3–74,9	• Eisen 35 % • Folsäure 24 % (besonders bei BMI > 50) • Vitamin B_{12} 3,6 %
de Luis 2013 [185]	• 115 Frauen • BMI > 35	• Vitamin D moderat 71 %, schwer 26 % • Vitamin B_{12} 9,5 % • Folsäure 25 % • Kupfer 68 % • Zink 74 %

und eingeschränktem Nahrungsangebot das Problem weitaus ausgeprägter sein kann.

Die Ergebnisse der Arbeitsgruppe Aasheim [1] wurden wiederholt bestätigt und zeigen die oft übersehene präoperative Problematik des „Double Burden“ (► Tab. 12.2).

12.4 Folgen des chirurgischen Eingriffs

12.4.1 Operationsformen

Je nach gewähltem Eingriff können Ursache und Schweregrad der Mangelernährung unterschiedlich sein.

Adjustable Gastric Banding (AGB)

Bei der vertikalen Form des Gastric Banding kann die reduzierte Nahrungsaufnahme zur langsamen Entwicklung von Defiziten führen, wenn nicht auf eine ausreichende Versorgung mit allen Mikronährstoffen geachtet wird. Insbesondere muss berücksichtigt werden, dass bereits vor dem operativen Eingriff eine Mangelernährung vorhanden gewesen sein könnte. Mit der Zeit kann die Nahrungsaufnahme besser werden und damit eine ausreichend Versorgung sichergestellt werden.

Die variable Veränderung des Mageneingangdurchmessers erlaubt eine Variation der aufgenommenen Nahrung (► Abb. 12.1a). Gerade kurz nach dem Eingriff, wenn eine starke katabole Situation besteht, sollte die Mikronährstoffversorgung beachtet werden.

Sleeve Gastrectomie (SG)

Bei der Sleeve Gastrectomie kommt es zu einer starken Reduktion des Magenvolumens (► Abb. 12.1b). Ähnlich wie bei den anderen Formen der Volumenreduktion des Magens können sich je nach Menge und Zusammensetzung der Nahrung Defizite entwickeln.

Roux-en-Y-Gastric-Bypass (RYGB)

In Bezug auf Mangelernährung ist die Roux-en-Y-Gastric-Bypass-Methode (► Abb. 12.1c) am kritischsten zu sehen. Der chirurgische Eingriff führt dazu, dass die Nahrung mit wichtigen Teilen der Absorptionsfläche für Mikronährstoffe (Magen, Duodenum und ein Teil des proximalen Jejunums) nicht in Berührung kommt. Die Folge sind je nach Ausgangslage unterschiedlich schnell und stark ausgeprägte Defizite.

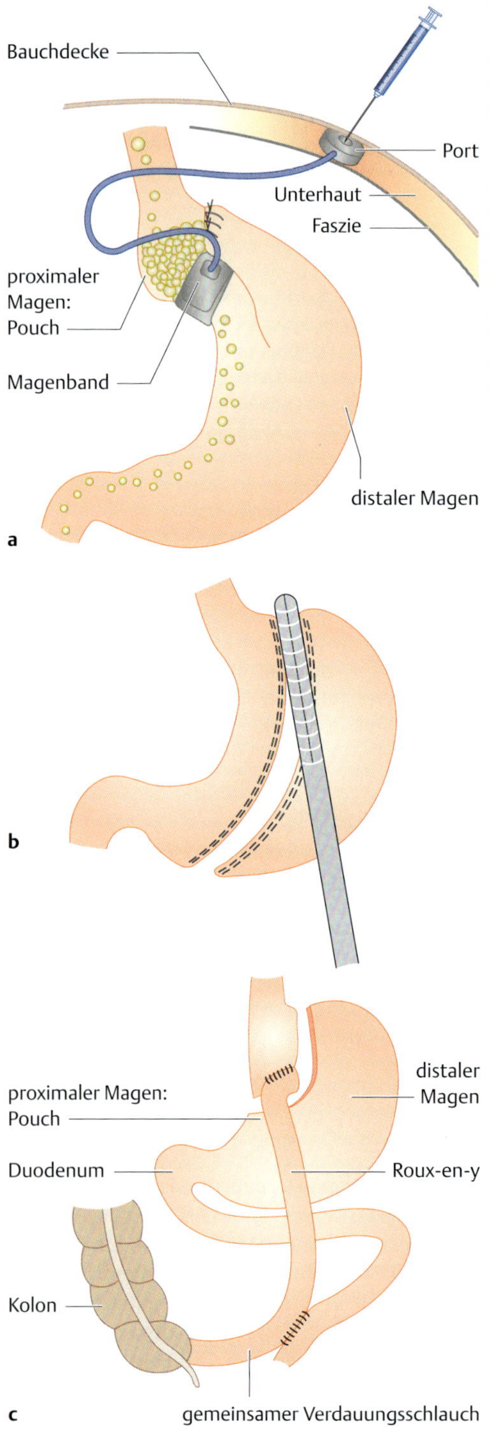

Abb. 12.1 Adipositas-Chirurgie: Operationsformen. (Quelle: [70]).
a Magenband.
b Schlauchmagen (Sleeve Gastrectomie).
c Roux-en-Y-Gastric-Bypass-Methode.

Merke

Die verschiedenen Operationsformen werden in Deutschland unterschiedlich häufig durchgeführt [326]: Adjustable Gastric Banding 3 %, Sleeve Gastrectomie 50 %, Roux-en-Y-Gastric-Bypass ca. 45 %. Am seltensten (1 %) wird der so genannte Duodenalswitch (Biliopankreatic Diversion mit Duodenalswitch, BPD-DS) durchgeführt.

Mikronährstoffdefizite sind nach den chirurgischen Eingriffen häufig und äußern sich oft in Anämie (10–74 %) oder neurologischen Fehlfunktionen (5–9 %). Je nach verwendetem Verfahren kann die Absorption von Vitaminen mehr oder weniger stark gestört werden. Während RYGB und BPD eine Malabsorption verschiedener Vitamine verursachen, sind die restriktiven Eingriffe, wie GB, seltener Ursache für Defizite. Ausgeschlossen sind diese dennoch nicht.

12.4.2 Wesentliche Ursache für vermeidbare Mikronährstoffdefizite

- unzureichende präoperative Erfassung des Mikronährstoffstatus
- unzureichende postoperative Versorgung in den ersten Monaten
- unzureichendes Monitoring und Versorgung, je länger der Eingriff zurückliegt
- unzureichende Compliance der Patienten
- unklare Angaben in Leitlinien oder Patientenratgebern

In einer Überprüfung von 21 345 Patienten, die sich zwischen 2002 und 2008 einer Adipositas-Chirurgie unterzogen (84 % RYGB), kamen die Autoren [272] zu folgendem Ergebnis:

Die präoperative Überprüfung des Mikronährstoffstatus (Vitamin D, B_{12}, Folsäure, Eisen) lag unter 25 %. Dabei ergaben sich Defizite für Vitamin D (7 %), Vitamin B_{12} (21 %), Folsäure (17 %) und Eisen (21 %). Die Analysenhäufigkeit nach dem Eingriff (0–12 Monate) war sehr unterschiedlich: Vitamin D 12 %, Vitamin B_{12} 60 %, Folsäure 47 % und Eisen 49 %, und nahm in den beiden Folgejahren stark ab. Die Prävalenz des Mangels im ersten postoperativen Jahr lag für Vitamin D bei 34 %, B_{12} 20 %,

Folsäure 13 % und Eisen 10 %. Andere Mikronährstoffe wurden kaum erfasst, die Analyse lag unter 3 %.

Gerade wenn die präoperative Situation der Versorgung mit Mikronährstoffen nicht ausreichend erfasst wird, droht hier ein schleichendes Defizit, welches die Gesundheit des Patienten zusätzlich gefährdet.

12.4.3 Postoperative Prävalenz von Vitamindefiziten

Exemplarisch zeigen hier auch wieder die Daten von Aasheim [1], das kurz nach dem operativen Eingriff eine besonders kritische Versorgungsphase besteht. Dies gilt besonders dann, wenn bereits präoperativ Defizite vorlagen. Die zeitlichen Verläufe (über zwölf Monate) geben den Zustand bei Patienten wieder, von denen mehr als 90 % postoperativ Supplemente einnahmen. Präoperativ waren es dagegen weniger als 13 %. Gerade die fettlöslichen Vitamine A und D sinken trotz Supplementierung weiter ab, während die wasserlöslichen eine deutliche Zunahme zeigen. Allerdings darf nicht vergessen werden, dass dies in erster Linie auf die Supplementierung zurückzuführen ist. Je nach Ernährung kann diese auch einen nicht unerheblichen Beitrag leisten. Das sollte jedoch nicht darüber hinwegtäuschen, dass viele Mangelsymptome erst mit größer werdendem Abstand von der OP auftreten – dann, wenn die Compliance und die Kontrolle des Mikronährstoffstatus deutlich abnehmen (▶ Tab. 12.3).

Bereits zwei Jahre nach RYGB müssen 98 % aller Patienten (n = 137) neben den Multivitaminen zusätzliche Mikronährstoffe (B_{12}, Folsäure, Kalzium-Vitamin D und Eisen) einnehmen, um die Versorgung zu sichern [248].

Auch wenn die Prävalenz in manchen Fällen aus einzelnen Studien stammt, so sollte dies Anlass sein, die Kontrollen und Beratungen der Patienten mit zunehmender Entfernung von der Operation zu verbessern. Gerade das Fehlen typischer Symptome über längere Zeit führt dazu, dass das Thema

Tab. 12.3 Adipositas: postoperative Prävalenz von Defiziten (siehe auch [13], [18], [65], [155], [309], [461], [681]).

Vitamin/Mineral	Prävalenz	Bemerkung
B_{12}	• 12–75 %, je nach Eingriff • besonders RYGB, wenn nicht supplementiert wird	• bei RYGB-Patienten nimmt der B_{12}-Mangel nach dem 1. postoperativen Jahr deutlich zu • bis zu 35 % zeigen nach zwei Jahren ein Defizit mit neurologischer Symptomatik
Folsäure	• bis zu 65 %, besonders bei RYGB • AGB bis zu 45 %	Folsäureversorgung kann bei vorwiegend pflanzlicher Kost kritisch werden (besonders bei Kinderwunsch beachten)
Thiamin	18–40 %	• ausgeprägte Defizite selten, werden jedoch zu Beginn meist übersehen • neurologische Überprüfung
B_2	bis 15 % RYGB	ein Jahr nach OP
B_6	18 % bei RYGB	
C	10–35 % bei AGB und RYGB	Vitamin-C-Defizite sind besonders kritisch bei chron. Entzündung und Diabetes
D	50–80 %	• präoperativ sind die meisten Patienten bereits defizient • ohne adäquate Supplementierung hat jeder Patient nach sechs Monaten ausgeprägten Mangel
A	• 20–70 % • AGB < RYGB	• steigende Prävalenz mit zunehmender Zeit • ein Jahr nach OP 50 %, nach vier Jahren 70 %
K	51 % nach einem Jahr, 68 % nach vier Jahren nach BPD	mittlere Prothrombinzeit bei RGB-Patienten deutlich niedriger als bei AGB
E	10 % – 22 % (AGB vs. RYGB)	werden keine pflanzlichen Öle (besonders Keimöl) verzehrt, steigt Risiko
Eisen	• 40–75 % • besonders Frauen bei RYGB	• Eisenmangelanämie (Serumferritin als Marker) nimmt mit steigendem Abstand von der OP zu • bis zu 75 % aller Patienten zeigen je nach Studie nach 3–4 Jahren eine Eisenmangelanämie

Tab. 12.5 Folgen eines marginalen Mikronährstoffdefizits nach Adipositas-Chirurgie.

Mikronährstoff	Risiko
Vitamine A und D	eingeschränkte Immunfunktion, erhöhtes Risiko für Atemwegsinfekte (siehe Kap. 2.1, Kap. 2.3)
Vitamin D, K, Kalzium	Osteoporoserisiko
Folsäure, Eisen, Biotin	Frühgeburten, Missbildungen (siehe Kap. 3.6, Kap. 3.8, Kap. 4.2)
Vitamin C	Thiaminabsorption gestört
Eisen	Anämie, Infektlabilität, Frühgeburten
Zink	Diarrhoe, Fettmalabsorption
Thiamin	Nystagmus, Hörverlust, Wernicke-Enzephalopathie
Thiamin, Niacin, Vitamin B_6	Micronutrient Responsive Cerebral Dysfunction (MRCD)

12.6 Vermeidbare Folgeerkrankungen

12.6.1 Wernicke-Enzephalopathie (WE)

Bedenkt man, dass WE eine Erkrankung ist, die bei schwer Alkoholkranken als Folge einer lang anhaltenden Mangelernährung und alkoholbedingten Störung der Thiaminwirkung auftritt, so sind solche Fälle als Folge bariatrischer Eingriffe eine bedauerliche und v. a. vermeidbare „Nebenwirkung". 84 Fälle von WE aus 104 wurden analysiert. Bei 80 Fällen lag ein RYGB vor. Die Aufnahme in die Klinik mit einer WE-Symptomatik erfolgt innerhalb der ersten sechs postoperativen Monate. In 76 % der Fälle wurde über häufiges Erbrechen berichtet, in 15 Fällen war eine parenterale Glukosezufuhr ohne Thiaminzusatz erfolgt. Bei 41 Fällen konnte trotz erfolgter Supplementierung keine vollständige Heilung erzielt werden. Gedächtnisstörungen und Gangunsicherheiten persistierten [1].

12.6.2 Micronutrient Responsive Cerebral Dysfunction (MRCD)

Diese Form der Enzephalopathie wird bei Patienten nach bariatrischer Chirurgie beobachtet und kann je nach Ausprägung unterschiedliche Symptome aufweisen. MRCD zeigt Ähnlichkeiten mit einer Wernicke-Enzephalopathie, spricht jedoch auf Thiamin allein nicht an. Nach Untersuchung von 65 Fällen mit zerebraler Dysfunktion konnten 48 Fälle einer klassischen WE zugeordnet werden, während 17 Fälle für WE nicht typisch waren [585]. Für die Behandlung der MRCD wie auch der WE muss gerade bei diesen Patienten dasselbe gelten wie für die alkoholinduzierte Form der WE: Behandlung nicht mit Thiamin allein, sondern immer als B-Komplex-Präparat. Hinzu kommt, dass gerade die Thiaminzufuhr in vielen Studien zur Versorgung Übergewichtiger als besonders kritisch gilt.

12.7 Empfehlungen der Fachgesellschaften

Amerikanische [461] und britische Fachgesellschaften [99] haben Leitlinien bzw. Empfehlungen für die Versorgung mit Mikronährstoffen nach bariatrischer Chirurgie veröffentlicht, die in ► Tab. 12.6, ► Tab. 12.7 und ► Tab. 12.8 zusammengefasst und ergänzt (⁺) wurden.

Auf jeden Fall müssen nachgewiesene präoperative Defizite vor OP beseitigt und anschließend beobachtet werden. Unabhängig davon sind die nachfolgenden Empfehlungen zu sehen.

12.7.1 Vitamine und Mineralsupplemente nach Magenballon

▶ Tab. 12.6 zeigt Vitamine und Mineralsupplemente nach Magenballon.

12.7.2 Vitamine und Mineralsupplemente nach Magenband

▶ Tab. 12.7 zeigt Vitamine und Mineralsupplemente nach Magenband.

12.7.3 Vitamine und Mineralsupplemente nach Schlauchmagen (GB), Magen-Bypass (RYGB) und biliopankreatischer Diversion (BPD/DS)

Berücksichtigt man die Ausgangslage der Patienten, die postoperativ unterschiedlich ausgeprägte Einschränkung der Bioverfügbarkeit, das in den ersten 4–6 Wochen deutlich reduzierte Nahrungsangebot und die anschließende Ernährungsumstellung auf eine eher fettarme Kost, so ergeben sich die folgenden Empfehlungen, deren Dosierung bei Anwendung eines MVMS berücksichtigt werden sollte.

Eine nach den Vorgaben der Fachgesellschaften optimierte Vitamin-Mineral-Kombination (Einzelwerte bei malabsorptiven Eingriffen beachten), die zur Dauerbehandlung der Patienten eingesetzt werden kann, zeigt ▶ Tab. 12.9. In den meisten Fällen lässt sich die Versorgung über ein gängiges MVMS-Präparat sicherstellen. Bei den Angaben über die Konzentration der einzelnen Mikronährstoffe sollte auf Vollständigkeit und auch auf die Dosierung (Angaben meist in % des Referenzwertes) geachtet werden. Als präoperative Maßnahme, oder auch wiederholt postoperativ, kann auch eine parenterale Gabe von Multivitaminen erwogen werden (siehe auch Kap. 16). Auf diese Weise lassen sich Probleme der Absorption umgehen.

Tab. 12.6 Vitamine und Mineralsupplemente nach Magenballon.

	Dosierung
Multivitamin/Mineral-Supplement (MVMS)	einmal täglich 100 % RDA
Thiamin	• besonders bei häufigem Erbrechen 200–300 mg/Tag • bei Auftreten neurologischer Zeichen Thiamin parenteral
Vitamin D	800 IE/Tag oder wöchentlicher Bolus 20 000 IE bis normale Plasmawerte*, dann Erhaltungsgabe
Eisen*	8–15 mg*, Anpassen an MVMS

*Im Falle eines inflammatorischen Eisenmangels mit erhöhten Hepcidinwerten kann die orale Supplementierung wegen der Absorptionshemmung unzureichend sein, sodass eine parenterale Eisengabe vorgezogen werden muss. Im Verlauf der Gewichtsreduktion kann der Effekt auf die Hepcidinexpression zurückgehen, sodass eine orale Substituierung erfolgen kann. Die orale Gabe muss mindestens 4 Monate erfolgen, um die Eisenspeicher wieder aufzufüllen.

Tab. 12.7 Vitamine und Mineralsupplemente nach Magenband.

	Dosierung
Multivitamin/Mineral-Supplement (MVMS)	einmal täglich 100 % RDA
Folsäure	bei Kinderwunsch oder Schwangerschaft zusätzlich zu MVMS 5 mg Folsäure vor Konzeption und die ersten zwölf Wochen der Schwangerschaft
Thiamin	• besonders bei häufigem Erbrechen 200–300 mg/Tag • bei Auftreten neurologischer Zeichen Thiamin parenteral 200 mg i. v. 3x/Tag [242]
Vitamin D	800 IE/Tag oder wöchentlicher Bolus 20 000 IE bis normale Plasmawerte*, dann Erhaltungsgabe
Eisen*	8–15 mg*, Anpassen an MVMS

*Im Falle eines inflammatorischen Eisenmangels mit erhöhten Hepcidinwerten kann die orale Supplementierung wegen der Absorptionshemmung unzureichend sein, sodass eine parenterale Eisengabe vorgezogen werden muss. Im Verlauf der Gewichtsreduktion kann der Effekt auf die Hepcidinexpression zurückgehen, sodass eine orale Substituierung erfolgen kann. Die orale Gabe muss mindestens vier Monate erfolgen, um die Eisenspeicher wieder aufzufüllen.

Tab. 12.8 Vitamine und Mineralsupplemente nach GB, RYGB und BPD/DS.

	Dosierung
Multivitamin/Mineral-Supplement	• USA: 100–200 % RDA; UK: 100 % RDA • muss enthalten: UK: Eisen, Selen, mind. 2 mg Kupfer und Zink (8–15 mg Zink je mg Kupfer); USA: Eisen, Zink, Selen, B-Vitamine, Folsäure, Thiamin und alle fettlöslichen Vitamine
Eisen*	• elementares Eisen nicht zusammen mit Kalzium einnehmen • USA: 18–27 mg/Tag angepasst an MVMS; 45–60 mg/Tag bei menstruierenden Frauen • UK: 45–60 mg/Tag (200 mg Eisensulfat, 210 mg Eisenfumurat, 300 mg Eisenglukonat); 100 mg/Tag bei menstruierenden Frauen (200 mg Eisensulfat oder 210 mg Eisenfumurat 2 × /Tag)
Folsäure	• Supplementierung, wenn durch MVMS nicht abgedeckt • bei Mangelzeichen (Anämie) B_{12}-Versorgung prüfen; falls ausreichend, Folsäuresupplement • bei Kinderwunsch oder Schwangerschaft zusätzlich zu MVMS 5 mg Folsäure vor Konzeption und die ersten zwölf Wochen der Schwangerschaft
Vitamin B_{12}	• USA: 350–500 µg/Tag oral, sublingual oder nasal (an MVMS angepasst) oder 1 mg/Monat • UK: i. m. Injektion alle drei Monate 1 mg
Kalzium und Vitamin D	• USA: Kalzium 1200–1500 mg/Tag als geteilte Dosis 3 × /Tag 500–600 mg (max. 2000 mg/Tag); bei BPD/DS 1800–2400 mg/Tag • UK: in Anpassung an nationale Osteoporose-Leitlinien 800 mg Kalzium und 20 µg Vitamin D (mind.)
Zink	8–15 mg elementares Zink/Tag, an MVMS anpassen
Kupfer	1–2 mg elementares Kupfer/Tag (je 8–15 mg Zink 1 mg Kupfer)
Vitamin A	• UK: durch MVMS gedeckt; bei Kinderwunsch oder Schwangerschaft wird ausdrücklich darauf hingewiesen, Supplemente mit Provitamin A und nicht mit Vitamin A einnehmen (s. a. Kap. 8.1); bei BPD/DS werden zusätzliche Supplemente aller fettlöslichen Vitamine empfohlen • USA: 10 000 IE/Tag bei BPD/DS
Vitamin E	• UK: durch MVMS gedeckt**; bei BPD/DS werden zusätzliche Supplemente aller fettlöslichen Vitamine empfohlen
Vitamin K	• UK: durch MVMS gedeckt; bei BPD/DS werden zusätzliche Supplemente aller fettlöslichen Vitamine empfohlen • USA: 300 µg/Tag bei BPD/DS
Selen	• UK: durch MVMS meist gedeckt • Empfehlung: 1 µg/kg KG/Tag; Selen- und Joddefizite treten oft gemeinsam auf, da Jodmangelgebiete auch oft Selenmangelgebiete sind
Thiamin	• UK: oft ausreichend durch MVMS gedeckt • besonders bei häufigem Erbrechen 200–300 mg/Tag • bei Auftreten neurologischer Zeichen Thiamin parenteral 200 mg i. v. 3x/Tag [242]

*Im Falle eines inflammatorischen Eisenmangels mit erhöhten Hepcidinwerten kann die orale Supplementierung wegen der Absorptionshemmung unzureichend sein, sodass eine parenterale Eisengabe vorgezogen werden muss. Im Verlauf der Gewichtsreduktion kann der Effekt auf die Hepcidinexpression zurückgehen, sodass eine orale Substituierung erfolgen kann. Die orale Gabe muss mindestens vier Monate erfolgen, um die Eisenspeicher wieder aufzufüllen.
**Bei eingeschränkter Bioverfügbarkeit kann die Vitamin-E-Versorgung kritisch werden. Problematisch ist es, die Unterversorgung frühzeitig festzustellen. Grenzwert < 5mol/mol LDL.

Die Schweizer Gesellschaft SMOB (Society for the Study of Morbid Obesity and Metabolic Disorders) empfiehlt die tägliche Einnahme eines MVM für mindestens 24 Monate bei allen Formen der bariatrischen Chirurgie [664].

Tab. 12.9 Optimale Dosierung eines MVM gemäß Vorgabe der Fachgesellschaft.

Mikronährstoff	Empfehlung	Referenzwert
Vitamin A	1,0–2,0 mg	1,0 mg
Betakarotin	4,0–6,0 mg	2,0 mg
Vitamin E	30 mg	12 mg
Vitamin D	20 µg	20 µg+
Vitamin K	100 µg	70
Thiamin	2–4 mg	1 mg
Vitamin B_2	1,5 mg	1,5 mg
Niacin	20–40 mg	18 mg
Vitamin B_6	1,5 mg	1,5 mg
Vitamin B_{12}*	1 mg parenteral oder 500 µg sublingual	5 µg
Folsäure*	800–1000 µg	300 µg
Kalzium*	1500 mg	1000 mg
Eisen*	18 mg	15 mg
Zink	10 mg	10 mg

+bei fehlender oder unzureichender Synthese in der Haut; *[673]

Um die oben angegebenen Mengen annähernd zu erreichen, sollten zu einem normal dosierten MVMS (100–200 % RDA) Eisen, Zink, Vitamin D, Folsäure und Vitamin B_{12} zusätzlich gegeben werden. Bei Vitamin B_{12} kann eine monatliche i. m. Injektion die Versorgung sichern.

Besonders bei häufigem Erbrechen sollte auf eine höhere Zufuhr (2- bis 3-Faches der Referenzwerte) an wasserlöslichen Vitaminen geachtet werden.

12.8 Schwangerschaft nach bariatrischer Chirurgie

Eine umfangreiche Studie [356] zur Schwangerschaft nach bariatrischer Chirurgie bei schwedischen Frauen (n = 670) im Vergleich zu nicht operierten (n = 2278) ergab ein deutlich niedrigeres Risiko für Gestationsdiabetes und übergroße Neugeborene (Large for gestational Age). Allerdings war die Zahl der untergewichtigen Kinder (Small for gestational Age) bei den operierten signifikant größer, die Gestationsdauer kürzer und das Risiko für Totgeburten bzw. die neonatale Sterblichkeit erhöht. Dies deckt sich mit den Ergebnissen anderer Studien, die neben dem Untergewicht und der erhöhten Sterblichkeit auch eine höhere Frühgeborenenrate bei Patientinnen nach bariatrischen Eingriffen beschreiben [615], [720].

Eine typische Folge der Mangelernährung sind Frühgeburten, untergewichtige Kinder und eine erhöhte Sterblichkeit [66]. Es ist daher nicht auszuschließen, dass die Versorgung mit Mikronährstoffen (besonders Vitamine A, D, Eisen und Zink) in der Schwangerschaft bei den operierten Frauen nicht ausreichend war (siehe auch Kap. 8.1).

12.8.1 Mögliche Defizite

Es gibt einige Kasuistiken und Kohortenstudien, die unterschiedliche Defizite der Mütter und Besonderheiten bei den Neugeborenen bzw. dem Schwangerschaftsverlauf beschreiben [273]. So zeigen sich eine erhöhte Inzidenz spontaner Fehlgeburten besonders nach RYGB sowie häufiger ein niedriges Geburtsgewicht bezogen auf den Geburtszeitpunkt (SGA). Intrauterine Wachstumsstörung (IUGR) wie auch SGA werden ebenfalls bei Kindern gefunden, deren Mütter v. a. einen Vitamin-D- und Eisenmangel aufwiesen. Auch bei Vitamin-A-Mangel findet sich eine IUGR.

Inadäquate Versorgung mit einzelnen oder mehreren Mikronährstoffen bei Patientinnen nach bariatrischen Eingriffen haben nicht unerhebliche Konsequenzen für das Kind. Neben der fetalen Wachstumsstörung wurden auch Oligohydramnion, Hirnblutungen, bilaterale Mikrophthalmie und megaloblastäre Anämie beobachtet. Am häufigsten werden Defizite der Vitamin D, K, A und B_{12} beschrieben. Die Problematik einer ausreichenden Folsäureversorgung für die kindliche Entwicklung wurde bereits beschrieben, soll hier aber nochmals unterstrichen werden, da Folsäuredefizite v. a. nach RYGB auftreten können.

▶ Tab. 12.10 und ▶ Tab. 12.11 zeigen, dass die Entwicklung von Defiziten bei Schwangeren keine Seltenheit ist [241].

Da andere Vitamine (Ausnahme Thiamin, bei dem keine Defizite gefunden wurden) nicht geprüft wurden, kann über deren Inzidenz keine Aussage getroffen werden. Es darf jedoch davon ausgegangen werden, dass v. a. die Versorgung mit fettlöslichen Vitaminen sowie Zink eine weitere kritische Komponente darstellt.

12.8.2 Empfehlungen

Hinsichtlich der Beurteilung der Mikronährstoffversorgung steht neben den Folgen des Eingriffs als Ursache einer verminderten Bioverfügbarkeit auch die von den Frauen gewählte Ernährung im Mittelpunkt. Daher sollte so früh wie möglich eine Ernährungsfachkraft hinzugezogen werden. Dies gilt besonders dann, wenn spezielle Diäten (fettreduziert) oder besondere Ernährungsformen (z. B. vegan oder vegetarisch) eingehalten werden. Einzelne Mikronährstoffe haben für die Entwicklung des Kindes eine besondere Bedeutung.

Vitamin A

Soll der Tagesbedarf (mind. 0,8 mg/Tag) an Vitamin A für Schwangere aus pflanzlicher Kost gedeckt werden, so müssten täglich 10 mg Provitamin A aufgenommen werden (Konversion 1:12). Da besonders nach malabsorptiven Eingriffen die Bioverfügbarkeit eingeschränkt ist, kann die Vitamin-A-Versorgung kritisch werden. Dies gilt besonders bei stark Übergewichtigen, bei denen auch Vitamin-A-Unterversorgungen beschrieben werden. Die tägliche Einnahme von 1 mg Vitamin A als Supplement ist auch bei Schwangerschaft völlig unbedenklich (siehe Kap. 2.1) und sichert eine Mindestzufuhr. Bei malabsorptiven Eingriffen sollten die fettlöslichen Vitamine parenteral verabreicht werden, um die Versorgung sicherzustellen. Spätestens im 3. Trimenon muss auf eine gute

Tab. 12.10 Vergleich der Diagnose Mikronährstoffmangel vor Konzeption und während der Schwangerschaft bei Frauen vor und nach einer bariatrischen OP – alle Probandinnen, alle bariatrischen OPs (N = 794).

	vor Konzeption			Schwangerschaft		
	vor OP N = 338 n (%)	nach OP N = 465 n (%)	p-Wert	vor OP N = 338 n (%)	nach OP N = 465 n (%)	p-Wert
Folsäure	0 (0)	33 (7)	< 0,0001	2 (1)	34 (7)	< 0,0001
Eisen	5 (1)	38 (8)	< 0,0001	5 (2)	40 (9)	< 0,0001
Thiamin	0 (0)	0 (0)		0 (0)	0 (0)	
Vitamin B_{12}	2 (1)	57 (13)	< 0,0001	5 (2)	55 (12)	< 0,0001
Vitamin D	2 (1)	10 (2)	0,0812	1 (0)	13 (3)	0,0056

Tab. 12.11 Vergleich der Diagnose Mikronährstoffmangel vor Konzeption und während der Schwangerschaft bei Frauen vor und nach einer bariatrischen OP – nur die Frauen mit Gastric-Bypass-OP (N = 561).

	vor Konzeption			Schwangerschaft		
	vor OP N = 338 n (%)	nach OP N = 465 n (%)	p-Wert	vor OP N = 338 n (%)	nach OP N = 465 n (%)	p-Wert
Folsäure	0 (0)	27 (7)	< 0,0001	1 (1)	30 (8)	< 0,0001
Eisen	3 (2)	37 (10)	< 0,0001	2 (1)	37 (10)	< 0,0001
Thiamin	0 (0)	0 (0)		0 (0)	0 (0)	
Vitamin B_{12}	1 (1)	49 (13)	< 0,0001	3 (2)	49 (13)	< 0,0001
Vitamin D	1 (1)	9 (2)	0,0731	1 (1)	12 (3)	0,0405

Vitamin-A-Versorgung geachtet werden, da dies für die pränatale wie auch postnatale Lungenreifung von essenzieller Bedeutung ist. Besteht, was nach bariatrischer Chirurgie nicht selten ist, gleichzeitig ein Eisenmangel, so steigt das Risiko einer Frühgeburt. Genau bei diesen Kindern aber kann eine Vitamin-A-Unterversorgung schwerwiegende Folgen haben (bronchopulmonale Dysplasie) [467].

Vitamin K

Bisher liegen hier keine Empfehlungen vor. Allerdings kann durch häufiges Erbrechen oder Fettmalabsorption eine kritische Situation entstehen. Einzelne Fälle schwerer intrakranieller Blutungen sowie Skelettmissbildungen sind auf eine Unterversorgung der Mutter mit Vitamin K nach bariatrischen Eingriffen zurückgeführt worden [216].

Vitamin D, Kalzium

Bei moderatem Mangel (25(OH)D-Werte prüfen) 20–50 µg Vitamin D/Tag bis zur Normalisierung der Plasmawerte (siehe Kap. 2.3). Kalzium sollte zusammen mit Vitamin D substituiert werden. Dies gilt besonders dann, wenn Duodenum und proximales Jejunum als wesentliche Orte der Kalziumaufnahme ausgeschaltet sind. Eine initiale Supplementierung mit 1000 mg Kalzium zusammen mit 10 µg Vitamin D, die dann auf 2000 mg mit 50–150 µg Vitamin D gesteigert wird, wurde empfohlen [724].

Vitamin B_{12}

Achlorhydrie und fehlender Intrinsic Factor begünstigen die Entwicklung eines Vitamin-B_{12}-Mangels. Kontrolle des Homocysteins und des Vitamin B_{12} (siehe Kap. 3.9). 10 µg Vitamin B_{12} sublingual/Tag sind in den meisten Fällen ausreichend. Alternativ i. m. 1000 µg/Monat.

Folsäure

Die Absorptionsfläche für Folsäure ist je nach Eingriff mehr oder weniger stark eingeschränkt. Da die Folsäureversorgung bereits bei gesunden Frauen kritisch ist, sollte hier zur Vermeidung von Neuralrohrdefekten immer eine Supplementierung erfolgen. Empfohlen werden präkonzeptionell und während der Schwangerschaft 4 mg/Tag [23].

Eisen

Regelmäßige Kontrolle. Empfohlene Tagesdosis 30 mg, bei Anämie (siehe Kap. 4.2.10) auch 40–60 mg/Tag. Eisen(II)-Verbindungen bevorzugen, da hier kein saures Magenmilieu benötigt wird und da bei dieser Patientengruppe oft eine Achlorhydrie vorliegt.

Jod

Die Versorgung mit Jod ist besonders bei Verzicht auf jodiertes Speisesalz in Deutschland problematisch. Empfehlungen für die Schwangerschaft nach bariatrischer Chirurgie liegen nicht vor. Aufgrund der „Mangelernährung“ der Betroffenen und wegen des 2-fach höheren Bedarfs in der Schwangerschaft ist eine tägliche Aufnahme von 250 µg, entsprechend WHO-Empfehlungen bei Mangelernährung, gerechtfertigt. 100 µg sollten dabei aus der Ernährung kommen.

12.8.3 Fazit

Die Schwangere nach bariatrischer OP hat bzgl. ihrer Mikronährstoffversorgung ein hohes Risiko für eine Unterversorgung und sollte daher regelmäßig untersucht und auch beraten werden. Neben den oben erörterten einzelnen Mikronährstoffen, bei denen ein besonderes Risiko für inadäquate Versorgung besteht, können zusätzlich Multivitamin/Mineral-Präparate ohne Risiken supplementiert werden (siehe auch Kap. 8.1).

12.9 Stillzeit

Hier gilt im Wesentlichen das, was für die gesunde Frau gilt (siehe Kap. 8.2), wobei wegen des Mehrbedarfs der Stillenden an verschiedenen Mikronährstoffen, besonders Zink, Vitamin A und B_{12}, die Versorgung nochmals gesondert beachtet werden muss (siehe auch Kap. 8.1).

12.10 Therapie

Nicht nur eine frühzeitige Analyse des Mikronährstoffstatus, sondern auch eine Supplementierung mit dem 2-Fachen der Empfehlung ist dringend angeraten. Eine ausschließliche Supplementierung von Vitamin B_{12}, Folsäure und Eisen, wie verschiedentlich empfohlen, löst nur einen Teil des Problems. Bereits bei normalgewichtigen Frauen haben große Fachgesellschaften die Einnahme eines MVMS empfohlen, statt nur die drei oben erwähnten Supplemente einzunehmen. Zusätzliche Vitaminsupplemente in höherer Dosierung, wie Vitamin D oder Folsäure, können nach Statusanalyse erfolgen.

Je mehr die Absorptionsfläche postoperativ eingeschränkt ist, umso höher sollten die Dosierungen gerade im 1. und 2. Trimenon sein. Gegen eine Dosis, die dem 2-Fachen der Referenzwerte entspricht, bestehen keine Bedenken oder Einschränkungen. Dabei ist es besonders wichtig, im 3. Trimenon auf eine gute Vitamin-A-Versorgung zu achten.

13 Alkoholkrankheit

13.1 Vorbemerkungen

Das Wichtigste in Kürze

Einfluss der Erkrankung
Der langjährige Alkoholabusus führt in den meisten Fällen zu einer mehr oder weniger stark ausgeprägten Mangelerkrankung, die ursächlich durch langjährige Fehlernährung, aber auch durch alkoholbedingte Stoffwechselstörungen entsteht.

Versorgungszustand
Der alkoholkranke Patient kann jede Form des Mikronährstoffmangels entwickeln. Zwar stehen die Defizite an wasserlöslichen Vitaminen im Vordergrund, es können aber auch Defizite an Vitamin D, A und Eisen bestehen, die leicht übersehen werden. Bei Leberschäden kann es zu Vitamin-A-Defiziten kommen (gestörte RBP-Synthese).

Empfehlungen
Besonders auf Thiamin, Niacin und Vitamin B_6 achten. Keine isolierte Behandlung mit Thiamin.

Grundsätzlich besteht bei der chronischen Alkoholkrankheit eine Mangelerkrankung unterschiedlichen Ausmaßes. Die Ursachen liegen nicht nur in einer einseitigen oder unzureichenden Ernährung, sondern auch in direkten Interaktionen des Alkohols mit dem Stoffwechsel und der Speicherung von Vitaminen. Zwar sind die B-Vitamine am häufigsten betroffen, die fettlöslichen (besonders A und E) sind jedoch ebenfalls kritisch.

13.2 Wernicke-Korsakow-Syndrom (WKS)

Das WKS ist Ausdruck eines **Thiaminmangels** und findet sich vorwiegend bei Alkoholkranken, kann jedoch auch in Zusammenhang mit Hyperemesis gravidarum nach bariatrischer Chirurgie oder bei Dialysepatienten auftreten. Je nach Ausprägung des Thiaminmangels können die neurologischen Zeichen von leicht somnolenten Zuständen bis zum Koma reichen. Die typischen klinischen Zeichen des Vollbildes sind Ophthalmoplegie mit lateralem oder vertikalem Nystagmus, zerebelläre Ataxie mit stark eingeschränktem Gedächtnis und multiplen Kognitionsstörungen.

Die Ursachen des Thiaminmangels sind sowohl eine eingeschränkte Ernährung als auch eine gestörte Absorption und Verwertung. Eine deutlich reduzierte Bindungsaffinität des TPP im Transketolase-Assay ist typisch: K_m (µM) von TPP ≥ 150 gegenüber < 20 bei Kontrollen.

Eine i. m. Behandlung mit Thiamin ist bei etwa einem Drittel der betroffenen Alkoholkranken erfolgreich. Die Gabe sollte initial mit 50 mg i. v. (langsam) und 50 mg i. m. für eine Woche erfolgen. Die Erhaltungsdosis liegt bei 2,5–5 mg/Tag oral. Bei der i. v. Gabe von Thiamin sind anaphylaktische Reaktionen beschrieben.

Die europäische Gesellschaft für Neurowissenschaften empfiehlt 200 mg Thiamin vor der Gabe von Kohlenhydraten, vorzugsweise i. v., dreimal täglich, bis es zum Rückgang der klinischen Symptomatik kommt [242].

Cave

Beim WKS muss immer auch eine Pellagra-Enzephalopathie in Erwägung gezogen werden! Die isolierte Behandlung mit Thiamin wäre dann kontraindiziert!

13.3 Alkoholische Pellagra

Das klinische Bild des Niacinmangels ist die Pellagra (siehe Kap. 3.5). Den klassischen Symptomen Dermatitis, Diarrhoe und Demenz gehen oft intestinale Beschwerden sowie Stimmungsauffälligkeiten wie Angst, Depression und Müdigkeit voraus wie auch diverse unspezifische, aber auf Vitaminmangel hinweisende Erscheinungen (Cheilitis, Glossitis, periphere Neuritis u. a.). Die begleitende Essstörung (Anorexie) führt nicht nur zu einer Zunahme der Defizite, sondern auch zu einem starken Gewichtsverlust (Wasting).

13.3.1 Mechanismen der alkoholischen Pellagra

Ernährung

- Protein-, Vitamin-B- und Zink-Mangel
- gestörte Absorption und Metabolisierung von Mikronährstoffen

Biochemie

- Hemmung der Tryptophan-2,3-Oxygenase mit Störung der Bildung von Niacinvorstufen
- Inaktivierung des Pyridoxalphosphats durch Acetaldehyd
- verminderte NAD^+-Kofaktoren
- Akkumulierung der Porphyrinvorstufe 5-Aminolaevulinsäure

ZNS

- Störung der GABA-Synthese

13.3.2 Ursachen

Ursache ist entweder eine einseitige Ernährung (vorwiegend Cerealien, wenig Eiweiß) oder chronischer Alkoholkonsum. Letzterer führt zur Entwicklung des Niacinmangels, da nicht nur eine Mangelernährung besteht, sondern auch die zweite Quelle des Niacins, die Bildung aus Tryptophan, durch den Alkohol gestört ist. Da die Pellagra zwar klinischer Ausdruck des Niacinmangels ist, dieser jedoch selten allein auftritt, ist eine isolierte Behandlung mit Niacin nicht zu empfehlen. Pellagra-Patienten weisen oft auch einen Zinkmangel auf, sodass die gleichzeitige Gabe von Zink den Niacinmangel verringert. Da diese Wirkung durch Vitamin B_6 unterstützt wird, empfiehlt sich mindestens eine Dreierkombination im Zusammenhang mit einer gezielten Ernährungstherapie.

13.4 Alkoholische Pellagra-Enzephalopathie (APE)

Die alkoholische Pellagra-Enzephalopathie (APE) [94] wird oft übersehen, da sie zum einen oft nicht im Fokus des behandelnden Arztes steht und zum anderen mit weiteren Ursachen für eine Enzephalopathie gerade bei Alkoholkranken verwechselt wird. Im Gegensatz zu diesen ist die APE oft gut therapierbar. Ursache ist entweder eine bei Alkoholkranken öfter vorkommende allgemeine Mangelernährung oder eine isolierte Substitution mit Vitamin B_1.

13.4.1 Risikofaktoren

- Mangelernährung
- Alkoholkrankheit
- isolierte Vitamin-B_1- oder -B_6-Substitution (siehe Kap. 3.3, Kap. 3.7)
- parenterale Ernährung ohne adäquate Vitaminsubstitution
- Steroidtherapie bei Mangelernährung
- Malabsorption
- Nikotinsäureantagonisten bei Chemotherapie (6-Mercaptopurin), INH-Therapie
- serotoninproduzierendes Karzinoid-Syndrom (Serotoninsynthese verbraucht Tryptophan)

Eine APE wird dann besonders begünstigt, wenn zu den oben beschriebenen Risikofaktoren eine Proteinmangelernährung mit Unterversorgung an Tryptophan kommt.

13.4.2 Klinik

Im Gegensatz zur klassischen Pellagra, die Folge eines Niacinmangels ist und sich durch die Trias Dermatitis, Diarrhoe und Demenz zu erkennen gibt, zeigt sich die APE als isolierte neurologische Symptomatik:

- früh Gedächtnisverluste und Unruhe
- Verwirrung mit visuellen Halluzinationen
- Bewusstseinsstörungen von Somnolenz bis Koma
- Muskelhypertonus v. a. der Extremitäten mit Gegenbewegung des untersuchten Segments bei passiver Prüfung

Ursache ist eine zentrale Chromatolyse von Neuronen in zentralen Neuronen (Brückenkerne, Hinterstrangkerne, Basalganglien, Hirnnervenkernen (Trigeminus, Vagus) und Vorderhornmotoneuronen.

13.4.3 Differenzialdiagnose

- Elektrolytstörungen
- Hypoglykämie
- hepatische Enzephalopathie
- Alkoholentzugssyndrom
- chronisches Subduralhämatom

- Wernicke-Korsakow-Syndrom
- Marchiava-Bignami-Syndrom
- zentrale pontine Myelinose

Ausschlussdiagnose: Therapie mit Niacin

Selbst wenn kein Niacinmangel vorliegt, kann die Gabe von Niacin zu einer Sicherung der Diagnose beitragen, ohne dass ein Risiko für den Patienten besteht. Dabei sollten gleich zu Beginn der Behandlung alle B-Vitamine substituiert werden. Die bei Wernicke-Korsakow-Syndrom oft praktizierte alleinige Gabe von Thiamin kann zu einer Zunahme der APE-Symptomatik führen.

Cave

Bei Alkoholkranken mit neurologischer Symptomatik immer alle B-Vitamine substituieren. Keinesfalls Vitamin B_1 isoliert geben!

Niacin ist Kofaktor für Thiamin und es wird angenommen, dass bei Gabe von Thiamin der Niacinverbrauch ansteigt und so das Defizit verstärkt. Nimmt der Verbrauch an NADP zu, z. B. nach Stimulierung der Glukoneogenese (Steroidtherapie) oder Gabe hochkalorischer Glukoselösungen, so kann dies auch zu einem raschen Defizit an Niacin führen.

13.4.4 Therapie

Die Therapie besteht aus eine raschen Substitution (enteral oder parenteral) mit Niacin und allen anderen B-Vitaminen in hoher Dosierung: B_1 200 mg/Tag; B_6 100 mg/Tag, Niacin 200 mg/Tag.

14 Neurologische Erkrankungen

14.1 Alzheimer-Demenz

Das Wichtigste in Kürze

Einfluss der Erkrankung

Bei neurologischen Erkrankungen gibt es Hinweise, dass Mikronährstoffdefizite Einfluss auf die Progredienz bei Demenzerkrankungen haben können. Bei ALS wird oxidativer Stress seit vielen Jahren als ein möglicher Auslöser erörtert, bei MS steht ein Vitamin-D-Defizit im Fokus.

Versorgungszustand

Sowohl bei Alzheimer-Demenz (AD) als bei ALS ist die Mikronährstoffversorgung dann kritisch, wenn die Nahrungsaufnahme bewusst oder unbewusst eingeschränkt ist.

Empfehlungen

Sowohl bei AD als auch bei ALS sollten MVM-Supplemente eingesetzt werden. Dabei können auch entsprechende Trinklösungen sinnvoll sein.

Die Alzheimer-Demenz ist eine typische Erkrankung des höheren Alters, in dem Mikronährstoffdefizite weitaus häufiger auftreten als in jüngeren Jahren. Folglich ist der Zusammenhang zwischen einer adäquaten Ernährung und der Entwicklung der Erkrankung immer wieder diskutiert worden. Bevor sich das Vollbild der Krankheit entwickelt, kommt es zu Krankheitszeichen, die man als leichte kognitive Störung bezeichnet (Mild Cognitive Impairment, MCI) und bei der in verschiedenen Arbeiten eine Beziehung zur Ernährung beschrieben wird. So finden sich Beziehungen zu MCI und Unterversorgung mit den Vitaminen A, C, E, Lutein, Zeaxanthin und Betakarotin [573], Folsäure [552] und Vitamin E [46]. Inwieweit dies, einschließlich der oft beschriebenen Unterversorgung mit n-3-Fettsäuren, den Prozess der Demenzentwicklung begünstigt oder beschleunigt, ist schwer zu sagen. In einem hypothetischen Modell wurde eine Beziehung zwischen abnehmender Versorgung mit essenziellen Mikronährstoffen und n-3-Fettsäuren auf die Entwicklung der MCI bis zur AD hergestellt [365] (▶ Abb. 14.1).

Unterstellt man, dass eine inadäquate Versorgung mit einigen Mikronährstoffen tatsächlich einen Beitrag zur Entwicklung der MCI leistet, so sollte die frühzeitige Kompensation den Prozess der Demenzentwicklung verlangsamen. Grob geschätzt liegt das Risiko eine AD zu entwickeln nach einer Diagnose MCI bei 12–15 % jährlich gegenüber 2 % bei altersgleichen Personen, die keine MCI haben.

Eine ganze Reihe von Mikronährstoffen wird im Zusammenhang mit AD erörtert – allen voran die Antioxidanzien (Vitamin C und E), da es Hinweise gibt, dass eine Ursache für die Entwicklung der AD oxidativer Stress ist, also ein Ungleichgewicht zwischen prooxidativen und antioxidativen Stoffen. Studien, die Vitamin E in hoher Dosierung (600–2000 IE) oder Multivitaminpräparate einsetzten, zeigten keine Effekte auf Gedächtnis oder Progression der MCI. Lediglich eine Untergruppe der Physicians Health Studie zeigte einen positiven Effekt einer Langzeitanwendung (18 Jahre) von Betakarotin (50 mg) [268]. Vor dem Hintergrund der bekannten negativen Effekte einer solch hohen Dosis (ATBC-Studie) wäre dies allerdings ein fragwürdiger Ansatz. Antioxidanzien-Kombinationen (120 mg Vitamin C, 30 mg Vitamin E, 6 mg Betakarotin, 100 µg Selen, 20 mg Zink) in einer durch Ernährung erreichbaren Dosierung führten zu einer signifikanten Verbesserung des episodischen Gedächtnisses [378] gegenüber Placebo. Eine Studie, bei der Patienten mit AD ein Multivitaminpräparat (11 Vitamine, 5 Minerale entsprechend 50–210 % der UK-Referenzwerte) erhielten, zeigte einen Effekt im Verbal Fluency Test bei den Personen, die über 75 Jahre alt waren oder bei denen Verdacht auf eine Mangelernährung bestand [460] – was wiederum bestätigt, dass Mikronährstoffe dann am ehesten wirken, wenn Defizite bestehen.

Ein weiterer Aspekt, der für die Bedeutung einer ausreichenden Mikronährstoffversorgung spricht, ist die Tatsache, dass in den Hirnbereichen (Hippocampus), in denen auch noch bis in das hohe Alter synaptische Plastizität besteht, Mikronährstoffe eine wichtige Rolle für Neurogenese und Synapsenbildung spielen (siehe Kap. 8.3.3). Sowohl bei den AβPP-Mäusen (AD-Modell) als auch bei AD-Kranken wird eine eingeschränkte Neurogenese im Hippocampus beschrieben [279], [408].

Die wenigen Studien, die Effekte von Mikronährstoffen zeigten, haben mit Dosierungen gearbeitet, die auch durch Ernährung erreichbar wären. Das scheint aber zu bestätigen, dass die Kom-

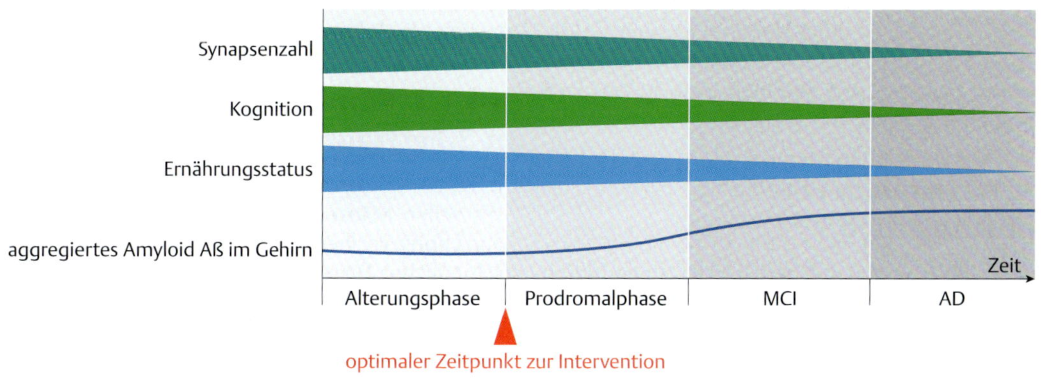

Abb. 14.1 Alzheimer-Demenz: Ernährungsstatus und Abnahme kognitiver Fähigkeiten (hypothetisches Modell). Je früher der Ernährungsstatus verbessert wird, desto früher kann der Abbau von Hirnsubstanz verlangsamt werden [365].

pensation von Mikronährstoffdefiziten am ehesten die Wirkung solcher Supplemente erklärt. Mikronährstoffdefizite sind aber bei älteren Menschen und v. a. bei solchen mit AD keine Seltenheit.

14.1.1 Mikronährstoffstatus von Alzheimer-Patienten

In einer Metaanalyse [170], die aus 724 Studien 80 einer genauen Analyse unterzog, wurde die Häufigkeit von erniedrigten Plasmawerten einer Reihe von Mikronährstoffen geprüft und die Abweichungen von Kontrollen ermittelt. ▶ Tab. 14.1 gibt die Zahl der Studien und die mittlere Abweichung nach unten gegenüber den Kontrollen wieder. Demnach zeigt die Mehrzahl der Studien eine Reihe von Mikronährstoffdefiziten.

In den wenigen Studien, die verschiedene Minerale untersuchten, fanden sich ebenfalls Abweichungen, die aber insgesamt nicht signifikant waren. Für Kalzium wurde in einer Studie ein erniedrigter Wert gefunden, drei Studien ergaben keine signifikanten Unterschiede. Magnesium war in zwei Studien von drei signifikant erniedrigt. Bei der Analyse des Selens finden zwei Studien signifikant niedrigere Werte und eine Studie signifikant höhere. Ähnliches gilt für Kupfer und Eisen, wo in jeweils fünf Studien sowohl signifikant ($P < 0{,}01$) erniedrigte Werte (Kupfer 1; Eisen 2), signifikant ($P < 0{,}01$) erhöhte (Kupfer 1 Studie) oder keine Veränderungen (Kupfer 3, Eisen 3) beschrieben werden.

Über Ursachen und Folgen wird kontrovers diskutiert und es besteht keine Einigkeit, ob es sich um eine inadäquate Aufnahme, eine reduzierte

Tab. 14.1 Studien, die die Häufigkeit von Mikronährstoffdefiziten bei Patienten mit Alzheimer-Demenz untersucht haben.

Mikronährstoff	Studienzahl	Abweichung Fall/ Kontrolle (%)	Signifikanz	Studien-Werte niedrig (–), hoch (+), neutral (o)
Vitamin A	9	20	P<0,01	7 –, 2 o
Folsäure	31	20	P<0,01	27 –, 2 +, 2 o
Vitamin B_{12}	33	15	P<0,01	17 –, 11 +, 5 o
Vitamin C	8	33	P<0,01	6 –, 1 o
Vitamin D	5	5–30	P=0,075	4 –, 1 +
Vitamin E	20	20	P<0,01	15 –,1 +, 4 o
Zink	5	10	P=0,05	4 –, 1 o

Bioverfügbarkeit oder einen erhöhten Verbrauch handelt. Die Folgen einer Unterversorgung für die Gesundheit (Immunsystem, Krankheitsanfälligkeit, mentale Prozesse) des Patienten sind in den Einzelkapiteln erörtert.

14.1.2 Einfluss einer Substituierung

Auf der Basis umfangreicher Beobachtungsstudien wurde eine Ernährung, die reich an Obst, Gemüse und arm an gesättigten Fetten ist, als präventiv beschrieben, während Alkohol, gesättigte Fette und eine Ernährung, die wenige Vitamine und Antioxidanzien enthält, die Entwicklung der Erkrankung begünstigen soll [594]. Eine besondere Rolle spielen die n-3-Fettsäuren – nicht nur in der Hirnentwicklung, sondern auch in den Prozessen der Pathogenese der Erkrankung, indem sie die falsche Proteinfaltung (Amyloid β, Tau) hemmen [365]. Auch sind n-3-Fettsäuren neben verschiedenen Mikronährstoffen in Prozessen aktiv, die die lebenslange Plastizität einiger Hirnstrukturen (Limbisches System) ermöglichen. So gibt es eine Vielzahl von Studien, die den Wert einer Supplementierung mit n-3-Fettsäuren (neben weiteren Substraten wie Lecithin) auf die Entwicklung (MCI) und das Fortschreiten der Erkrankung mit unterschiedlichem Erfolg untersucht haben.

Die randomisierten klinischen Studien, die AD vorwiegend in frühen Stadien mit B-Vitaminen behandelten, wurden kürzlich zusammengefasst [220]. Die Kombination verschiedener B-Vitamine (B_6, B_{12}, Folsäure) über unterschiedliche Zeiten (24 Wochen bis 3 Jahre), hat sowohl zu einer Verbesserung (3 Studien) als auch zu keiner Verbesserung der kognitiven Leistungsfähigkeit geführt (2 Studien). Dabei gilt es zu berücksichtigen, dass bei AD-Patienten gerade bei den verwendeten Vitaminen oft Defizite beschrieben werden (▶ Tab. 14.1). Sofern solche Defizite bestehen, kann also eine Kompensation durchaus einen positiven Effekt haben. Gerade ein Vitamin-B_{12}-Defizit auch ohne Zeichen einer Anämie kann zu neurologischen (funikuläre Myelose und Polyneuropathie mit Parästhesien und Gangstörungen) und psychiatrischen Veränderungen (Gedächtniseinschränkung, Orientierungsprobleme, Depression und Fatigue) führen (siehe auch Kap. 3.9) [643]. Interventionen mit den Vitaminen C und E in Dosierungen, die weit über den Referenzwerten liegen, haben zu keiner Verbesserung der Demenzerkrankung oder zu einer Reduktion der Progredienz beigetragen.

14.1.3 Kombinationen mit n-3-Fettsäuren

In einem interessanten Tierexperiment wurde bei speziellen Mäusen (AβPP), die für die Alzheimer-Forschung verwendet werden, der Einfluss unterschiedlicher Diäten auf Verhaltensweisen geprüft, die typisch für AD-Kranke sind: Hyperaktivität/Ruhelosigkeit und Angstgefühle, wie sie bei 70 % der AD-Patienten auftreten und auch bei dem verwendeten Mäusemodell zu finden sind [270]. Verglichen wurde eine Standarddiät mit einer Diät, die mit n-3-Fettsäuren (DHA, EPA) angereichert war, und einer Diät, die zu den n-3-Fettsäuren noch Vitamine (B_6, B_{12}, Folsäure, Vitamin C, E) sowie Lecithin (als Cholinlieferant) und Selen enthielt. Unter der nur mit Fettsäuren angereicherten Diät kam es zur Zunahme von Angst und Ruhelosigkeit, die mit Vitaminen angereicherte Nahrung bewirkte eine Abnahme der Symptome.

In der retrospektiven Analyse von 168 Patienten einer Vitamin-B_{12}-Substitutionsstudie bei MCI zeigte sich, dass Personen mit höheren n-3-Spiegeln eine geringere Hirnatrophierate zeigten als solche mit niedrigeren B_{12}-Spiegeln [355].

Zu Beginn der AD wird ein Verlust an Synapsen beschrieben. Eine Kombination aus n-3-Fettsäuren mit verschiedenen Vitaminen sowie anderen Wirkstoffen (Souvenaid) (▶ Tab. 14.2) soll die Synaptogenese und Membranbildung im ZNS unterstützen. Diese Kombination als Trinklösung wurde

Tab. 14.2 Souvenaid: Zusammensetzung.

Wirkstoff	Gehalt
Eicosapentaensäure (EPA)	300 mg
Docosahexaensäure (DHA)	1200 mg
Phospholipide	106 mg
Cholin	400 mg
Uridinmonophosphat (UMP)	625 mg
Vitamin E	40 mg
Vitamin C	80 mg
Selen	60 µg
Vitamin B_{12}	3 µg
Vitamin B_6	1 mg
Folsäure	400 µg

in verschiedenen klinischen Studien an AD-Patienten geprüft.

In zwei großen multizentrischen, randomisierten klinischen Studien bei Patienten mit leichter Alzheimer-Demenz (MMSE > 20: Mini-Mental-State-Examination) wurde nach zwölf Wochen Supplementierung mit Souvenaid ein positiver Effekt auf die Gedächtnisleistung beschrieben [595]. Eine weitere Studie der gleichen Arbeitsgruppe auch bei leichter AD führte nach 24 Wochen Behandlung zum gleichen Ergebnis [596]. In einer EEG-gestützten Analyse dieser Studie wurde beschrieben, dass das Präparat die Reduktion der synaptischen Netzwerke, wie sie bei AD beobachtet werden, vermindert [187]. In einer weiteren Studie bei Patienten mit leichter bis mittelschwerer Alzheimer-Demenz (MMSE: 14–24 Punkte) zeigte sich keine Überlegenheit von Souvenaid gegenüber Placebo auf der ADAScog [614]. Der ADAScog (Alzheimer's Disease Assessment Scale – Cognitive Subscale) wird verwendet, um Veränderungen im Verlauf der Erkrankung zu erfassen. Er ist vor allem bei moderaten Formen der Alzheimer-Demenz empfindlicher als andere Testverfahren wie z. B. MMSE [86]. Der signifikante Anstieg der Plasmawerte der in den Studien eingesetzten Mikronährstoffe nach Supplementierung ist ein starker Hinweis auf ein zu Beginn der Behandlung bestehendes Defizit.

14.1.4 Fazit

Die frühzeitige Kompensation von Mikronährstoffdefiziten, besonders bei eingeschränkter Ernährung und Gewichtsverlust, wie er mit zunehmendem Alter häufiger beobachtet wird, kann sich auf die kognitive Leistungsfähigkeit wie auch auf die Progredienz der Erkrankung günstig auswirken. Dies gilt besonders dann, wenn die Demenzerkrankung zu einer weiteren Reduktion der Nahrungsaufnahme und damit der Mikronährstoffversorgung führt. Nicht zuletzt kann die Verbesserung des Mikronährstoffstatus – auch wenn dies wenig Einfluss auf den Verlauf der Demenz hat – die Lebensqualität der Patienten verbessern.

14.2 Multiple Sklerose (MS)

Zwei Vitamine werden immer wieder im Zusammenhang mit der Behandlung der MS erörtert: Vitamin D und Biotin. Zwar gibt es auch einige Arbeiten, die MS-Patienten Vitamin B_6 in hohen Dosierungen verabreicht haben, jedoch hatte dies nur wenig Erfolg, ebenso wie die Versuche mit n-3-Fettsäuren.

14.2.1 Vitamin D

Epidemiologische Studien sind wiederholt zu dem Ergebnis gekommen, dass die Erkrankung mit einer geringen Sonnenexposition v. a. in nördlichen Regionen zusammenhängt. Geringe Sonnenexposition und Vitamin-D-Defizite gehören aber ebenfalls zusammen. In der Tat bestätigt eine Vielzahl von Untersuchungen, dass es eine Beziehung zwischen Vitamin-D-Unterversorgung und dem Auftreten von MS gibt. Ob allerdings ein kausaler Zusammenhang mit der Sonnenexposition besteht, oder ob dies ein unabhängiger Risikofaktor ist, wird kontrovers diskutiert [440]. Nicht zuletzt haben Interventionsstudien zu Verunsicherungen geführt, die eine Gruppe mit einem niedrig dosierten Vitamin-D-Präparat (1000 IE/Tag) einer mit einem hochdosierten (6 000 IE/Tag) gegenübergestellt haben. Bei der Low-Dose-Gruppe stieg der Plasmawert von 22 ng/ml auf 28 ng/ml, bei der Hochdosis-Gruppe von 24 ng/ml auf 48 ng/ml. Einen wirklichen Vorteil konnten die Autoren nicht feststellen. Zwei Aspekte gilt es allerdings zu berücksichtigen: Als Supplement wurde ein pflanzliches (aus Pilzen gewonnen) D_2 verwendet, dessen Wirkungsäquivalenz zum tierischen D_3 (Fisch) umstritten ist. Beide Gruppen hatten Blutwerte über 20 ng/ml (50 nmol/l) und können damit als gut versorgt gelten. In diesem Kontext ist eine jüngst veröffentlichte Studie interessant, die an 468 MS-Patienten über einen Beobachtungszeitraum von fünf Jahren eindrucksvoll belegt, das der Vitamin-D-Blutspiegel Einfluss auf Verlauf und Progredienz der MS hat. Patienten mit Plasmaspiegeln > 50 nmol/l hatten signifikant seltener neue aktive Läsionen, signifikant weniger Verlust an Gehirnvolumen und eine geringere Progredienz der Erkrankung [35]. Prospektive, randomisierte kontrollierte Studien werden derzeit durchgeführt. Mit Ergebnissen ist bis 2017 zu rechnen.

14.2.2 Bedeutung für die Praxis

Kontrolle des Vitamin-D-Status (25(OH)D): Bei Plasmawerten < 50 nmol/l sollte eine Supplementierung erwogen werden, um Werte > 50 nmol/l zu erreichen. Dies gilt ganz besonders für die Wintermonate. Ganz im Sinne des Fazits der Autoren der oben genannten Studie, sollte die regelmäßige Analyse und ggf. Korrektur des Vitamin-D-Status zur Standardtherapie der MS zählen.

Vitamin A

Die Vitamine A und D gelten zu Recht als Protohormone und wirken in den meisten Fällen gemeinsam. Problematisch ist jedoch, dass zwar ein unzureichender D-Status analytisch erfassbar ist, ein unzureichender Vitamin-A-Status jedoch erst dann, wenn klinische Zeichen auftreten, die Leberspeicher folglich geleert sind. Besonders die bedeutende Rolle der beiden Vitamine in der Regulation des Immunsystems (supprimieren z. B. die Expression der pathologischen Th 1- und Th 17-Zellen) machen sie für die nähere Betrachtung im Zusammenhang mit MS interessant. 101 MS-Patienten wurden sechs Monate mit 25 000 IE Vitamin A (Retinylpalmitat) und weitere sechs Monate mit 10 000 IE Vitamin A/Tag (47) oder Placebo (46) substituiert [83]. Mittels eines MS-Funktionstests (MSFC) zeigte sich eine signifikante Reduktion der Progression der Erkrankung in der Verumgruppe. Insgesamt ist die Datenlage zu Vitamin A deutlich geringer als bei Vitamin D.

In der Praxis wird man Dosierungen von 25 000 IE/Tag nicht über längere Zeit geben können, da je nach Lebensstil der Patienten (Medikamente, Alkohol) auf Dauer (> 12 Monate) Leberschäden auftreten können. Inwieweit intermittierende Substituierung oder niedrigere Dosierungen infrage kommen, kann nicht gesagt werden. Allerdings sollte die Vitamin-A-Versorgung geprüft werden und besonders bei Risikogruppen (z. B. Veganer, Fettmalabsorption, Alter > 65, rezidivierende Infekte) kann eine vorübergehende Aufsättigung der Speicher erwogen werden. Am besten geschieht dies gemeinsam mit der Vitamin-D-Supplementierung.

Biotin

Biotin ist Katalysator der Acetyl-CoA-Carboxylase, eines limitierenden Enzyms der Myelinsynthese. Dies ist die Rationale für eine hochdosierte Anwendung, die in ersten kleinen Studien geprüft wird. In einer Pilotstudie [610] wurden 23 MS-Patienten mit 100–300 mg Biotin/Tag für einen Zeitraum von 2–36 Monaten supplementiert. Bei vier Patienten mit starker Einschränkung der Sehschärfe zeigte sich eine signifikante Verbesserung. Verschiedene weitere Veränderungen sprechen für einen positiven Effekt. Bis zum Vorliegen der bereits laufenden randomisierten Studien kann jedoch keine eindeutige Empfehlung gegeben werden.

14.3 Amyotrophe Lateralsklerose (ALS)

Zwei unterschiedliche Ansätze werden bei Empfehlungen zur Vitaminsupplementierung bei ALS verfolgt:

- Therapie der Erkrankung mit hochdosierten Antioxidanzien
- Therapie oder Prävention einer Mangelernährung mit normal dosierten Vitaminpräparaten

Je nach Studie liegt die Prävalenz der Mangelernährung (BMI < 18,5 oder ungewollter Gewichtsverlust > 10 %) bei ALS-Patienten bei 16–53 % [540]. Mangelernährung und geringer BMI wirken sich negativ auf die Krankheitsentwicklung aus und erhöhen die Mortalität [190].

ALS-Patienten haben, trotz eingeschränkter Mobilität und Muskelaktivität, einen Hypermetabolismus [191]. Dies stellt sich als ein besonderes Problem dar, da hiermit eine Mangelernährung begünstigt wird.

14.3.1 Therapie

Grundlage einer Therapie mit hochdosierten Antioxidanzien, vorwiegend Vitamin E, ist die Annahme, dass die bei den hereditären Formen (familiäre ALS, FALS) vorliegende Mutation des SOD1-Gens (bisher 90 verschiedene bekannt) zu einem starken oxidativen Stress führt, der für die Degeneration der Motoneuronen verantwortlich ist. Das Gen codiert für die Kupfer/Zink-abhängige SOD (CuZnSOD), die für die Entgiftung von Superoxidanionen notwendig ist, wie sie im Zellstoffwechsel (v. a. mitochondriale Atmung) immer wieder entstehen. Da die Funktion der SOD eingeschränkt ist, versucht man durch Gabe hochdosierter Antioxidanzien den oxidativen Stress als einen angenommenen kausalen Faktor der Erkrankung und ihrer Progredienz zu reduzieren. Grundlage für die Therapie mit Vitamin E war wie so oft die Beobachtung niedriger Blutwerte bei Betroffenen. Die Aussagekraft solcher Analysen ist allerdings sehr beschränkt und die Frage, inwieweit nicht die Probleme mit der Ernährung bei ALS-Patienten eine weitaus wahrscheinlichere Ursache sind, bleibt unbeantwortet.

Die Einnahme von hochdosiertem **Vitamin E** (400 IE/Tag) war in einer gemeinsamen Analyse von fünf Studien mit mehr als 1 Mio. Personen (darunter 802 ALS-Fälle) mit einem geringeren Risiko (33 % in der höchsten Quartile) nach mehreren Jahren Supplementierung verbunden [702]. Daraus lässt sich sicherlich keine präventive Empfehlung ableiten. Auch in der Therapie hat sich kein Effekt gezeigt. Sowohl mäßig dosiertes Vitamin E (500 mg 2 × /Tag) als auch eine Vitamin-E-Hochdosistherapie (5 000 mg/Tag) [263] zeigten keine Wirkung auf Krankheitsverlauf oder Überleben [518].

Bei ALS-Patienten werden erhöhte Homocysteinwerte im Blut beschrieben. Ob die empfohlene Einnahme von B-Komplex, die zur Senkung des Homocysteins führt, allerdings Einfluss auf die Erkrankung hat, ist nicht geklärt. Eine Studie wendet eine hohe Dosis eines **Vitamin-B_{12}**-Analogons (Methylcobalamin) in Dosierungen von 25 mg (i. m.) und 50 mg (i. v.) 2 × /Woche an [338]. Die Progression der Erkrankung, so die Autoren, wurde verlangsamt (Verringerung der Reduktion der Muskelaktionspotentiale, cAMP), die Überlebenszeit signifikant verlängert (50 mg). Auch diese eine Studie rechtfertigt kaum den therapeutischen Ansatz, solange dies nicht durch größere klinische Studien bestätigt wird.

Auch für **Vitamin D** liegt eine Vielzahl von Tierexperimenten vor, die eine Rolle des Vitamins bei der Erkrankung beschreiben und die Durchführung einer klinischen Studie begründen [254]. Eine Korrektur eines Defizits ist sicherlich begründet, eine therapeutische Intervention bisher nicht.

Die Anwendung von **Zink** (Grundlage Mutation des CuZnSOD-codierenden Gens) ist tierexperimentell mit sehr unterschiedlichen Ergebnissen beschrieben und bisher für eine Therapie nicht empfohlen.

In einer prospektiven Kohortenstudie zeigte sich eine Assoziation zwischen hoher Betakarotin-Zufuhr und reduziertem Risiko an ALS zu erkranken [227], nicht jedoch mit anderen Antioxidanzien wie Vitamin C oder Lycopin. Eine Empfehlung für eine Therapie lässt sich hieraus nicht ableiten und wird daher nicht gegeben.

Bei ALS-Patienten werden signifikant höhere Werte für Ferritin und **Eisen** beschrieben und es findet sich eine inverse Beziehung zwischen Gewichtsverlust und niedrigen Ferritin- und Eisenwerten [687]. Störungen des Eisenstatus (niedriges Ferritin, hohes Eisen) werden auch bei mangelernährten Patienten beschrieben, was dafür spricht, dass die Veränderungen bei ALS-Patienten ihre Ursache in einer Mangelernährung haben können und somit auch den Gewichtsverlust und die damit verbundene schlechtere Prognose erklären. Allerdings kann hinter den hohen Eisenwerten auch eine Verwertungsstörung liegen.

Therapie der Mangelernährung

Für ALS-Patienten gilt das Gleiche wie für alle anderen Patienten, bei denen eine Mangelernährung (entsprechend SGB oder C) nachgewiesen wird: Sie haben nicht nur zu wenig Energie, sondern so gut wie immer auch eine Unterversorgung an Mikronährstoffen. Bei ALS-Patienten kommt hinzu, dass Patienten mit Mangelernährung ein kürzeres Überleben haben [430]. Eine Versorgung mit einem normal dosierten MVMS kann zur Verbesserung des Mikronährstoffstatus beitragen. Inwieweit dies Effekte auf Lebensqualität und Überleben hat, ist nicht untersucht.

Für ALS-Patienten wurden spezielle enterale Formula entwickelt, die neben einer höheren Energiedichte (mehr Fett, weniger Kohlenhydrate) Omega-3-Fettsäuren und Antioxidanzien enthalten [492]. Dabei darf aber nicht übersehen werden, dass der ALS-Patient auch die anderen Mikronährstoffe benötigt, die für Muskelaktivität (besonders Atemmuskulatur) und Immunsystem bedeutend sind.

14.3.2 Refeeding-Syndrom

Besonders nach längeren Phasen geringer Nahrungszufuhr (Dysphagie) kann es nach Einsetzen einer künstlichen Ernährung, etwa über eine PEG-Sonde, zum Refeeding-Syndrom kommen. (siehe auch Kap. 16.3.2)

Das Refeeding-Syndrom zeichnet sich durch folgende Merkmale aus [463]:

- Salz- und Wasserretention
  → Aufnahme von Kohlenhydraten bewirkt eine Verringerung der Salz- und Wasserretention der Niere mit Ödembildung
- Hypokaliämie
  → durch Insulinausschüttung rasche Aufnahme von Kalium in die Zelle, um die aufgenommene Glukose und Aminosäuren in Glykogen und Eiweiß zu überführen

Tab. 14.3 ALS: Mikronährstoff-Supplementierung zur Verhinderung des Refeeding-Syndroms (s. a. ▶ Tab. 16.4).

Mikronährstoff	Dosierung
Thiamin	200–300 mg/Tag
Vitamin B_{12}	2,4 µg 1–2 × /Tag
Vitamin B_6	1,7 mg/Tag
Folsäure	400 µg/Tag
Selen	20–70 µg/Tag
Zink	2,5–5 mg/Tag
Eisen	10–15 mg/Tag

- Hypophosphatämie
  → Aufnahme in die Zelle zur Phosphorylierung der Glukose und ATP-Bildung
- Thiaminmangel
  → Kofaktor der Glykolyse – verstärkter Bedarf
- Hypomagnesiämie
  → Die rasche Aufnahme von Kohlenhydraten führt zu einer ebenso raschen zellulären Aufnahme und Verstoffwechslung. Magnesium ist hierfür ein essenzieller Kofaktor.

Um ein Refeeding-Syndrom zu verhindern, gibt es Empfehlungen für ALS-Patienten. Zehn Tage vor Beginn der künstlichen Ernährung sollte wie folgt supplementiert werden [111] (▶ Tab. 14.3):

14.3.3 Fazit

ALS-Patienten haben ein hohes Risiko für eine Mangelernährung. Da die damit einhergehende Unterversorgung mit verschiedenen Mikronährstoffen einen negativen Einfluss auf die Lebensqualität hat, spricht nichts dagegen, diese Patienten frühzeitig mit einem normal dosierten MVM-Supplement zu versorgen. Dies gilt auch für die künstliche Ernährung. Aufgrund des Hypermetabolismus kann die Dosis der MVMS problemlos bis zum 3-Fachen der Empfehlung gesteigert werden. Inwieweit hochdosierte Antioxidanzien Einfluss auf den Verlauf der Erkrankung haben, ist nicht gesichert.

15 Nierenerkrankungen

15.1 Einfluss der Erkrankung

Das Wichtigste in Kürze

Einfluss der Erkrankung
Durch Appetitverlust und spezielle Diäten kann die Zufuhr an essenziellen Mikronährstoffen bereits vor Dialyse mehr oder weniger stark eingeschränkt sein. Besonderheiten betreffen die Zufuhr an Phosphat und Kalzium. Die verminderte bis fehlende Hydroxylierung des 25(OH)Vitamin D zum 1,25$(OH)_2$Vitamin D hat Einfluss auf die P- und Ca-Homöostase sowie die Versorgung des Skelettsystems und einer Reihe von Organen.

Versorgungzustand
Der Versorgungszustand viele Patienten mit chronischem Nierenversagen kann über Jahre inadäquat sein, wenn er nicht regelmäßig kontrolliert wird. Verluste durch die Dialyse (vorwiegend wasserlösliche Mikronährstoffe) tragen zum Risiko eines Mikronährstoffdefizites bei.

Empfehlungen
Neben der Beachtung der quantitativen Proteinzufuhr sollte unbedingt auf die Qualität (Mikronährstoffdichte) der Eiweißquelle geachtet werden. Ein Multivitamin/Mineral-Supplement in einer den Referenzwerten entsprechenden Dosierung kann bei Beachtung des Phosphatgehaltes ohne Risiken eingesetzt werden. B-Komplex zusätzlich bei erhöhtem Homocystein.

Erkrankungen der Niere zeigen die Komplexität und die Vernetzung der Versorgung und Wirkung einer Reihe von Mikronährstoffen in besonderer Weise. Die Niere spielt in der Homöostase verschiedener Mikronährstoffe eine entscheidende Rolle. Da Nierenfunktionsstörungen jedoch oft erst spät erkannt werden, können Veränderungen in der Homöostase dieser Mikronährstoffe auch einen Hinweis auf eine Beteiligung der Niere vor der Feststellung einer Funktionsstörung geben.

Die Prävalenz der nicht-dialysepflichtigen Nierenfunktionsstörungen (GFR < 60 ml/min/1,73m^2) in Deutschland liegt bei 2,3 % (Altersgruppe 18-79 Jahre). 11,5 % weisen eine Albuminurie > 30 mg/l auf. Nur 28 % der Untersuchten wussten davon und nur ⅔ derjenigen, denen ihre Nierenfunktionsstörung bekannt war, waren in ärztlicher Behandlung [257]. Problematisch dabei ist das weitaus höhere Mortalitätsrisiko dieser Patienten infolge kardiovaskulärer Erkrankungen, aber auch durch Infektionen und Krebserkrankungen [422]. Eine wichtige Ursache der als kardiorenales Syndrom bezeichneten Beziehung zwischen CKD und kardiovaskulärer Erkrankung sowie zum Krankheitsbild der CKD-Mineral-Knochen-Störung, ist die Verbindung zwischen den Prozessen der Nierenfunktionsstörung, der dabei entstehenden Veränderungen der Vitamin-D-, Kalzium- und Phosphathomöostase sowie der fortschreitenden fibrotischen Zerstörung des Nierenparenchyms [215]. Hier ergibt sich eine direkte Verbindung zu verschiedenen Mikronährstoffen (Phosphat, Kalzium, Vitamin D, Vitamin K, Vitamin A), die im Folgenden besprochen werden sollen.

Eine **chronische Nierenerkrankung** (CKD) wird folgendermaßen definiert:

Glomeruläre Filtrationsrate (GFR) < 60 ml/min/1,73m^2 für mindestens drei Monate

Die Stadien der **Niereninsuffizienz** werden wie folgt eingeteilt [373] (▸ Tab. 15.1):

Nimmt die Nephronzahl im Verlauf der Erkrankung ab, so resultieren daraus

- eine unzureichende Erythropoeitin-Synthese
- Anreicherung von Kalium
- Anreicherung von Wasserstoffionen
- inadäquate Aktivierung von Vitamin D
- Anreicherung von Phosphat, Hyperphosphatämie
- chronische Entzündung

Nierenversagen, ob akut oder chronisch, ebenso wie Zustände bei Hämo- oder Peritonealdialyse haben unterschiedlichen Einfluss auf den Mikronährstoffstatus, besonders der wasserlöslichen Vitamine und Minerale. Dabei unterscheiden sich die Patienten mit chronischem Nierenversagen (Prädialyse) deutlich von Dialysepatienten. Es ist auch zu berücksichtigen, dass bei nephrotischem Syndrom mit starken Proteinverlusten auch die Verluste von Mikronährstoffen mit dem Urin höher sein können. Nicht zuletzt sind es die verschiedenen dem Patienten angeratenen Diäten, die zu Defiziten führen können. Dies ist auch darauf zurückzuführen, dass Bilanzstudien zu Mikronährstoffen

Tab. 15.1 Stadien der Niereninsuffizienz.

Stadium	Beschreibung	GFR* (ml/min/1,73m^2
1	Nierenschaden mit verringerter oder gesteigerter GFR	≥90
2	Nierenschaden mit leicht verringerter GFR	60–89
3	mittelmäßig reduzierte GFR	30–59
4	stark verringerte GFR	15–29
5	Nierenversagen	<15 (dialysepflichtig)

*GFR: glomeruläre Filtrationsrate

weitgehend fehlen und somit eine entsprechende Unsicherheit bei Arzt und Patient besteht.

Im Vordergrund steht oft eine generelle Protein-Energie-Mangelernährung, wie sie bei 20–50 % der Patienten beobachtet werden kann [277], [666]. Der dafür verwendete Begriff des „Protein Energy Wasting" (PEW) ist insofern irreführend, als er den Fokus auf Protein legt und dabei die Mikronährstoffdefizite übersieht. Es kommen verschiedene Faktoren zusammen, die eine Mangelernährung begünstigen: die chronische Entzündung, Hyperkatabolismus durch Komorbiditäten oder durch die Urämie und v. a. der Appetitverlust.

Für diesen auch als **urämische Anorexie** bezeichneten Zustand gibt es die unterschiedlichsten Theorien. Eine davon vermutet eine Störung der so genannten Tryptophan-Serotonin-Achse [12]. Tryptophan ist die Aminosäure, aus der im Gehirn Serotonin gebildet wird, welches auch als „Geschmacks/Appetit-Inhibitor" gilt. Die Bedeutung des Serotonins für die Appetitregulation ist bei der so genannten saisonalen Affektkrankheit gut untersucht. Da die langkettigen neutralen Aminosäuren mit Tryptophan um den Transporter konkurrieren, ist es eine Frage der Konzentration dieser Aminosäuren, wie stark der Transfer der verschiedenen Aminosäuren durch die Blut-Hirn-Schranke ist. Im Fall der Patienten mit Nierenversagen liegt oft ein Ungleichgewicht zugunsten des Tryptophans vor. Das Ausmaß des Transfers von Tryptophan über die Blut-Hirn-Schranke bestimmt aber die Menge an verfügbarem Serotonin. Die Appetitminderung durch hohe Serotoninwerte an den serotinergen Neuronen wird noch durch die chronische Entzündung verstärkt. Dabei muss der Patient nicht unbedingt ein Untergewicht aufweisen. Bedingt durch Veränderungen verschiedener Hormone und Wachstumsfaktoren, die an der Regulation und Verteilung des Fettgewebes beteiligt sind (Leptin, Insulin, IGF, Mitochondrial Uncoupling Protein u. a.) kann auch eine meist bauchbetonte Adipositas bestehen. Diese findet sich vorwiegend bei Prädialysepatienten infolge der bei dieser Gruppe oft erhöhten Glukoseaufnahme. Dies darf nicht darüber hinwegtäuschen, dass der Patient eine ausgeprägte Mangelernährung haben kann. Die Ursache und Therapie der urämischen Anorexie wird in den meisten Fällen aus der Perspektive der Protein-Energie-Mangelernährung und der Kontrolle der Proteinzufuhr gesehen [392] und seltener aus der Perspektive der Mikronährstoffversorgung.

15.2 Versorgungszustand

Die Zahl der Patienten, deren Zufuhr ausgesuchter Mikronährstoffe unter den Empfehlungen liegt, ist nicht unerheblich [102] und wurde exemplarisch bei 128 HD-Patienten untersucht (▶ Tab. 15.2).

15.2.1 Wasserlösliche Vitamine

Die Versorgung und der Bedarf an Mikronährstoffen des Patienten mit Nierenversagen sind bis heute wenig untersucht. Nicht nur der Appetitverlust trägt zur schlechten Versorgung mit Mikronährstoffen bei, sondern auch die in der Therapie empfohlenen Ernährung sowie der erhöhte Bedarf an B-Vitaminen und anderen Mikronährstoffen bei chronischer Entzündung. Hinzu kommen die Verluste wasserlöslicher Vitamine und Minerale im Zuge der Dialyse. In einer Studie an Patienten unter chronischer Hämodialyse wurde die Zufuhr an Mikronährstoffen überprüft und dabei nicht unerhebliche Defizite festgestellt [700]. Besonders betroffen sind die wasserlöslichen Vitamine, bei denen die Referenzwerte teilweise um mehr als 50 % unterschritten werden (Thiamin, B_2). Auch bei Mineralen (Selen, Kupfer, Jod, Mangan) wurden Defizite beschrieben [143]. Eine Hyperhomocysteinämie, als Zeichen einer inadäquaten Versorgung

Tab. 15.2 HD-Patienten: Versorgungszustand an Mikronährstoffen.

Mikronährstoff	Referenzwerte (EAR)	Referenzwerte für HD-Patienten	% unter Empfehlung
Vitamin A (µg)	700–900	800–1,000	94,6
Vitamin B_1 (mg)	0.9–1.2	1,1–1,2	91,6
Vitamin B_2 (mg)	1,2–1,6	1,1–1,3	75,4
Vitamin D (µg)	10–20	20	75,0*
Vitamin B_3 (mg)	14–18	14–16	86,2
Vitamin C (mg)	50–60	75–90	93,8
Vitamin E (mg)	8	8–10	66,7
Kalzium (mg)	800–1200	500–800	95,6
Selen (µg)	35–55	55	66,2
Eisen (mg)	9–10 m/ 18 w	8 m/15 w	58 m/77,5 w
Zink (mg)	10	10–15	60
Magnesium (mg)	210–320	k. A.	81,6

*Nach neuen Referenzwerten (20 µg/Tag) erreicht keiner der Patienten die Empfehlungen; k. A.: keine Angabe; m: Männer; w: Frauen; HD: Hämodialyse

mit B-Vitaminen, findet sich bei vielen Hämodialyse-Patienten. Eine Supplementierung mit den Vitaminen B_6, B_{12} und Folsäure führt zu einer deutlichen Senkung des Homocysteins [496].

B-Vitamine

Die Versorgung mit B-Vitaminen wurde in Abhängigkeit von der Proteinzufuhr an 43 Patienten ermittelt [188] (▶ Tab. 15.3). Die Werte können als Anhaltspunkte genommen werden, wobei die jeweilige Proteinquelle (pflanzlich oder tierisch) nicht nur auf die angegebenen Vitamine, sondern auch auf Minerale (Eisen, Zink) einen Einfluss haben kann.

Thiaminmangel

Bei Patienten mit Nierenersatztherapie wird der für sie bedeutsame Thiaminmangel oft übersehen. Drei **Ursachen** für den Thiaminmangel kommen zusammen:

- gesteigerte renale Verluste
- gesteigerte Retention in Geweben
- unzureichende Zufuhr mit der Nahrung

Glukoseinfusionen können den Thiaminbedarf zusätzlich erhöhen. Allerdings wurde der Bedarf an Mikronährstoffen bei Patienten mit CKD bisher kaum untersucht. Bei Nierenersatztherapie kommt es zu einem starken Absinken des Thiaminspiegels im Blut. Eine mögliche Erklärung könnte eine verringerte Expression der Thiamintransporter im Dünndarm, aber auch in anderen Geweben sein, wie dies bei Ratten kürzlich beschrieben wurde [117]. Studien bei Dialysepatienten ergaben einen deutlich höheren Thiaminbedarf, der auch mit Dosierungen von 1–5 mg Thiamin/Tag (bis 3-Faches der Referenzwerte) nicht behoben werden konnte [318].

Im Thiaminmangel kommt es zu einer Reihe von Komplikationen, wie Wernicke-Enzephalopathie und Polyneuropathie (bei Urämie), sowie teilweise schweren Stoffwechselstörungen (Laktatazidose). Die Laktatazidose wird durch das Fehlen des Vitamins als Katalysator des Pyruvat-Dehydrogenase-Komplexes (PDH) verursacht. Da Pyruvat im Thiaminmangel nicht mehr über den PDH-Komplex in die Mitochondrien transportiert wird, wird es aerob zu Laktat metabolisiert – dies ganz besonders, wenn viel Glukose aufgenommen wird. Die anderen Störungen erklären sich aus der Bedeutung des Thiamins für die Myelinisierung und die Nervenfunktion. Im Gehirn ist Thiamin in den Energiestoffwechsel eingebunden. Im Mangel ist jedoch die ATP-Bildung nicht gestört, da ein alternativer Stoffwechselweg genutzt wird, der aber gleichzeitig zu einer starken Erhöhung des Neurotransmitters γ-Aminobuttersäure (GABA) führt. GABA gelangt zum Hypothalamus und induziert dort einen starken Appetitverlust, wie er bei Dialysepatienten häufig zu beobachten ist.

Tab. 15.3 Vitamingehalte in Abhängigkeit von der Proteinzufuhr.

Vitamin	RDA (w/m)	Protein (g/Tag)			Kommentar*
		40	60	80	
B_1 (mg)	1,0/1,2	0,6	1,0	1,1	Dialyseverlust < 10 %
B_2 (mg)	1,2/1,3	0,8	1,2	1,8	
B_6 (mg)	1,2/1,5	1,0	1,2	1,5	• Supplementierung (10–20 mg/Tag empfohlen, um Dialyseverluste zu kompensieren • bei EPO-Therapie 20 mg/Tag
Biotin (µg)	30–60	13,4	17,8	15,8	unter Dialyse eher erhöhte Werte
B_{12} (µg)	3	2,3	3,2	5,1	keine Verluste
Folsäure (µg)	400	260	290	320	Dialyseverlust > 25 %
Vitamin C (mg)	100	86	87	88	starke Dialyseverluste: 66–30 mg/HD; 30–50 mg/PD

*Daten über Dialyseverluste siehe auch [154]; m: Männer; w: Frauen; HD: Hämodialyse; PD: Peritonealdialyse

Die ebenfalls verringerte Expression in Herz, Leber und Gehirn [117] könnte die teilweise schweren Nebenwirkungen im Thiaminmangel trotz oraler Supplementierung bei diesen Patienten erklären.

Als **Therapie** des Thiaminmangels wird vorgeschlagen [318]: 200 mg/Tag i. v., bis keine klinischen Symptome mehr nachweisbar sind. Anschließend 100 mg/Tag oral. Es darf allerdings nicht übersehen werden, dass für die adäquate Funktion des PDH-Komplexes auch die Vitamine B_2, Niacin und Pantothensäure wichtig sind. Die Therapie der Enzephalopathie bei Dialyse sollte nicht allein mit Thiamin erfolgen (siehe Kap. 13.2, Wernicke-Enzephalopathie). Da auch die Vitamin-B_6-Versorgung bei Patienten mit CKD kritisch ist, sollte zur Vermeidung einer Pellagra-Enzephalopathie (siehe Kap. 13.4) die orale Supplementierung zusätzlich als Vitamin-B-Komplex erfolgen.

Folsäure

Bei 85 % der Patienten mit Niereninsuffizienz (End Stage renal Disease, ESRD) werden erhöhte Homocysteinwerte im Blut gefunden. Es ist immer wieder erörtert worden, dass die Hyperhomocysteinämie ein Indikator für das hohe Risiko für kardiovaskuläre Erkrankungen bei diesen Patienten sein kann. Defizite an Folsäure, B_{12} und B_6 sind wesentliche Ursachen des Homocysteinanstiegs. Besonders die Folsäureabsorption (Hemmung des Enzyms, welches die in Pflanzen vorkommenden Polyfolat-Verbindungen zur Folsäure spaltet) sowie die Metabolisierung scheinen bei urämischen Patienten eingeschränkt und könnten die Defizite wie auch Störungen im Folsäurestoffwechsel erklären [570], wenngleich jüngere Untersuchungen dies wieder infrage stellen [104]. Eine Besonderheit ergibt sich bei Patienten, bei denen mit fortschreitender Erkrankung (Stadium 3–4) eine phosphatreduzierte Ernährung erforderlich ist. Hierbei kann es zu einer Unterversorgung mit Folsäure kommen, da phosphatarme Lebensmittel häufiger arm an Folsäure sind [284]. Folsäuredefizite erhöhen das kardiovaskuläre Risiko und können zur schleichenden Entwicklung einer Anämie beitragen. Folglich sollte die Versorgung regelmäßig kontrolliert werden.

Als tägliche Supplementierung zur Behandlung der Hyperhomocysteinämie wurden empfohlen: Vitamin B_6 10 mg, Vitamin B_{12} 12 µg, Folsäure 1 mg [104]. Letztlich entscheidet die Reaktion des Homocysteinspiegels, ob die Dosierung des B-Komplexes ausreichend ist.

Vitamin C

Vor allem bei Hämodialyse-Patienten finden sich häufig Vitamin-C-Defizite unterschiedlichen Schweregrades. Plasmawerte < 10 µmol/l (Vitamin-

C-Mangel-Grenze) [341] zusammen mit bereits typischen Zeichen von Skorbut sind keine Seltenheit [555]. Der Normalwert der gesunden Bevölkerung liegt bei 40–80 µmol/l. Für die niedrigen Plasmawerte gibt es zwei entscheidende Ursachen:

- Eine Ernährung, die die Phosphatzufuhr einschränkt, muss auf viele Lebensmittel verzichten, die besonders reich an Vitamin C sind (Orangen, Broccoli, Tomaten, Grapefruit, Ananas). Diese enthalten auch viel Phosphat und sind daher weniger geeignet. Eine Alternative mit geringem Phosphatgehalt und viel Vitamin C sind z. B. Cranberry-Säfte (Vitamin C 17 mg/100 ml).
- Vitamin-C-Verluste durch die Dialyse, die bereits bei einmaliger Dialyse zu einer starken Abfall (50–75 %) des zirkulierenden Vitamin C führen können [96].

Da Vitamin C auch eine wichtige Rolle in der Erythropoese spielt, ist eine ausreichende Versorgung gerade bei Patienten mit eingeschränkter Erythropoese und ESA-Therapie wichtig. In verschiedenen klinischen Studien konnte nach parenteraler Gabe von Vitamin C der Epo-Bedarf gesenkt werden [38]. Bei der häufig bei CKD-Patienten eingesetzten i. v. Gabe von Eisen kann die i. v. Gabe von Vitamin C die Verwertung des Eisens für die Erythropoese verbessern [69]. Um eine übermäßige Bildung von Oxalsäure zu vermeiden, sollte die Oxalatmenge im Blut bestimmt werden. Durch die Entwicklung neuer Dialysestandards wird Oxalat effektiv entfernt, sodass dieses Risiko kaum mehr gegeben ist [515]. Die Risiken und Konsequenzen von Vitamin-C-Defiziten sind darüber hinaus weitaus ernsthafter als ein meist nur geringer Anstieg der Oxalsäure. Ausnahmen bilden die seltenen Fälle einer hereditären primären Hyperoxalurie. Besonders bei CKD kann eine solche Hyperoxalurie zur Oxalatablagerung in verschiedenen Organen führen, mit teilweise schwerwiegenden Konsequenzen. In diesen Fällen müssen spezielle Dialyseverfahren angewendet werden [729].

15.2.2 Fettlösliche Vitamine

Für fettlösliche Vitamine liegen nur wenige Daten vor. In einer multizentrischen Studie mit 128 HD-Patienten wurde die Aufnahme der fettlöslichen Vitamine sowie von Mineralen und Spurenelementen mit der Ernährung untersucht [570]. Für die fettlöslichen Vitamine ergaben sich die folgenden Werte: Vitamin A 486,1±544,1 µg/Tag, Vitamin E 9,5±3,6 mg/Tag – und damit Mengen, die weit unter den Referenzwerten liegen.

Vitamin A

Bei den fettlöslichen Vitaminen bestehen Befürchtungen einer Überversorgung, da sie mit der Dialyse nicht verlorengehen. Im speziellen Fall des Vitamin A wird aufgrund der oft beobachteten erhöhten Retinolwerte im Blut zu einer Einschränkung der Zufuhr durch die Ernährung geraten. Besonders bei Kindern werden sehr hohe Werte für Retinol sowie die beiden Transportproteine Transthyretin (TTR) und Retinol-bindendes Protein (RBP) beschrieben [225].

Hierbei darf aber die eigentliche Ursache der erhöhten Retinolwerte nicht außer Acht gelassen werden. Je nach Einschränkung der Nierenfunktion kann das zirkulierende RBP als apo-RBP (freies RBP nach Abgabe des Retinols an verschiedene Gewebe) nicht mehr in der Niere katabolisiert werden. Da der Blutspiegel an apo-RBP aber ein direktes Signal an die Leber zur Freisetzung von holo-BP (Retinol-RBP-TTR) ist, kommt es zu steigenden Retinol-RBP und TTR-Mengen im Blut [252]. Kürzlich wurde eine inverse Beziehung zwischen eGFR, Retinol, apo- und holo-RBP beschrieben, die diesen Pathomechanismus bestätigt [292]. Was bedeutet das für die Praxis? Die Vitamin-A-Speicher der Leber dürften rascher als unter Normalbedingungen aufgebraucht sein. Eine regelmäßige Kontrolle des Retinols im Blut sollte daher bei Patienten mit CKD durchgeführt werden. Beginnen diese zu sinken, so ist dies ein sicheres Zeichen für entleerte Leberspeicher.

Die RBP-Ausscheidung im Urin lässt sich diagnostisch nutzen. RBP ist ein niedermolekulares Protein und erscheint bei Proteinurie niedermolekularer Proteine im Urin. Der Grad der RBP-Ausscheidung (RBP/Kreatinin) korreliert mit dem Ausmaß der Nierenfunktionsstörung (glomerulär) und ist ebenfalls ein guter Indikator für die Entwicklung einer interstitiellen Nierenfibrose. Werte > 20 mg/g weisen auf eine Fibrose > 25 % hin. Die Zunahme der RBP-Ausscheidung, so kürzliche Untersuchungen, geht der Reduktion der GFR voraus [149], [526]. Inwieweit die RBP Ausscheidung in der Routine genutzt werden kann, muss sich erst noch in größeren Studien zeigen.

Vitamin E

Bei CKD-Patienten wird stadienabhängig eine zunehmende Verringerung des zirkulierenden Vitamin E beschrieben. Ebenso kommt es zu einer Abnahme der endogenen antioxidativen Enzyme sowie zu einem Anstieg der Biomarker für oxidativen Stress [659]. Zweifellos kann aber die Verringerung der Menge an endogenen Antioxidanzien durch die Dialyse Konsequenzen für den Verlauf der CKD haben [464]. Bei Prädialysepatienten, mehr noch bei Dialysepatienten, zeigt sich ein zunehmender oxidativer Stress, der mit der Dicke der Intima Media der Carotis als Zeichen der zunehmenden Arteriosklerose bei CKD-Patienten korreliert [212].

Inwieweit der so genannte oxidative Stress durch die Supplementierung von Vitamin E bei CKD verringert werden kann, ist ebenso fraglich wie eine protektive Rolle des Vitamin E gegenüber dem Risiko für kardiovaskuläre Erkrankungen. Eine Behandlung von CKD-Patienten (93 aus 700) mit Lipidsenkern (Pravastatin 40 mg/Tag), Vitamin E (300 mg/Tag nach sechs Monaten Pravastatin) sowie einer Homocystein-reduzierenden Kombination (5 mg Folsäure, 100 mg B_6, 1 mg B_{12}/Tag nach weiteren sechs Monaten) für weitere 12 Monate zeigte keine signifikanten Differenzen zwischen den verschiedenen Gruppen [686]. Gegenüber der Placebogruppe kam es zu einer signifikanten Verbesserung der arteriellen Elastizität und zu einer Abnahme der Intima-Media-Dicke (Koronar-, Femoral-, Brachial-Arterien). Welche Rolle dabei die jeweiligen Vitamine spielen, kann nicht gesagt werden. Allerdings ist die Abnahme des initialen Homocysteinwertes von 20,1 µmol/l auf 11,3 µmol/l nach 18 Monaten Behandlung eine wichtige Komponente, wenn es um die Reduktion der Progression der Gefäßveränderungen (abnehmende Elastizität und zunehmende Intima-Media-Dicke) bei CKD geht (vgl. Folsäure). Eine Metaanalyse, die den Effekt einer antioxidativen Supplementierung (Vitamin E, C und Provitamin A) auf die arterielle Elastizität geprüft hat, kommt zu dem Ergebnis, dass es bei Gesunden einen schwachen Effekt gibt [36]. Die gewählten Dosierungen hatten jedoch Konzentrationen, die die Referenzwerte weit übersteigen (Vitamin E 30–800 mg, Vitamin C 1–4 g, Provitamin A 6 mg) und daher nicht nur für die Anwendung bei CKD nicht empfohlen werden können.

Vitamin K

Bei Patienten mit CKD kann bereits in frühen Stadien, besonders aber bei Hämodialyse, ein Vitamin-K-Defizit trotz ausreichender Zufuhr mit der Ernährung beobachtet werden [459]. Als Laborparameter sind die Bestimmungen von PIVKA-II, ucOC (undercarboxylated Osteocalcin) und dp-ucMGP (undercarboxylated Matrix gla-protein) geeignet. Das Vitamin-K-Defizit tritt oft zusammen mit einem Vitamin-D-Defizit auf, was im Hinblick auf die Knochengesundheit besonders kritisch ist [304].

15.2.3 Minerale und Spurenelemente

Die tägliche Zufuhr von Selen und Eisen lag bei HD-Patienten um bis zu 50 % unter den Referenzwerten (Zink 7,6 ±5,4 mg; Eisen 7,2±4,1 mg; Selen 28,3±18,1 µg), die von Kupfer (14,3±11,8) lagen deutlich darüber. Kalzium (371,8±363,7 mg) war ebenfalls deutlich unter den Referenzwerten. Alle anderen Minerale lagen in vielen Fällen unter den Empfehlungen [102].

Die Ursache für die geringe Zufuhr liegt einerseits in dem oft vorhandenen Appetitverlust, andererseits aber auch in der speziellen und mit einer nur auf eine quantitative Proteinzufuhr ausgerichteten Ernährung (mangelnde Mikronährstoffdichte). Pflanzliche Eiweißquellen sind oft arm an Eisen und Zink, zudem mit geringer Bioverfügbarkeit im Vergleich zu tierischen Quellen. Die Supplementierung spezieller Eiweißtrinklösungen kann dazu beitragen, die Mangelernährung (gemessen an Albumin, Präalbumin und SGA-Score) zu beheben [122]. Dies ist jedoch eine trügerische Sicherheit, solange Mikronährstoffe, die eine wichtige Rolle im Stoffwechsel und für das Immunsystem spielen, fehlen. Andererseits muss berücksichtigt werden, dass durch verminderte renale Verluste bei Supplementierung v. a. mit hohen Dosierungen auch eine Überversorgung entstehen kann. Die eingesetzten Minerale sollten folglich die Referenzwerte nicht übersteigen.

Eisen

Eine besondere Situation ergibt sich bei den häufig auftretenden Anämien. Die Prävalenz des Eisenmangels nimmt mit Minderung der glomerulären Filtrationsrate (GFR) zu. Daten der US-amerikanischen Ernährungsstudie (NHANES III) ergaben eine Prävalenz von 1 %, 9 % und 33 %, entsprechend einer GFR von 60, 30 und 15 [162].

In den Leitlinien der Renal Association [472] werden die folgenden Empfehlungen gegeben:

Differenzialdiagnostisches Vorgehen

- großes Blutbild
- absolute Retikulozytenzahl (Verdacht auf Knochenmarkbeteiligung). Die absolute Retikulozytenzahl liegt bei 40 000–50 000 Zellen/µl. Der Test gilt als semi-quantitativer Marker der erythropoetischen Aktivität.
- Serumferritin zur Ermittlung der Eisenspeicher. Adäquat, wenn 200–500 µg/l bei HD-Patienten und 100–500 µg/l bei Nicht-HD-Patienten
- Serumtransferrin-Sättigung oder Retikulozyten-Hb-Gehalt, um die Verfügbarkeit von Eisen für die Erythropoese zu prüfen
- hypochrome Erythrozyten (%)
- CRP

Grundsätzlich ist die Anämie bei Niereninsuffizienz normochrom und normozytär und nicht von einer entzündlichen Anämie zu unterscheiden.

Abgrenzung gegen andere Ursachen

- Serum-B_{12} und Erythrozyten-Folat
- Hämolyse-Test
- Plasma/Serum und/oder Urin-Protein (Elektrophorese)
- Hb-Elektrophorese und Knochenmark-Untersuchung

Dabei ist die Abgrenzung nicht immer ganz einfach, sondern muss durch zusätzliche Untersuchungen gesichert werden. Hinweise auf Vitamin-B_{12}- oder Folsäuremangel können aus dem Risikoprofil des Patienten für eine Unterversorgung entnommen werden (siehe auch Kap. 3.8 und Kap. 3.9)

- Makrozytose könnte Folge eines Vitamin-B_{12}- oder Folsäuremangels sein
- Mikrozytose könnte Eisenmangel oder eine Hämoglobinopathie sein
- Makrozytose mit Leukopenie oder Thrombozytopenie könnte Folge von Alkoholabusus, Vitamin-B_{12}-,Folsäuremangel oder Myelodysplasie sein
- Hämolyse ist naheliegend bei Makrozytose, niedriger Thrombozytenzahl, gesteigerter Laktat-Dehydrogenase und positivem Coombs-Test

Für eine Anämie bei EPO-Mangel sprechen

- vorhandene Eisenspeicher und Eisenverfügbarkeit aus den Depots (Serumferritin)
- eingeschränkte Aktivität des Knochenmarks (Retikulozytenzahl)
- Ausmaß der Anämie und Ursache

Anämie aufgrund anderer Ursachen ist bei den folgenden Punkten naheliegend:

- Schweregrad der Anämie unverhältnismäßig zur Einschränkung der Nierenfunktion
- Hinweis auf alimentären Eisenmangel
- Anzeichen von Hämolyse
- Hinweise auf eine Erkrankung des Knochenmarks mit Leukozytopenie oder Thrombozytopenie

Empfehlungen

Eisengabe sollte mit dem Ziel erfolgen, den Hb-Wert im Normalbereich zu halten, unabhängig davon, ob eine ESA-Therapie erfolgt oder nicht.

Die enterale oder parenterale Therapie mit Eisen bzw. Erythropoietin-stimulierenden Mitteln (ESA) sollte den Nephrologen überlassen werden. Allerdings muss berücksichtigt werden, dass unter ESA der Eisenbedarf stark ansteigt und so ein Eisenmangel maskiert werden kann. Bei Dialysepatienten erfolgt die Eisengabe i. v., für Prädialysepatienten gibt es neue orale Formulierungen, die eine verbesserte Therapie der Anämie erlauben [63].

15.3 Chronische Nierenerkrankung und Mineral-Knochen-Störung (CKD-MBD)

CKD-MBD entwickelt sich, wenn die Niere als ein Teil der Regulation des Kalzium- und Phosphatspiegels nicht mehr ausreichend arbeitet. Als Folge kommt es zu einer Gegenregulation der Hormone, die die Kalzium- und Phosphathomöostase über den Knochen regulieren.

Die Niere kann durch die Steigerung oder Senkung der Reabsorption im proximalen Tubulus die Phosphathomöostase regulieren. Die Hormone und weitere Faktoren, die an dieser Regulation beteiligt sind, sind Parathormon, Vitamin D (1,25 $(OH)_2D$) und der Fibroblasten-Wachstumsfaktor (FGF-23). Als Folge der chronischen Nierenerkrankung resultiert ein Anstieg von Parathormon und FGF-23 bei gleichzeitigem Abfall des Vitamin D.

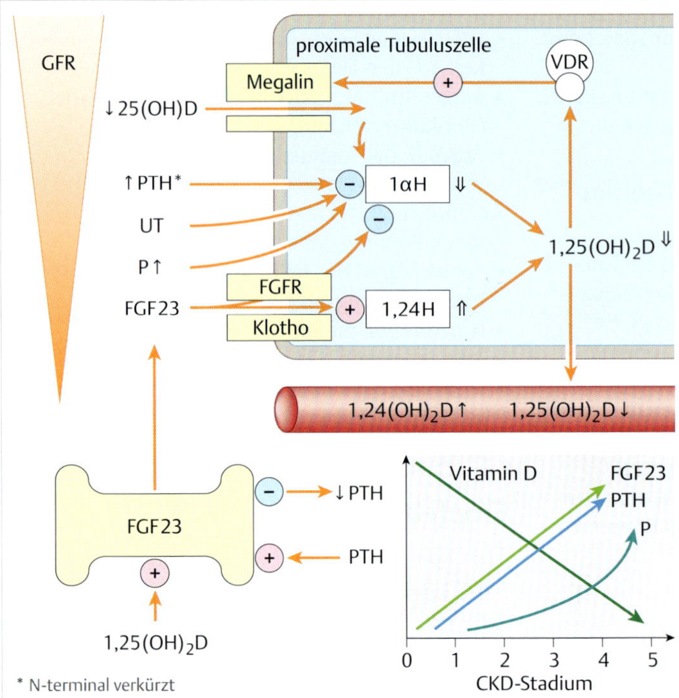

Abb. 15.1 Besonderheiten der Kalzium- und Phosphathomöostase bei Niereninsuffizienz. Infolge der chronischen Niereninsuffizienz kommt es zu einer Abnahme der Zellmasse und der GFR. Gleichzeitig nimmt die Membrankonzentration an Megalin im proximalen Tubulus ab. Megalin ist ein endozytotischer Rezeptor, der auch für die Albuminreabsorption von Bedeutung ist, ebenso wie für den Transport des 25(OH)D als Precursor für die Bildung der aktiven Form. Seine Expression wird durch 1,25(OH)$_2$D$_3$ als Ligand des nukleären Rezeptors VDR reguliert. Da die Menge des Liganden durch die Niereninsuffizienz abnimmt (verminderte Aktivität der 1α-Hydroxylase) kommt es zu einem Verlust an 25(OH)D. Als Grund für die Reduktion der 1α-Hydroxylase-Aktivität werden verschiedene Ursachen (Zunahme von Phosphat, verändertes PTH, urämische Toxine und der Fibroblasten-Wachstumsfaktor 23) diskutiert [381].

Mit dem Fortschreiten der Funktionsstörung kommt es zu Hyperparathyreoidismus, Hyperphosphatämie und Vitamin-D-Mangel (▶ Abb. 15.1). Die Veränderungen der Phosphathomöostase sind es, die zum CKD-MBD, mit allen daraus entstehenden Konsequenzen, führen. CKD-MBD gilt als die wesentliche Ursache der Folgeerkrankungen, wie der vaskulären Verkalkung, dem hohen Risiko für Myokardinfarkte und letztlich der hohen Mortalität [7], [432]. Neben der Dialyse und der Einnahme von Phosphatbindern kommt einer phosphatarmen Ernährung eine besondere Rolle in der Behandlung der Hyperphosphatämie zu.

15.3.1 Phosphor

Verschiedene Beobachtungsstudien zeigen einen Zusammenhang zwischen Hyperphosphatämie, Fortschreiten der CKD und Mortalität [361], [605]. Die Hyperphosphatämie zeigt sich oft erst in späteren Stadien der CKD, ist aber ein deutlicher Hinweis, die Phosphatzufuhr einzuschränken, den Vitamin-D- und Vitamin-K-Status zu überprüfen und gegebenenfalls zu supplementieren. Besonders der Dialysepatient ist bei einer Steigerung der Proteinzufuhr (empfohlen 1,2 g/kg KG) vom Risiko einer übermäßigen Phosphatzufuhr betroffen. Bei Hyperphosphatämie ist daher eine phosphatreduzierte Ernährung ein therapeutischer Ansatz.

Phosphor kommt in nahezu allen Lebensmitteln vor (▶ Tab. 15.4). Wesentliche Quelle für organisches wie anorganisches Phosphat ist Eiweiß aus tierischen Lebensmitteln, einschließlich Fisch. Eine hohe Eiweißzufuhr ist folglich bei CKD-Patienten oft mit höheren Phosphatwerten verbunden. Die Bioverfügbarkeit beträgt je nach Lebensmittel 40–60 %. Organischer Phosphor, wie er in pflanzlichen Lebensmitteln vorkommt, ist z. B. aus Cerealien wegen der dort vorhandenen Phytate schlechter bioverfügbar. Als anorganischer Phosphor kommt er in Getränken, aber auch verschiedenen Fast-Food-Produkten als Additiv vor.

Phosphat-Additive

Gerade die Verwendung von Phosphatsalzen zur Steigerung der Haltbarkeit oder zur Farbgebung wird als wichtige Quelle oft übersehen. Energy Drinks und verschiedene Teedrinks können Phos-

Tab. 15.4 Phosphat-Additive und ihre Verwendung in Lebensmitteln.

Phosphat-Additive	Verwendung
Dicalciumphosphat	Backwaren, Cerealien, Trockenpulver für Getränke, milchbasierte Getränke, Multivitamintabletten
Dinatriumphosphat	Cerealien, Käse, Milchgetränke, Eis, Nudeln, bearbeiteter Käse, Analogkäse, isotonische Drinks
Mononatriumphosphat	Cola-Getränke, Eigelb, Gelatine, isotonische Getränke, Instant Pudding, Trockenpulver für Getränke
Phosphorsäure	Cola-Getränke, karbonisierte und nicht karbonisierte Getränke
Natrium-Hexametaphosphat	Fleisch, Fisch, Geflügel, Gemüse, Sahne, Eis, bearbeiteter Käse, Eier
Natrium-Tripolyphosphat	Fleisch- und Fischprodukte, Geflügel, Gemüse Eiweiß, bearbeiteter Käse, Schmand, Joghurt, Eier
Tetranatrium-Pyrophosphat	bearbeitetes Fleisch, Fisch, Meeresfrüchte, Geflügel, Kartoffelprodukte, Eis, gefrorene Desserts
Trinatriumphosphat	bearbeiteter Käse, Analogkäse, isotonische Getränke, Cerealien

phatgehalte bis zu 190 mg pro Getränk aufweisen, die damit nicht vernachlässigbar sind. Dies ist insofern wichtig, als die Bioverfügbarkeit von anorganischem Phosphor bei > 90 % liegt.

Pflanzliche Phosphatquellen

Aber auch pflanzliche Quellen sind trotz der schlechteren Bioverfügbarkeit (< 50 %) wichtige Phosphatlieferanten, wie etwa Leguminosen und ballaststoffreiche Früchte (► Tab. 15.5, ► Tab. 15.6), Sojaprodukte und Keimlinge, die, da reich an Ballaststoffen und Eiweiß, oft besonders empfohlen werden [500].

Käse als Phosphatquelle

Eine bedeutende Phosphorquelle sind verschiedene, in Deutschland beliebte Käsesorten (► Tab. 15.7): Schmelzkäse 10 mg/g; Hartkäse 5 mg/g; Weichkäse 2–3 mg/g

Merke M!

Verallgemeinernd kann gesagt werden, dass die meisten eiweißreichen Lebensmittel auch reich an Phosphat sind. Die Phosphatgehalte von Lebensmitteln und spezielle phosphatreduzierte Diäten können in einschlägigen Nährwerttabellen gefunden werden. Die geringsten Phosphatgehalte im Verhältnis zur Menge und Qualität des Eiweiß sind in vielen tierischen Lebensmitteln enthalten (im Mittel 10 mg/g Eiweiß), in den meisten anderen eiweißreichen Lebensmitteln sind es 20 mg/g Eiweiß.

Berechnung der Phosphatzufuhr

Eine einfache Berechnung der Phosphatzufuhr lautet [511]:

Nahrungs-P (mg) = 128 mg P + (Nahrungsprotein in g) × 14 mg P/g Eiweiß

Alternativ wurde vorgeschlagen [360]:

Nahrungs-P (mg) = 78 mg P + (Nahrungsprotein in g) × 11,8 mg P/g Eiweiß

Eine Beschränkung der Phosphatzufuhr muss immer dann erfolgen, wenn die Werte im Blut ansteigen. Dies ist jedoch meist erst ab CKD 4–5 der Fall [371].

Die Reduktion der Phosphatzufuhr mit der Ernährung führt zunächst zu einer Senkung des zir-

Tab. 15.5 Pflanzliche Phosphatquellen: Leguminosen.

Lebensmittel, je 75g	lösliche Ballaststoffe (g)	Kalium (mg)	Phosphor (mg)	Natrium (mg)
Gerste	1	73	42	2
Hafer	1	82	90	5
Haferkleie	1	101	130	1
schwarze Bohnen	2	305	120	1
Kidneybohnen	3	358	122	1
Pintobohnen	2	373	126	1
Pintobohnen in Dosen	5,5 (gesamt)	292	110	353
Linsen	1	365	178	2
Kichererbsen	1	239	138	6

Tab. 15.6 Pflanzliche Phosphatquellen: Obst.

Lebensmittel	lösliche Ballaststoffe (g)	Kalium (mg)	Phosphor (mg)	Natrium (mg)
Apfel	1	195	20	2
Apfel, geschält	2	145	18	0
Banane	1	422	26	1
Brombeeren	1	117	16	1
Orange	2	333	26	0
Pfirsich	1	285	30	0
Dosenpfirsich	1,3	194	20	103
Birne	2	212	20	2
Karotte gekocht, 75g	1	183	23	32

Tab. 15.7 Tierische Phosphatquellen: Käse.

Käsesorte	Fett in Trockenmasse (%)	Phosphor (mg) je 50g
Frischkäse	50	94
Butterkäse	60	178
Camembert	45	175
Limburger	20	143
Mozzarella		150
Edamer	30	256
Gouda	45	220
Appenzeller	60	240
Emmentaler	45	291
Schmelzkäse	45	590

kulierenden Parathormons (PTH) mit einem später möglichen Anstieg (sekundärer Hyperparathyreoidismus), unabhängig von den Blutwerten des Vitamin D (25(OH)D) oder des Kalziums [536].

15.3.2 Vitamin D

Vitamin-D-Defizite stellen bei Nierenerkrankungen ein besonderes Risiko dar. Beziehungen zwischen Vitamin-D-Defizit, GFR und Mortalität wurden wiederholt beschrieben [537], ebenso wie eine Reduktion der Mortalität nach Supplementierung [743].

Ursachen für Vitamin-D-Defizite

Die Ursachen sind vielfältig. Neben einer oft geringen alimentären Zufuhr und fehlender Synthese in der Haut (Risikogruppen siehe Kap. 2.3) gibt es eine Reihe krankheitsspezifischer Ursachen. Zum einen ist die renale Synthese des aktiven Metaboliten 1,25(OH)$_2$D$_3$ gestört, zum anderen kommt es zu einer Zunahme der Enzymaktivität der D-24-Hydroxylase, die einen inaktiven Metaboliten erzeugt. Dies trägt dazu bei, dass die Plasmawerte des 25(OH)D und damit die Versorgung der peripheren Gewebe kritisch niedrig sein können. Die regelmäßige Kontrolle des Vitamin-D-Status und v. a. die Kompensation von Defiziten ist daher gerade bei Patienten mit chronischen Nierenerkrankungen besonders wichtig.

Besonderheiten der Kalzium- und Phosphathomöostase bei Niereninsuffizienz

Unter CKD kommt es zu einer progredienten Störung der Kalzium- und Phosphathomöostase mit erheblichen Konsequenzen für Knochen- und Gefäßgesundheit des Patienten.

Der klassische Rückkopplungsmechanismus, der diese Homöostase kontrolliert, wurde bisher wie folgt erklärt: Ein Anstieg des PTH als Folge eines hohen Phosphatspiegels steigert die Phosphatausscheidung. Gleichzeitig bewirkt PTH eine Zunahme der renalen Synthese des aktiven Vitamin D. Dies führt sowohl zu einem Anstieg des Phosphatspiegels im Blut, als auch zu einer Abnahme der PTH-Sekretion. Im Gegensatz zu Vitamin D bewirkt PTH keine Zunahme der intestinalen Phosphatabsorption.

Vitamin-D-Status und Knochengesundheit

Mit steigendem Alter nimmt das Risiko für osteoporotische Frakturen vorwiegend bei Frauen, aber auch bei Männern (allerdings weniger stark) zu. In gleicher Weise nimmt auch die Inzidenz der chronischen Nierensuffizienz zu. In der NHANES-III-Studie finden sich bei den über 70-Jährigen in nur 26 % eine normale Nierenfunktion, in 49 % der Untersuchten eine milde und in 25 % eine starke Einschränkung. Folglich steigt das Risiko für osteoporotische Frakturen auch hierdurch deutlich an. Mit zunehmender Einschränkung der Nierenfunktion sinken die zirkulierenden 1,25(OH)$_2$D- und Kalzium-Plasmaspiegel, die Phosphatspiegel steigen und es entwickelt sich ein sekundärer Hyperparathyreoidismus, der mit einer renalen Osteodystrophie und einer erhöhten Mortalität einhergeht.

Bei Hämodialysepatienten findet sich ein 4-faches Risiko für Frakturen [16]. Bei geringer ausgeprägter chronischer Niereninsuffizienz wird eine Risikosteigerung um das 2-Fache beschrieben (NHANES III).

Seit einigen Jahren hat sich eine weitaus komplexere Regulation gezeigt, die die Veränderungen bei der CKD besser erklärt (▸ Abb. 15.1): Parathormon und Vitamin D stimulieren im Knochen die Expression von FGF23 (Fibroblast Growth Factor 23), einem stark phosphaturisch-wirksamen Faktor. Hierbei ergeben sich zwei metabolisch wichtige Rückkopplungsmechanismen. FGF23 hemmt in der Niere die Bildung von aktivem Vitamin D und reduziert gleichzeitig die PTH-Ausschüttung. Damit spielt FGF23 eine zentrale Rolle im renalen Vitamin-D-Stoffwechsel und in der Phosphathomöostase. Die Bindungsaffinität des FGF3 an den tubulären Rezeptor (FGFR) wird über das sogenannte Klotho-Protein mit geregelt. Klotho steigert die Affinität des Rezeptors gegenüber FGF23.

Bereits frühzeitig kommt es bei CKD (meist unbemerkt) zu einem Anstieg des PTH und des FGF23 mit der Folge einer Abnahme des 1,25(OH)$_2$D$_3$ und damit zur Fehlregulierung der Phosphathomöostase (sekundärer Hyperparathyreoidismus durch Vitamin-D-Defizit) mit späterer Entwicklung einer Hyperphosphatämie. Ebenso zeigt sich eine sehr frühzeitig einsetzende und zunehmende Abnahme des Klotho-Proteins, was die phosphaturische Wirkung des FGF23 reduziert und damit die Hyperphosphatämie weiter begünstigt [357].

Die Veränderungen am Skelett werden auch als renale Osteodystrophie bezeichnet. In jüngerer Zeit hat sich eine neue Definition durchgesetzt, die der Bedeutung des Vitamin D in diesem Kontext mehr Aufmerksamkeit widmet: CKD-MBD (Chronic Kidney Disease – Mineral and Bone Disorders). CKD-MBD ist durch eines oder mehrere der folgenden Veränderungen gekennzeichnet:

- Veränderung von Kalzium, Phosphor, PTH oder Vitamin-D-Stoffwechsel
- Veränderung von Knochenstoffwechsel, Mineralisierung, Volumen, linearem Wachstum und Stärke
- vaskuläre oder andere Weichteilverkalkungen

17 Mikronährstoff-Wechselwirkungen

Die folgenden Tabellen sollen es dem Leser erleichtern, rasch Interaktionen von Mikronährstoffen, deren Umrechnungsfaktoren und Referenzwerten zu ermitteln. Einzelheiten zu den Referenzwerten und den verschiedenen Interaktionen finden sich in den jeweiligen Kapiteln zu den Mikronährstoffen.

Tab. 17.1 Nährstoff-Nährstoff-Wechselwirkungen.

Nährstoff	Nährstoff	Wechselwirkung
Biotin	Pantothensäure	Hohe Dosen Pantothensäure können die Aufnahme von Biotin beeinflussen.
Folsäure	Riboflavin	Wirkt synergistisch mit Folat bei der Reduktion des Homocysteinspiegels.
	Vitamin B_6	
Niacin	Riboflavin	Riboflavinmangel kann das Risiko eines Niacinmangels durch Verringerung der Niacinsynthese aus Tryptophan erhöhen.
	Tryptophan	Niacin kann aus Tryptophan synthetisiert werden, verringert den Nahrungsniacin-Bedarf
Pantothensäure	Biotin	Hohe Dosen Pantothensäure können die Aufnahme von Biotin beeinflussen.
Riboflavin	Folsäure	Wirkt synergistisch mit Riboflavin bei der Reduktion des Homocysteinspiegels.
	Eisen	Riboflavinmangel kann die Eisenaufnahme oder -verwertung vermindern.
	Niacin	Riboflavinmangel kann das Risiko eines Niacinmangels durch Verringerung der Niacinsynthese aus Tryptophan erhöhen.
	Vitamin B_6	Riboflavinmangel kann die Umwandlung von Vitamin B_6 in seine Koenzymform verringern.
Vitamin A	Jod	Vitamin A-Mangel kann die Auswirkungen von Jodmangel verschlimmern.
	Eisen	Vitamin A-Mangel kann Eisenmangel verschlimmern.
	Vitamin K	Hohe Dosen Vitamin A können die Absorption von Vitamin K verringern.
	Zink	Zinkmangel kann sich störend auf den Vitamin A-Metabolismus auswirken.
Vitamin B_6	Folsäure	Wirkt synergistisch mit Vitamin B_{12} bei der Reduktion des Homocysteinspiegels.
	Riboflavin	Riboflavinmangel kann die Umwandlung von Vitamin B_6 in seine Koenzymform verringern.
	Vitamin B_{12}	Wirkt synergistisch mit Vitamin B_{12} bei der Reduktion des Homocysteinspiegels.
	Riboflavin	
	Vitamin B_6	
Vitamin C	Chrom	Gleichzeitige Einnahme kann die Aufnahme von Chrom verbessern.
	Eisen	Gleichzeitige Einnahme kann die Aufnahme von Eisen verbessern.
	Selen	Selenabhängige Enzyme unterstützen die Regeneration von Vitamin C und wirken synergistisch im antioxidativen System.
	Vitamin E	Vitamin C kann Vitamin E regenerieren.

Tab. 17.1 Fortsetzung

Nährstoff	Nährstoff	Wechselwirkung
Vitamin D	Calcium	Aktive Form von Vitamin D steigert die Kalziumaufnahme im Darm und verringert die Ausscheidung von Kalzium über den Urin.
	Magnesium	Aktive Form von Vitamin D (Calcitriol) kann die Aufnahme von Magnesium im Darm geringfügig steigern.
Vitamin E	Selen	Selenabhängige Enzyme wirken synergistisch gegen Oxidanzien.
	Vitamin C	Vitamin C kann Vitamin E regenerieren.
	Vitamin K	Hohe Dosen an Vitamin E können die Aktivität von Vitamin-K-abhängigen Enzymen blockieren; daraus resultiert funktioneller Vitamin-K-Mangel.
Vitamin K	Vitamin A	Hohe Dosen Vitamin A können die Absorption von Vitamin K verringern.
	Vitamin E	Hohe Dosen an Vitamin E können die Aktivität von Vitamin-K-abhängigen Enzymen blockieren; daraus resultiert funktioneller Vitamin-K-Mangel.
Kalzium	Fluorid	Supplementierung kann Fluoraufnahme verringern.
	Eisen	Gleichzeitige Einnahme verringert Non-Häm-Eisen-Aufnahme. Kalzium- und Eisensupplemente sollten nicht zusammen genommen werden.
	Mangan	Gleichzeitige Einnahme kann die Manganaufnahme verringern.
	Protein	Gesteigerte Ausscheidung über den Urin
	Natrium	Gesteigerte Ausscheidung über den Urin
	Vitamin D	Aktive Form von Vitamin D steigert die Kalziumaufnahme im Darm und verringert die Ausscheidung von Kalzium über den Harn
	Zink	Hohe Kalzium-Zufuhr kann Zinkaufnahme verringern.
Chrom	Vitamin C	Gleichzeitige Einnahme kann die Aufnahme von Chrom steigern
Kupfer	Eisen	Kupfermangel kann den Eisentransport behindern. Hohe Eisen-Formula können bei Kindern die Kupferaufnahme verringern.
	Zink	Hohe Zinksupplemente können durch Verringerung der intestinalen Kupferaufnahme einen Kupfermangel verursachen.
Fluorid	Kalzium	Gleichzeitige Einnahme von Kalzium kann die Aufnahme von Natriumfluorid verringern.
	Magnesium	Gleichzeitige Einnahme von Magnesium kann die Aufnahme von Natriumfluorid verringern.
Jod	Selen	Selenmangel kann die Auswirkungen von Jodmangel verschlimmern.
	Vitamin A	Vitamin-A-Mangel kann die Auswirkungen von Jodmangel verschlimmern.
Eisen	Kalzium	Gleichzeitige Einnahme verringert Non-Häm-Eisenaufnahme. Eisen- und Kalziumsupplemente sollten nicht zusammen genommen werden.
	Kupfer	Kupfermangel kann den Eisentransport behindern. Hohe Eisen-Formula können bei Kindern die Kupferaufnahme verringern.
	Jod	Eisenmangel kann die Auswirkungen von Jodmangel verschlimmern.

Tab. 17.1 Fortsetzung

Nährstoff	Nährstoff	Wechselwirkung
	Magnesium	Gleichzeitige Einnahme kann die Aufnahme von Non-Häm-Eisen verringern.
	Mangan	Gleichzeitige Eisenaufnahme kann Manganaufnahme verringern. Manganaufnahme ist gesteigert bei Personen mit Eisenmangel.
	Riboflavin	Riboflavinmangel kann die Eisenaufnahme oder -verwertung vermindern.
	Vitamin A	Vitamin-A-Mangel kann Eisenmangel verschlimmern.
	Vitamin C	Gleichzeitige Einnahme erhöht Non-Häm-Eisenaufnahme.
	Zink	Eisensupplemente können Zinkaufnahme verringern.
Magnesium	Fluorid	Gleichzeitige Einnahme von Magnesium und Natriumfluorid kann die Aufnahme von Natriumfluorid verringern
	Eisen	Gleichzeitige Einnahme kann die Non-Häm-Eisenaufnahme verringern.
	Mangan	Magnesiumsupplemente können die Manganaufnahme verringern.
	Vitamin D	Aktive Form von Vitamin D (Calcitriol) kann die Aufnahme von Magnesium im Darm geringfügig steigern.
	Zink	Hochdosierte Aufnahme von Zinksupplementen kann Magnesiumaufnahme verringern.
Mangan	Kalzium	Gleichzeitige Einnahme kann Manganaufnahme verringern.
	Eisen	Gleichzeitige Eiseneinnahme kann Manganaufnahme herabsetzen.
	Magnesium	Magnesiumsupplemente können Manganaufnahme verringern.
Phosphor	Kalium	Kaliumsupplemente zusammen mit Phosphaten genommen können Hyperkaliämie verursachen.
Kalium	Phosphor	Gemeinsame Einnahme von Phosphaten mit Kaliumsupplementen kann Hyperkaliämie verursachen.
Selen	Jod	Selenmangel kann die Auswirkungen von Jodmangel verschlimmern.
	Vitamin C	Selenabhängige Enzyme unterstützen die Regeneration von Vitamin C und wirken synergistisch gegen Oxidanzien.
	Vitamin E	Selenabhängige Enzyme wirken synergistisch in antioxidativen Systemen.
Zink	Kalzium	Hohe Kalziumaufnahme kann Zinkaufnahme verringern.
	Kupfer	Hohe Zinksupplemente können durch Verringerung der intestinalen Kupferaufnahme einen Kupfermangel verursachen.
	Eisen	Eisensupplemente können Zinkaufnahme verringern.
	Vitamin A	Zinkmangel kann sich störend auf den Vitamin-A-Metabolismus auswirken.

Tab. 17.2 Medikament-Nährstoff-Wechselwirkungen.

Arzneimittelgruppen	Nährstoff	Wechselwirkung
Antazida	Kupfer	Hohe Dosen können Kupferaufnahme verringern.
	Fluorid	Gleichzeitige Einnahme kann Fluoridaufnahme verringern.
	Eisen	Kann Eisenaufnahme verringern.
	Mangan	Gleichzeitige Einnahme von Mangan mit magnesiumhaltigen Antazida kann die Manganaufnahme verringern.
	Phosphor	Aluminiumhaltige Antazida verringern Phosphataufnahme und können in hohen Dosen Hypophosphatämie verursachen.
Antibiotika	Biotin	Längere Einnahme von Breitbandantibiotika kann die Biotinsynthese durch Darmbakterien verringern.
	Vitamin B_{12}	Kann die Aufnahme von in der Nahrung enthaltenem, jedoch nicht von supplementiertem Vitamin B_{12} verringern.
	Vitamin K	Längere Einnahme von Breitbandantibiotika kann die Vitamin-K-Synthese durch Darmbakterien verringern. Cephalosporine können Vitamin-K-Verwertung (Recycling) verringern.
	Kalzium	Gleichzeitige Einnahme von Kalzium mit Antibiotika (Tetrazyklinklassen) kann die Aufnahme von Antibiotika verringern.
	Eisen	Gleichzeitige Einnahme von Eisensupplementen kann die Wirksamkeit von Tetrazyklinen verringern
	Magnesium	Gleichzeitige Einnahme von Magnesiumsupplementen kann die Aufnahme von Nitrofurantoin und Tetrazyklin Antibiotika verringern.
	Mangan	Gleichzeitige Einnahme von Mangan und Tetrazyklinantibiotika kann die Manganaufnahme verringern.
	Zink	Gleichzeitige Einnahme von Zinksupplementen kann die Wirksamkeit von Tetrazyklinantibiotika verringern.
Antiepileptika	Biotin	Langzeittherapie kann Nahrungsbiotin-Bedarf erhöhen.
	Folsäure	Kann Folsäureaufnahme behindern.
	Riboflavin	Langzeittherapie kann den Riboflavinbedarf erhöhen durch erhöhten Leberstoffwechsel.
	Thiamin	Langzeittherapie kann Thiaminbedarf erhöhen.
	Vitamin B_6	Hohe Dosen Vitamin B_6 können die Wirksamkeit der Antieleptika Phenobarbital und Phenytoin verringern.
	Vitamin D	Kann den Plasmaspiegel von Calcidiol verringern.
	Vitamin E	Kann den Plasmaspiegel von Vitamin E verringern.
	Vitamin K	Kann das Risiko von neonatalem Vitamin-K-Mangel und hämorrhagischen Erkrankungen von neugeborenen Kindern erhöhen, wenn von Schwangeren eingenommen.
	Selen	Einnahme von Valproinsäure kann die Selenplasmaspiegel verringern.
	Zink	Gebrauch von Antieleptika, besonders Valproinsäure, kann Zinkmangel verursachen.
Thrombozyten-aggregationshemmer	Vitamin E	Hohe Dosen von Vitamin E können die Wirksamkeit der Thrombozytenaggregationshemmer steigern.
Bisphosphonate	Kalzium	Gleichzeitige Einnahme kann die Aufnahme der Bisphosphonate verringern.
	Eisen Magnesium	Gleichzeitige Einnahme kann die Aufnahme der Bisphosphonate verringern
	Zink	Gleichzeitige Einnahme kann die Aufnahme der Bisphosphonate sowie die Zinkaufnahme verringern.

Tab. 17.2 Fortsetzung

Arzneimittelgruppen	Nährstoff	Wechselwirkung
Kalziumkanalblocker	Kalzium	Kalziumsupplemente können die Wirksamkeit von Kalziumkanalblockern verringern.
Diuretika	Thiamin	Schleifendiuretia können die Ausscheidung von Thiamin über den Urin erhöhen.
	Kalzium	Thiazide erhöhen die renale Resorption von Kalzium.
	Magnesium	Anhaltende hohe Dosen von Diuretika können zu Magnesiumdefiziten führen.
	Phosphor	Einnahme von kaliumsparenden Diuretika zusammen mit Phosphaten kann Hyperkaliämie verursachen.
	Zink	Kann Ausscheidung über den Urin erhöhen.
H_2-Rezeptor-Antagonisten	Vitamin B_{12}	Kann die Aufnahme von in der Nahrung enthaltenem, jedoch nicht von supplementiertem Vitamin B_{12} verringern.
	Kalzium	Kann die Aufnahme von Kalziumsalzen (Supplementen) verringern.
	Eisen	Kann die Eisenaufnahme verringern.
Laxanzien	Mangan	Gleichzeitige Einnahme von Mangan und manganhaltigen Antazida kann die Manganaufnahme verringern.
Nicht steroidale entzündungshemmende Medikamente	Vitamin E	Supplemente könnten Blutungsrisiko bei gleichzeitig hoher Vitamin-E-Gabe erhöhen.
orale Kontrazeptiva (östrogenhaltig)	Pantothensäure	Kann den Bedarf von Pantothensäure erhöhen.
	Vitamin C	Kann Plasmaspiegel und Vitamin-C-Spiegel in Leukozyten verringern.
Protonenpumpenhemmer	Vitamin B_{12}	Kann die Aufnahme von in der Nahrung enthaltenem, jedoch nicht von supplementiertem Vitamin B_{12} verringern.
	Kalzium	Kann die Aufnahme von Kalziumsalzen (Supplementen) verringern.
	Eisen	Kann die Eisenaufnahme verringern.
synthetische Retinoide	Vitamin A	Zusätzliches Vitamin A kann zum Risiko der Toxizität von synth. Retinoiden beitragen.
trizyklische Antidepressiva	Riboflavin	Kann die Aufnahme von Riboflavin in die aktiven Koenzyme FAD und FMN hemmen.
Alkohol	Thiamin	Chronischer Alkoholmissbrauch ist verbunden mit Thiaminmangel aufgrund niedriger Nahrungsaufnahme, beeinträchtigter Aufnahme und Verwertung sowie gesteigerter Ausscheidung des Vitamins.
	Vitamin A	Chronischer Alkoholkonsum steigert das Risiko eines Leberschadens durch Vitamin A.
Allopurinol	Eisen	Kann die Eisenspeicherung in der Leber erhöhen. Sollte nicht zusammen mit Eisensupplementen genommen werden.
Aspirin	Vitamin C	Hohe Dosen Aspirin können die Ausscheidung von Vitamin C über den Urin steigern.
	Vitamin K	Kann Vitamin-K-Recycling verringern.
	Vitamin E	Hohe Dosen Vitamin E können die Wirkung von Thrombozytenaggregationshemmern verstärken
Calcitriol	Phosphor	Hohe Dosen von Calcitriol und einige Vitamin-D-Analoga können Hyperphosphatämie verursachen.
Chloramphenicol	Vitamin B_{12}	Kann die Aufnahme von in der Nahrung enthaltenem, jedoch nicht von supplementiertem Vitamin B_{12} verringern.

Tab. 17.2 Fortsetzung

Arzneimittelgruppen	Nährstoff	Wechselwirkung
Cholestyramin und Colestipol	die meisten Vitamine und Minerale	Kann bei gemeinsamer Einnahme die Aufnahme der Vitamine und Minerale verringern.
Colchicin	Vitamin B_{12}	Kann die Aufnahme von in der Nahrung enthaltenem, jedoch nicht von supplementiertem Vitamin B_{12} verringern.
Cycloserin	Vitamin B_6	Kann funktionellen Vitamin-B_6-Mangel durch Bildung inaktiver Komplexe mit Vitamin B_6 verursachen.
Digoxin	Kalium	Hohe Dosen von Kalziumsupplementen können das Risiko von Arrhythmien steigern.
	Magnesium	Gemeinsame Einnahme kann die Aufnahme von Digoxin verringern.
Diethylentriaminpenta-essigsäure (DTPA)	Zink	Behandlung mit DTPA hat zu schwerem Zinkmangel geführt.
Doxorubicin	Riboflavin	Kann die Aufnahme von Riboflavin in die aktiven Koenzyme FAD und FMN hemmen.
5-Fluorouracil (5-FU)	Niacin	Langzeittherapie hat zu Niacinmangel geführt.
	Eisen	Kann Eisenaufnahme verringern.
Isoniazid	Niacin	Niacinantagonist Niacinsupplementierung wird während Langzeittherapie mit Isoniazid empfohlen.
	Vitamin B_6	Kann funktionellen Vitamin-B_6-Mangel durch Bildung inaktiver Komplexe mit Vitamin B_6 verursachen.
	Vitamin E	Kann die Aufnahme von Vitamin E verringern.
	Vitamin K	Kann das Risiko von neonatalem Vitamin-K-Mangel und hämorrhagischen Erkrankungen von neugeborenen Kindern erhöhen, wenn von Schwangeren eingenommen.
Ketoconazol (oral)	Vitamin D	Kann den Blutspiegel von Calcitriol, der aktiven Form von Vitamin D, verringern.
Levodopa	Vitamin B_6	Kann funktionellen Vitamin-B_6-Mangel durch Bildung inaktiver Komplexe mit Vitamin B_6 verursachen. Hohe Dosen von Vitamin B_6 können die Wirksamkeit von Levodopa verringern.
	Eisen	Gemeinsame Einnahme mit Eisensupplementen kann die Wirksamkeit von Levodopa verringern.
Levothyroxin	Kalzium Eisen	Gemeinsame Einnahme kann die Aufnahme von Levothyroxin verringern.
Lithium	Jod	Gemeinsamer Gebrauch von Lithium und pharmakologischen Dosen von Kaliumjodid kann zu Hypothyreose führen.
Lovastatin	Niacin	Gleichzeitige Gabe pharmakologischer Dosen von Nicotinsäure und Lovastatin hat in Einzelfällen zu Rhabdomyolyse geführt.
Metformin	Vitamin B_{12}	Verringert die Vitamin-B_{12}-Aufnahme. Kann durch Einnahme von Vitamin-B_{12}-Supplementen mit Milch oder Kalziumsupplementen ausgeglichen werden.
Methyldopa	Eisen	Gemeinsame Einnahme mit Eisensupplementen kann die Wirksamkeit von Methyldopa verringern.
Methotrexat	Folsäure	Folsäureantagonist: kann Folsäuresupplementation während der Methotrexat-Therapie erfordern.
Neomycin	Vitamin B_{12}	Kann die Aufnahme von in der Nahrung enthaltenem, jedoch nicht von supplementiertem Vitamin B_{12} verringern.
Stickstoffoxid (NO)	Vitamin B_{12}	Inhalation von Stickstoffoxid kann zu funktionellem Vitamin B_{12}-Mangel führen

Tab. 18.2 Vitamin A: Retinol, Retinol-Äquivalent (RE).

	CAS-Nr.	MG (g/mol)	µg der Verbindung = µg RE (Retinol-Äquivalent)*/**	Umrechnungsfaktor auf aktives Vitamin	Umrechnung auf andere Einheiten */**
Retinol, all-trans Vitamin A-Alkohol	68–26–8	286,5	1,00 µg	1,00	1 IE Vit. A = 0,300 µg Retinol
Retinylacetat	127–47–9	328,5	1,15***	0,870***	1 IE Vit. A = 0,345 µg Retinol***
Retinylpalmitat	79–81–2	524,9	1,83***	0,546***	1 IE Vit. A = 0,546 µg Retinol***
Retinal, all trans-Vitamin A-Aldehyd	116–31–4	284,4	0,990 µg	1,01	–
β-Carotin	7 235–40–7	536,9	6,00*/**1	0,167*/**1	–
Provitamin A-Carotinoide, z. B. β-Apo-8'-Carotinal β-Apo-8'-Carotinsäure-ethylester	1107–26– 21 109–11–1	416,7 460,7	12,0*/**2	0,083*/**2	–

*Gemäß D-A-CH [193] (außer Retinal);
**gemäß IOM [332], in den USA folgende Berechnungsgrundlage:
1 12 µg der Verbindung = 1 RE; Umrechnungsfaktor auf aktives Vitamin 0,083;
2 24 µg der Verbindung = 1 RE; Umrechnungsfaktor auf aktives Vitamin 0,042;
***gemäß SCF [517]; Retinol-Äquivalente für Retinylacetat, Retinylpalmitat und Retinal berechnet auf Basis der Molekulargewichtsverhältnisse

Tab. 18.3 Vitamin D (Vitamin D_2 und Vitamin D_3).

	CAS-Nr.	MG (g/mol)	µg der Verbindung = 1 µg Vitamin D	Umrechnungsfaktor auf aktives Vitamin	Umrechnung auf andere Einheiten
Vitamin D_2, Ergocalciferol	50–14–6	396,7	1,00	1,00	1 IE = 0,025 µg Vit. D_2*/**
Vitamin D_3, Cholecalciferol	67–97–0	384,6	1,00	1,00	1 IE = 0,025 µg Vit. D_3*
Cholecalciferol-Cholesterin	837 383–14–9	771,3	2,00	0,500	1 IE = 0,050–0,056 µg***

*Gemäß D-A-CH [193];
**gemäß USP 28, 2005 [678];
***gemäß DAB 7, 1968 [194]

Tab. 18.4 Vitamin K (Vitamin K_1, K_2 und K_3).

	CAS-Nr.	MG (g/mol)	µg der Verbindung = 1 µg Phyllochinon*	Umrechnungsfaktor auf aktives Vitamin	Umrechnung auf andere Einheiten
Vitamin K_1, Phyllochinon	84–80–0	450,7	1,00	1,00	–
Vitamin K_2 für Menachinon 6	84–81–1	580,9	1,00	1,00	–
Vitamin K_3, Menadion	58–27–5	172,2	1,00	1,00	–

*Gemäß D-A-CH [193] und IOM [332]

Tab. 18.5 Folsäure: Folat-Äquivalent.

	CAS-Nr.	MG (g/mol)	µg der Verbindung = 1 Folat-Äquivalent (FE)	Umrechnungsfaktor auf aktives Vitamin	Umrechnung auf andere Einheiten
Folsäure, Pteroylmonoglutaminsäure	59-30-3	441,4	0,500 (Folsäure, leerer Magen) *, ** 0,600 Folsäure, m. Mahlzeit) **	2,00 (Folsäure, leerer Magen)*/** 1,67 (Folsäure, mit Mahlzeit)**	–
endogene Nahrungsfolate	–		1,00	1,00	–

*Gemäß D-A-CH [193];
**gemäß IOM [331]

Tab. 18.6 Pantothensäure.

	CAS-Nr.	MG (g/mol)	mg der Verbindung = 1 mg Pantothensäure*	Umrechnungsfaktor auf aktives Vitamin	Umrechnung auf andere Einheiten
Pantothensäure	79–83–4	219,2	1,00**	1,00	–
Ca-D-Pantothenat	137–08–6	476,5	1,09	0,920	–
Na-D-Pantothenat	867–81–2	241,2	1,10	0,909	–
D-Panthenol, Dexpanthenol	81–13–0	205,3	0,940	1,07	–

*für Salze kalkuliert auf Basis der Molekulargewichtsverhältnisse;
**gemäß D-A-CH [193] und IOM [331].

Tab. 18.7 Biotin.

	CAS-Nr.	MG (g/mol)	µg der Verbindung = 1 µg Biotin*	Umrechnungsfaktor auf aktives Vitamin	Umrechnung auf andere Einheiten
D-Biotin	58–85–5	244,3	1,00	1,00	–

*Gemäß D-A-CH [193] und IOM [331]

Tab. 18.8 Niacin: Nicotinsäureamid, Nicotinsäure, Niacin-Äquivalent (NE).

	CAS-Nr.	MG (g/mol)	mg der Verbindung = 1 Niacin-Äquivalent (NE)[1]	Umrechnungsfaktor auf aktives Vitamin	Umrechnung auf andere Einheiten
Nicotinsäure	59–67–6	123,1	1,00	1,00	–
Nicotinsäureamid	98–92–0	122,1	1,00	1,00	–
Tryptophan[2]	73–22–3	204,2	60,0	0,017	–

[1] Gemäß D-A-CH [193] und IOM [331];
[2] Die Deckung des Niacinbedarfs erfolgt auch durch die körpereigene Biosynthese aus der essenziellen Aminosäure Tryptophan in der Leber und Niere. Zur Proteinbiosynthese nicht benötigtes Tryptophan wird entweder vollständig oxidiert oder zur Synthese von Nicotinsäureamid verwendet [4].

Tab. 18.9 Vitamin C (Ascorbinsäure).

	CAS-Nr.	MG (g/mol)	mg der Verbindung = 1 mg L-Ascorbinsäure[1]	Umrechnungsfaktor auf aktives Vitamin	Umrechnung auf andere Einheiten
L-Ascorbinsäure	50–81–7	176,1	1,00[2]	1,00	–
Na-L-Ascorbat	134–03–2	198,1	1,12	0,889	–
K-L-Ascorbat	121 123–79–3	214,2	1,22	0,822	–
Ca-L-Ascorbat	5 743–27–1	390,3	1,11	0,902	–
Ca-L-Ascorbat, Dihydrat	5 743–28–2	426,4	1,21	0,826	–
Ascorbylpalmitat	137–66–6	414,5	2,35	0,425	–
Ascorbylstearat	10 605–09–1	442,6	2,51	0,398	–

[1] Für Salze kalkuliert auf Basis der Molekulargewichtsverhältnisse;
[2] gemäß D-A-CH [193] und IOM [333].

Tab. 18.10 Vitamin B_1 (Thiamin-Kation).

	CAS-Nr.	MG (g/mol)	mg der Verbindung = 1 mg Thiamin-Kation[1]	Umrechnungsfaktor auf aktives Vitamin	Umrechnung auf andere Einheiten
Thiamin-Kation	–	265,4	1,00[2]	1,000	–
Thiaminchlorid-hydrochlorid	67–03–8	337,3	1,27	0,787	1 IE = 1 USP = 3,00 µg
Thiaminmononitrat	532–43–4	327,4	1,23	0,811	–
Thiaminchlorid	59–43–8	300,8	1,13	0,882	–

[1] Für Salze kalkuliert auf Basis der Molekulargewichtsverhältnisse;
[2] gemäß D-A-CH [193] und IOM [331].

Tab. 18.11 Vitamin B_2 (Riboflavin).

	CAS-Nr.	MG (g/mol)	mg der Verbindung = 1 mg Riboflavin[1]	Umrechnungsfaktor auf aktives Vitamin	Umrechnung auf andere Einheiten
Riboflavin	83–88–5	376,4	1,00[2]	1,00	–
Riboflavin-5‘-phosphat-Natrium	130–40–5	478,3	1,27	0,787	–

[1] Für Salze kalkuliert auf Basis der Molekulargewichtsverhältnisse;
[2] gemäß D-A-CH [193] und IOM [331].

Tab. 18.12 Vitamin B_6 (Pyridoxin)[1].

	CAS-Nr.	MG (g/mol)	mg der Verbindung = 1 mg Pyridoxin*/***	Umrechnungsfaktor auf aktives Vitamin	Umrechnung auf andere Einheiten
Pyridoxin, Pyridoxol	65–23–6	169,2	1,00**	1,00	–
Pyridoxal	66–72–8	167,2	0,9 990	1,01	–
Pyridoxin-hydrochlorid	58–56–0	205,6	1,22	0,823	–
Pyridoxal-hydrochlorid	65–22–6	203,6	1,20	0,831	–
Pyridoxamin-dihydrochlorid	524–36–7	241,1	1,43	0,702	–
Pyridoxin-5'-phosphat	447–05–2	249,2	1,47	0,679	–
Pyridoxal-5'-phosphat	54–47–7	247,1	1,46	0,685	–
Pyridoxal-5'-phosphat-monohydrat[2]	41 468–25–1	265,2	1,57	0,638	–
Pyridoxal-5'-phosphat-monohydrat[2]	51 035–71–3	265,2	1,57	0,638	–

[1] Unter der Bezeichnung Vitamin B_6 werden Pyridoxin, Pyridoxamin, Pyridoxal und deren Phosphorsäureester zusammengefasst;
[2] Isomere;
*für Salze kalkuliert auf Basis der Molekulargewichtsverhältnisse;
**gemäß D-A-CH [193];
***IOM [331] unterscheidet zusätzlich zwischen Vitamin B_6 aus der Nahrung (1 Äq = 1 mg) und synthetischem Vitamin B_6 (1 Äq = 0,7 mg).

Tab. 18.13 Vitamin B_{12} (Cyanocobalamin).

	CAS-Nr.	MG (g/mol)	µg der Verbindung = 1 µg Cyanocobalamin*	Umrechnungsfaktor auf aktives Vitamin	Umrechnung auf andere Einheiten
Cyanocobalamin	68–19–9	1355,4	1,00	1,00	–
Hydroxycobalamin	13 422–51–0	1346,4	1,00	1,00	–
Koenzym B_{12},5'-Desoxyadenosyl-cobalamin	13 870–90–1	1579,6	1,25	0,800	–

*gemäß D-A-CH [193] und IOM [331].

19 Referenzwerte für die Nährstoffzufuhr (D-A-CH 2015)

Tab. 19.1 Vitamin A (Retinol), Betakarotin – empfohlene Zufuhr.

Altersgruppe	Retinol (mg-Äquivalent[1]/Tag)	
	m	w
Säuglinge		
0 bis < 4 Monate[2]	0,5	0,5
4 bis < 12 Monate	0,6	0,6
Kinder		
1 bis < 4 Jahre	0,6	0,6
4 bis < 7 Jahre	0,7	0,7
7 bis < 10 Jahre	0,8	0,8
10 bis < 13 Jahre	0,9	0,9
13 bis < 15 Jahre	1,1	1,0
Jugendliche und Erwachsene		
15 bis < 19 Jahre	1,1	0,9
19 bis < 25 Jahre	1,0	0,8
25 bis < 51 Jahre	1,0	0,8
51 bis < 65 Jahre	1,0	0,8
65 Jahre und älter	1,0	0,8
Schwangere ab 4. Monat	–	1,1
Stillende[3]	–	1,5

[1] 1 mg Retinol-Äquivalent = 1 mg Retinol = 6 mg all-trans-β-Carotin = 12 mg andere Provitamin-A-Carotinoide = 1,15 mg all-trans-Retinylacetat = 1,83 mg all-trans-Retinylpalmitat; 1 IE = 0,3 µg Retinol (Internationale Einheiten werden nur noch im pharmazeutischen Bereich angegeben);
[2] Schätzwert;
[3] ca. 70 µg Retinol-Äquivalente-Zulage pro 100 g sezernierte Milch

Tab. 19.2 Schätzwerte für eine angemessene Vitamin-D-Zufuhr bei fehlender endogener Synthese.

Altersgruppe	Zufuhr an Vitamin D (µg[1]/Tag)
Säuglinge (0 bis < 12 Monate)	10[2]
Kinder (1 bis < 15 Jahre)	20[3]
Jugendliche und Erwachsene (15 bis < 65 Jahre)	
Erwachsene (ab 65 Jahre)	
Schwangere	
Stillende	

[1] 1 µg = 40 IE; 1 IE = 0,025 µg;
[2] Der Schätzwert wird durch Gabe einer Vitamin-D-Tablette zur Rachitisprophylaxe ab der 1. Lebenswoche bis zum Ende des 1. LJ bei gestillten und nicht gestillten Säuglingen erreicht. Die Gabe erfolgt unabhängig von der endogenen Vitamin-D-Synthese und der Vitamin-D-Zufuhr durch Frauenmilch bzw. Säuglingsmilchnahrungen. Die Prophylaxe sollte im 2. LJ in den Wintermonaten weiter durchgeführt werden [695];
[3] Die Vitamin-D-Zufuhr über die Ernährung mit den üblichen Lebensmitteln (1–2 µg/Tag bei Kindern, 2–4 µg/Tag bei Jugendlichen und Erwachsenen) reicht nicht aus, um die gewünschte Versorgung (25(OH)D-Serumkonzentration von mind. 50 nmol/l) bei fehlender endogener Synthese sicherzustellen. Hierfür werden 20 µg/Tag benötigt; d. h. die Versorgung muss zusätzlich über die Einnahme eines Vitamin-D-Präparats gewährleistet werden. Bei häufiger Sonnenbestrahlung kann die gewünschte Vitamin-D-Versorgung ohne die Einnahme eines Vitamin-D-Präparats erreicht werden.

Tab. 19.3 Vitamin E (Tocopherole) – Schätzwerte für eine angemessene Zufuhr.

Altersgruppe	Tocopherol (mg-Äquivalent[1,2]/Tag)	
	m	w
Säuglinge		
0 bis < 4 Monate	3	3
4 bis < 12 Monate	4	4
Kinder		
1 bis < 4 Jahre	6	5
4 bis < 7 Jahre	8	8
7 bis < 10 Jahre	10	9
10 bis < 13 Jahre	13	11
13 bis < 15 Jahre	14	12
Jugendliche und Erwachsene		
15 bis < 19 Jahre	15	12
19 bis < 25 Jahre	15	12
25 bis < 51 Jahre	14	12
51 bis < 65 Jahre	13	12
65 Jahre und älter	12	11
Schwangere	–	13
Stillende[3]	–	17

[1] 1 mg RRR-α-Tocopherol-Äquivalent = 1 mg RRR-α-Tocopherol = 1,49 IE; 1 IE = 0,67 mg RRR-α-Tocopherol = 1 mg all-rac-α-Tocopherylacetat;
[2] 1 mg RRR-α-Tocopherol (D-α-Tocopherol)-Äquivalent = 1,1 mg RRR-α-Tocopherylacetat (D-α-Tocopherylacetat) = 2 mg RRR-β–Tocopherol (D-β–Tocopherol) = 4 mg RRR-γ-Tocopherol (D-γ-Tocopherol) = 100 mg RRR-δ-Tocopherol (D-δ-Tocopherol) = 3,3 mg RRR-α-Tocotrienol (D-α-Tocotrienol) = 1,49 mg all-rac-α-Tocopherylacetat (D, L-α-Tocopherylacetat);
[3] ca. 260 µg RRR-α-Tocopherol-Äquivalente-Zulage pro 100 g sezernierte Milch

Tab. 19.4 Vitamin K – Schätzwerte für eine angemessene Zufuhr.

Altersgruppe	Vitamin K (µg/Tag)	
	m	w
Säuglinge		
0 bis < 4 Monate	4	4
4 bis < 12 Monate	10	10
Kinder		
1 bis < 4 Jahre	15	15
4 bis < 7 Jahre	20	20
7 bis < 10 Jahre	30	30
10 bis < 13 Jahre	40	40
13 bis < 15 Jahre	50	50
Jugendliche und Erwachsene		
15 bis < 19 Jahre	70	60
19 bis < 25 Jahre	70	60
25 bis < 51 Jahre	70	60
51 bis < 65 Jahre	80	65
65 Jahre und älter	80	65
Schwangere	–	60
Stillende	–	60

Tab. 19.12 Vitamin-B_{12} (Cobalamin) – empfohlene Zufuhr.

Altersgruppe	Vitamin-B_{12} (µg/Tag)
Säuglinge	
0 bis < 4 Monate[1]	0,4
4 bis < 12 Monate	0,8
Kinder	
1 bis < 4 Jahre	1,0
4 bis < 7 Jahre	1,5
7 bis < 10 Jahre	1,8
10 bis < 13 Jahre	2,0
13 bis < 15 Jahre	3,0
Jugendliche und Erwachsene	
15 bis < 19 Jahre	3,0
19 bis < 25 Jahre	3,0
25 bis < 51 Jahre	3,0
51 bis < 65 Jahre	3,0
65 Jahre und älter	3,0
Schwangere[2]	3,5
Stillende[3]	4,0

[1] Schätzwert;
[2] Zur Auffüllung der Speicher und zur Erhaltung der Nährstoffdichte;
[3] Ca. 0,3 µg Vitamin-B_{12}-Zulage pro 100 g sezernierter Milch

Tab. 19.13 Vitamin C – empfohlene Zufuhr.

Altersgruppe	Vitamin C (mg/Tag)	
	m	w
Säuglinge[1]		
0 bis < 4 Monate	20	20
4 bis < 12 Monate	20	20
Kinder und Jugendliche		
1 bis < 4 Jahre	20	20
4 bis < 7 Jahre	30	30
7 bis < 10 Jahre	45	45
10 bis < 13 Jahre	65	65
13 bis < 15 Jahre	85	85
15 bis < 19 Jahre	105	90
Erwachsene[2]		
19 bis < 25 Jahre	110	95
25 bis < 51 Jahre	110	95
51 bis < 65 Jahre	110	95
65 Jahre und älter	110	95
Schwangere ab 4. Monat	–	105
Stillende	–	125

[1] Schätzwerte;
[2] Raucher 155 mg/Tag (Männer) bzw. 135 mg/Tag (Frauen)

20 Mineralien

Tab. 20.1 Kalzium – empfohlene Zufuhr.

Altersgruppe	Kalzium (mg/Tag)	
	m	w
Säuglinge[1]		
0 bis unter < 4 Monate	220	220
4 bis < 12 Monate	330	330
Kinder und Jugendliche		
1 bis < 4 Jahre	600	600
4 bis < 7 Jahre	750	750
7 bis < 10 Jahre	900	900
10 bis < 13 Jahre	1100	1100
13 bis < 15 Jahre	1200	1200
15 bis < 19 Jahre	1200	1200
Erwachsene		
19 bis < 25 Jahre	1000	1000
25 bis < 51 Jahre	1000	1000
51 bis < 65 Jahre	1000	1000
65 Jahre und älter	1000	1000
Schwangere[2]	–	1000
Stillende[2]	–	1000

[1] Schätzwerte;
[2] < 19 Jahre: 1200

Tab. 20.2 Magnesium – empfohlene Zufuhr.

Altersgruppe	Magnesium (mg/Tag)	
	m	w
Säuglinge		
0 bis < 4 Monate[1]	24	24
4 bis < 12 Monate	60	60
Kinder		
1 bis < 4 Jahre	80	80
4 bis < 7 Jahre	120	120
7 bis < 10 Jahre	170	170
10 bis < 13 Jahre	230	250
13 bis < 15 Jahre	310	310
Jugendliche und Erwachsene		
15 bis < 19 Jahre	400	350
19 bis < 25 Jahre	400	310
25 bis < 51 Jahre	350	300
51 bis < 65 Jahre	350	300
65 Jahre und älter	350	300
Schwangere[2]	–	310
Stillende	–	390

[1] Schätzwert;
[2] Schwangere < 19 Jahre: 350 mg

Tab. 20.6 Selen – Schätzwerte für eine angemessene Zufuhr.

Altersgruppe	Selen (µg/Tag)	
	m	w
Säuglinge		
0 bis < 4 Monate	10	10
4 bis < 12 Monate	15	15
Kinder und Jugendliche		
1 bis < 4 Jahre	15	15
4 bis < 7 Jahre	20	20
7 bis < 10 Jahre	30	30
10 bis < 13 Jahre	45	45
13 bis < 15 Jahre	60	60
15 bis < 19 Jahre	70	60
Erwachsene		
19 bis < 25 Jahre	70	60
25 bis < 51 Jahre	70	60
51 bis < 65 Jahre	70	60
65 Jahre und älter	70	60
Schwangere	–	60
Stillende	–	75

Tab. 20.7 Kupfer – Schätzwerte für eine angemessene Zufuhr.

Altersgruppe	Kupfer (mg/Tag)
Säuglinge	
0 bis unter 4 Monate	0,2–0,6
4 bis unter 12 Monate	0,6–0,7
Kinder	
1 bis unter 4 Jahre	0,5–1,0
4 bis unter 7 Jahre	0,5–1,0
7 bis unter 10 Jahre	1,0–1,5
10 bis unter 15 Jahre	1,0–1,5
Jugendliche und Erwachsene	1,0–1,5

21 Literatur

[1] Aasheim ET. Wernicke encephalopathy after bariatric surgery: a systematic review. Ann Surg 2008; 248: 714–720

[2] Abbasian M. et al Vitamin D deficiency in pregnant women and their neonates. Global J Health Sci 2016; 8: 83-90

[3] Abramsky L, Noble J. Effects of folic acid. Lancet 2002; 359: 2039

[4] Abrams SA et al Mineral balance and bone turnover in adolescents with anorexia nervosa. Pediatrics 1993; 123: 326-331

[5] ACC/SCN. 4th report – The World Nutrition Situation: Nutrition throughout the Life Gate. Genf: ACC/SCN/WHO; 2000

[6] Adams JS, Hewison M. Unexpected actions of vitamin D: new perspectives on the regulation of innate and adaptive immunity. Nat Clin Pract Endocrinol Metab 2008; 4: 80–90

[7] Adeney KL et al. Association of serum phosphate with vascular and valvular calcificationin moderate CKD. J Am Soc Nephrol 2009; 20: 381–387

[8] Adipositas Verband Deutschland e. V. Ernährungsempfehlung nach bariatrischer Chirurgie. Stand: August 2011. Im Internet: www.mri.tum.de/system/files/medizinische_Einrichtungen/Bariatrische_Chirurgie.pdf; Stand: 14.03.2016

[9] Agarwal A et al. Scurvy in a pediatric age group – A disease often forgotten. J Clin Orhtopedics and Trauma 2015; 6: 101–107

[10] Aggarwal A et al. Nutrient intakes linked to better health outcomes are associated with higher diet costs in the US. PLOSone 2012; 7: e37533

[11] Agostoni C et al. Enteral nutrient supply for preterm infants: commentary from the European Society of Paediatric Gastroenterology, Hepatology and Nutrition Committee on Nutrition. J Pediatr Gastroenterol Nutr 2010; 50: 85–91

[12] Aguilera A et al. Eating behavior disorders in uremia: a question of balance in appetite regulation. Semin Dial 2004; 17: 44–52

[13] Aills L et al. ASMBS allied health nutritional guidelines for surgical weight loss patient. Surg Obes Rel Dis 2008; 4: 73–108

[14] Akkermans MD et al. Iron and Vitamin D deficiency in healthy young children in Western-Europe despite current nurtitional recommendations. J Pediatr Gasterenterol Nutr 2015; 19: 274–281

[15] Alaei Shahmiri F, Soares MJ, Zhao Y. High-dose thiamine supplementation improves glucose tolerance in hyperglycemic individuals: a randomized, double-blind cross-over trial. Eur J Nutr 2013; 52: 1821-1824

[16] Alem et al. Increased risk of hip fracture on patients with end stage renal disease. Kindey Int 2000; 58: 396–399

[17] Alexander Th, Davidson TM Intranasal zinc and anosmia: the zinc induced anosmia syndrome. Laryngoscope 2006; 116: 217-220

[18] Alexandrou A et al. Cross sectional long term micronutrient deficiencies after sleeve gastrectomy versous Roux-en-Y gastric bypass: a pilot sudy. Surg Obes Relat Dis 2014; 10: 262–268

[19] Alexy U, Kersting M. Food costs and Hartz IV. What is feasible with present unemployment assistence? Prävention 2012; 20: 71–74

[20] Algahtani HA et al. Inability to walk due to scurvy: A forgotten disease. Ann Saudi Med 2010; 30: 325–328

[21] Allard ML et al The management of conditioned nutritional requirements in heart failure. Heart Fail Rev 2006; 11:75-82

[22] American Academy of Pediatrics Committee on fetus and newborns. Controversies concerning Vitamin K and the Newborn. Pediatrics 2003; 112: 191–192

[23] American College of Obstetricans and Gynecologists. ACOG practice bulletinno. 105: bariatric surgery and pregnancy. Obstetrics and Gynecology 2009; 113: 1405–1413

[24] Anderson TJ et al. Safety profile of extended-release niacin in the AIM-HIGH Trial. N Engl J Med 2014; 371: 288–290

[25] Angermayr L, Clar C. Iodine supplementation for preventing iodine deficiency disorders in children. Cochrane Database Syst Rev. 2004;(2):CD003 819

[26] Annerbo S et al. The significance of thyroid-stimulating hormone and homocysteine in the development of Alzheimer's disease in mild cognitive impairment: a 6-year follow-up study. Am J Alzheimers Dis Other Demen 2006; 21: 182–188

[27] Ansari R et al. Hyperhomocysteinemia and neurological disorders: a review. J Clin Neurol 2014; 10: 281–288

[28] Anthony HM, Schorah CJ. Severe hypovitaminosis C in lung-cancer patients: the utilization of vitamin C in surgical repair and lymphocyte-related host resistance. Br J Cancer 1982; 46: 354–367

[29] Appel LJ, et al. A clinical trial of the effects of dietary patterns on blood pressure. N Engl J Med 1997;336:1117-24

[30] Appleby P et al. Comparative fracture risks in vegetarians and non-vegetarians in EPIC-Oxford. Eur J Clin Nutr 2007; 61:1400-1406

[31] Arabi YM et al. Permissive underfeeding or standard enteral feeding in critically ill adults. N Engl J Med 2015; 373: 1281

[32] Arbeitskreis Jodmangel. Im Internet: www.jodmangel.de; Stand: 26.01.2016

[33] Aris RM et al. Consensus statement: Guide to bone health and disease in cystic fibrosis. J Clin Endocrinol&Metab 2005; 90: 1888–1896

[34] Aroda VR et al Long-term metfromin use and vitamin B12 deficiency in the diabetes prevention program outcomes study. J Clin Endocrinol Metab 2015; 100: 375-383

[35] Ascherio A et al. Vitamin D as an early predictor of multiple sclerosis activity and progression. JAMA Neurol 2014; 71: 306–314

[36] Ashor A et al. Antioxidant vitamin supplementation reduces arterial stiffness in adults: a systematic review and meta-analysis of randomized controlled trials. J Nutr 2014; 144: 1594–1602

[37] Aspatwar A. Children with sub-clinical vitamin A deficiency are at risk for significant nutritional iron and zinc deficiencies. Ind J Nutr Diet 2015; 52: 404–414

[38] Attaallah N et al. Effect of intravenous ascorbic acid in haemodialysis patients with EPO-hyporesponsive anemia and hyperferritinemia. Am J Kid Dis 2006; 47: 644–654

[39] Aufiero E et al. Pyridoxine hydrochloride treatment of carpal tunnel syndrome: a review. Nutr Rev 2004; 62: 96–104

[40] AWMF Leitlinien Mukoviszidose; Fassung 2005 aktualisiert 05/2011

[41] Babu TA, Sharmila V. Vitamin A supplementation in late pregnancy can decrease the incidence of bronchopulmonary dysplasia in newborns. J Matern Fetal Neonatal Med 2010; 23: 1468–1479

[42] Back EI et al. Can changes in hydrophobicity increase the bioavailability of alpha-tocopherol? Eur J Nutr 2006; 45: 1–6

[43] Baena RM et al. Vitamin A, retinol binding protein and lipids in type I diabetes mellitus. Eur J Clin Nutr 2002; 56: 44–50

[44] Baker RD, Greer FR, Committee on Nutrition American Academy of Pediatrics. Diagnosis and prevention of iron deficiency and iron deficiency anemia in infants and young children (0–3 years of age) Pediatrics 2010; 126: 1040–1050

[45] Balaghi M, Wagner C. Folate deficiency inhibits pancreatic amylase secretion in rats. Am J Clin Nutr 1995; 61: 90–6

[46] Baldeiras I et al. Peripheral oxidative damage in mild cognitive impairment and mild Alzheimer's disease. J Alzheimers Dis 2008; 15: 117–128

[47] Balk EM et al. Vitamin B6, B12, and folic acid supplementation and cognitive function: a systematic review of randomized trials. Arch Intern Med 2007; 167: 21–30

[48] Bals et al. Transfer of cathelicidin peptide antibiotic gene restores bacterial killing in acystic fibrosis xenograft model J Clin Invest 1999; 103: 1113–1117

[49] Bao Ping Z et al. Effect of the intervall between pregnancies and perinatal outcomes. NEJM 1999; 340: 589–594

[50] Barth S, Steer C, Golding J et al. Effect of inadequate iodine status in UK pregnant women on cognitive outcomes in their children: results from the Avon Longitudinal Study of Parents and Children (ALSPAC). Lancet 2013; 382: 331-337

[51] Baten J, Böhm A Childrens height and parentral unemployment: a large scale anthropometric study on eastern Germany 1994–2006 German Economic Review 2010; 11: 1–24

[52] Baum et al. Selenium and interleukins in persons infected with human immundeficiency virus type 1. J Infect Dis 2000; 182: 69–73

[53] Baumann WA et al. Increased intake of calcium reverses the B12 malabsorption induced by metformin. Diab Care 2000; 23: 1227–1231

[54] Beard JL, Dawson HD. Iron. In: O'Dell BL, Sunde RA, eds. Handbook of Essential Mineral and Trace Elements. Marcel Dekker, NY 1997

[55] Beisel WR. Herman Award Lecture 1995: Infection induced malnutrition – from cholera to cytokines. Am J Clin Nutr 1995; 62: 813–819

[56] Bell SC et al. Resting energy expenditure and oxygen cost of breathing in patients with cystic fibrosis. Thorax 1996; 51: 126–131

[57] Bender DA Non nutritional uses of vitamin B6 Brit J Nutr 1999; 81:7-20

[58] Benoist B et al. Worldwide prevalence of anemia 1993–2005. WHO 2008; Geneva, Switzerland

[59] Bergman P et al. Low vitamin D levels are associated with higher opioid dose in palliative cancer patients – results from an observational study in Sweden. PLOSone 2015; 10

[60] Bergman P et al. Vitamin D supplementation to patients with frequent respiratory tract infections: a post hoc analysis of a randomized and placbo controlled trial. BMC 2015; 8:391–395

[61] Berson et al. A randomized trial of vitamin A and vitamin E supplementation for retinitis pigmentosa. Arch Ophthalmol 1993; 111:761–772

[62] Berti et al Pregnancy and infant's outcome: nutritional and metabolic implications. Crit Rev Food Sci Nutr. 2016; 58: 82-91

[63] Besarab A. Non-intravenous approaches to iron therapy in chronic kidney disease: will it improve the benefit to risk ratio? Nephrology News and Issues 2014; 13–15

[64] Beulens J, Bots ML, Atsma F et al. High Dietary Menaquinone Intake Is Associated with Reduced Coronary Calcification. Atherosclerosis 2009; 203: 489–493

[65] Bhatti O et al. Nutritional deficiencies in obesity and after weight reduction. Ann Nutr Dis Ther 2015; 2: 1024–1029

[66] Biesalski HK. Der verborgene Hunger – Sattsein ist nicht genug. Heidelberg: Springer; 2013

[67] Biesalski HK. The 1000 day window and cognitive development. In: Biesalski HK, Black R, Hrsg. Hidden Hunger. Malnutrition and the first 1000 days of life. World Rev Nurtr Diet 2016; 115: 1–15

[68] Biesalski HK et al. Water, electrolytes, vitamins and trace elements – Guidelines on parenteral nutrition. GMS 2009; 7: 1–7

[69] Biesalski HK. Parenteral ascorbic acid in haemodialysis patients. Curr Opinion Clin Nutr Met Care 2008; 11:741–746

[70] Biesalski HK, Bischoff SC, Pirlich M, Puchstein C, Hrsg. Ernährungsmedizin. 4. Auflage. Stuttgart: Thieme; 2010

[71] Biesalski HK, Frank J. Antioxidants in cancer therapy: is there a rationale to recommend antioxidants during cancer therapy? Biofactors 2003; 17(1–4): 229–240

[72] Biesalski HK, Frank J, Beck SC et al. Biochemical but not clinical vitamin A deficiency results from mutations in the gene for retinol binding protein. Am J Clin Nutrition 1999; 69: 931–936

[73] Biesalski HK, Grimm P, Nowitzki-Grimm S. Taschenatlas Ernährung. 6. Aufl. Stuttgart: Thieme; 2015

[74] Biesalski HK, Köhrle J, Schümann K et al. Vitamine, Spurenelemente und Mineralstoffe. Stuttgart: Thieme; 2002

[75] Biesalski HK, Nohr D. New aspects in vitamin a metabolism: the role of retinyl esters as systemic and local sources for retinol in mucous epithelia. J Nutr 2004; 134: 3 453S–3 457S

[76] Biesalski HK, Nohr D. Importance of vitamin A for lung function and development. Mol Aspects Med 2003; 24: 431–440

[77] Biesalski H et al. Retinyl palmitate supplementation by inhalation of an aerosol improves vitamin A status of preschool children in Gondar (Ethiopia). Br J Nutr 1999; 82: 179–182

[78] Biesalski HK. Effects of intra-tracheal application of vitamin A on concentrations of retinol derivatives in plasma, lungs and selected tissues of rats. Int J Vitam Nutr Res 1996; 66: 106–112

[79] Biesalski HK. Comparative assessment of the toxicology of vitamin A and retinoids in man. Toxicology 1989; 57: 117–161

[80] Biesalski K. Fünfter Rechenschaftsbericht über das Oscar-Helene-Heim für Heilung und Erziehung gebrechlicher Kinder für die Zeit von Oktober 1912 bis September 1915. Berlin 1915: 20–21

[81] Bischoff-Ferrari HA et al. Estimation of optimal serum concentrations of 25-hydroxyvitamin D for multiple health outcomes1-3. Am J Clin Nutr 2006; 84: 18–28

[82] Bischoff-Ferrari HA et al. Fracture prevention with vitamin D supplementation: a meta analysis of randomized controlled trials. JAMA 2005; 293: 2257–2264

[83] Bitarafan S et al. Impact of vitamin A supplementation on disease progression in patients with multiple sclerosis. Arch Iranian Med 2015; 18: 435–440

[84] Bjelakovic G et al. Mortality in randomized trials of antioxidant supplements for primary and secondary prevention: systematic review and meta-analysis. JAMA 2007; 28; 297: 842–857

[85] Black DM, Bauer DC, Schwartz AV et al. Continuing bisphosphonate treatment for osteoporosis – for whom and for how long? N Engl J Med 2012; 366: 2051–2053

[86] Black R, Greenberg B, Ryan JM et al. Scales as outcome measures for Alzheimer's disease. Alzheimers Dement 2009; 5: 324–339

[87] Blasko I et al. Conversion from mild cognitive impairment to dementia: influence of folic acid and vitamin B12 use in the VITA cohort. J Nutr Health Aging 2012; 16: 687–694

[88] Bleys et al. Vitamin mineral supplementation and the progression of atheroscelrosis: a meta analysis of randomized controlled trials. Am J Clin Nutr 2006, 85: 880–887

[89] Bleys et al Serum selenium and peripheral arterial disease: results of the national health and nutrtiton examination survey 2003-2004. Am J Epidemiol 2009; 169:996-1003

[90] Block G et al. Usage patterns, health, and nutritional status of long term multiple dietary supplement users: a cross sectional study. Nutr J 2007; 6: 30–41

[91] Blumfield ML et al (2013) Micronutrient intakes during pregnancy in developed countries: systematic review and meta analysis. Nutr Rev 72: 118-132

[92] Blumfield ML et al. Micronutrient intakes during pregnancy in developed countries: systematic review and meta analysis. Nutr Rev 2013; 72: 118–132

[93] Bochynska A et al. The effect of vitamin B supplementation on homocystein metabolism and clinical stae of patients with chronic epilepsy treated with carbamezepine and valproic acid. Seizuere 2012; 21: 276–281

[94] Böhler A et al. Die alkoholische Pellagra-Encephalopathie: Eine unterschätzte behandelbare Entität. Schweiz Med Wschr 1994; 124: 720–724

[95] Böhm A, Ellsäßer G, Kuhn J et al. Soziale Lage und Gesundheit von jungen Menschen im Land Brandenburg. Das Gesundheitswesen 2003; 65: 219–225

[96] Bohm V et al. Vitamin C Status in patients with chronic renal failure, dialysis patients and patients after renal transplantation. Int J Vit Nutr Res 1997; 67: 262–266

[97] Bolland et al. Calcium supplements with or without vitamin D and risk of cardiovascular events: reanalysis of the womens health initiative limited access dataset and meta-analysis. BMJ 2011; 342: d2040

[98] Bolland MJ et al. Effect of calcium supplements on risk of myocardial infarction and cardiovascular events: meta-analysis. BMJ 2010; 341: c3 691

[99] BOMSS Guidelines on perioperative and postoperative biochemical monitoring and micronutrient replacement for patients undergoing bariatric surgery. September 2014

[100] Borkhardt A, Wirth S. Vitamin K-Prophylaxe bei Neugeborenen. Mschr Kinderheilkunde 2013; 161: 351–353

[101] Borowitz D et al. Consensus report on nutrition for pediatric patients with cystic fibrosis. J Pediatr Gastroenterol Nutr 2002; 35: 246–259

[102] Bossola M. Dietary intake of trace elements, minerals, and vitamins of patients in chronic hemodialysis. Int Urol Nephrol 2014; 46: 809–815

[103] Bostick RM et al. Relation of calcium, vitamin D, and dairy food intake to ischemic heart disease mortality among postmenopausal women. Am J Epidemiol. 1999 Jan 15;149 (2):151-61

[104] Bostom AG et al. Folic acid and pyridoxal-5-phosphate losses in haemodialysis patients. Circulation 2000; 101: 2829–2832

[105] Bothwell TH (2000) Iron requirements in pregnancy and strategies to meet them. Am J Clin Nutr 72: 257-264

[106] Bothwell TH. Iron requirements in pregnancy and strategies to meet them. Am J Clin Nutr 2000; 72: 257–264

[107] Bouvard V et al (2015) Carcinogenicity of consumption of red an processed meat. IARC, Lyon

[108] Boylan LM et al. Vitamin E, Vitamin B6, Vitamin B12 and folate status of gastric bypass surgery patients. J Am Diet Assoc 1988; 88: 570–585

[109] Bozzetti F; SCRINIO Working Group. Screening the nutritional status in oncology: a preliminary report on 1,000 outpatients. Support Care Cancer 2009; 17: 279–284

[110] Braga M et al. ESPEN guidelines on parenteral nutrition: surgery. Clin Nutr 2009; 28:378–386

[111] Braun MM et al. Nutrition assessment and management in amyotrophic lateral sclerosis. Phys Med Rehabil Clin N Am 2012; 23: 751–771

[112] Brenseke B et al. Current thoughts on maternal nutrition and fetal programming of the metabolic syndrome. J Pregn 2013; ID 368 461

[113] Brisard L et al. Impact of early enteral versus parenteral nutrition on mortality in patients requiring mechanical ventilation and catecholamines: a study protocol for a randomized controlled trial (NUTRIREA-2). Trials 2014; 15: 507–520

[114] Brown RR et al Implications of interferon induced tryptophan catabolism in cancer, auto immune diseases and AIDS Adv Exp Med Biol 1991; 294:425-435

[115] Bryan J, Calvaresi E. Associations between dietary intake of folate and vitamins B-12 and B-6 and self-reported cognitive function and psychological well-being in Australian men and women in midlife. J Nutr Health Aging 2004; 8(4): 226-232

[116] Buchman AL et al. Micronutrients in parenteral nutrition: Too little or too much? The past, present and recommendations for the future. Gastroenterology 2009; 137: S 1–S 6

[117] Bukhari FJ et al. Effect of chronic kidney disease on the expression of thiamin and folic acid transporters. Nephrol Dial Transplant 2011; 26: 2137–2144

[118] Buppasiri P et al. Calcium supplementation (other than for preventing or treating hypertension) for improving pregnancy and infant outcomes (Review)The Cochrane Libary 2011; Issue 10

[119] Burbano X et al. Impact of a selenium chemoprevention clinical trial on hospital admissions of HIV-infected participants. HIV Clin Trials 2002; 3: 483–491

[120] Bushue N, Wan Y. Retinoid pathway and cancer therapeutics. Adv Drug Deliv Rev 2010; 30:1285–1298

[121] Butte NF et al. Nutrient adequacy of exclusive breastfeeding for the term infant during the first six months of life. WHO 2002; Genf

[122] Caglar K et al. Therapeutic effects of oral nutritional supplementation during hemodialysis. Kindey Int 2002; 62: 1054–1059

[123] Cahill LE, El-Sohemy A. Vitamin C Transporter gene polymorphisms, dietary vitamin C and serumscrobic acid. J Nutrigent Nutrigenom 2009; 2: 292–301

[124] Cai L, Koropatnick J, Cherian MG. Roles of vitamin C in radiation-induced DNA damage in presence and absence of copper. Chem Biol Interact 2001; 137: 75-88

[125] Caluwe R et al. Vitamin K2 supplementation in haemodialysis patients: a randomized dose finding study. Nephrol Dial Transplant 2012; 29: 1385–1390

[126] Cameron MA et al. The effect of calcium supplementation on bone density in premenarchel females. J Endocrinol Metab 2004; 89: 4916–4922

[127] Canadian Clinical Practice Guidelines 2013

[128] Carmel R, Agarwal YP. Failures of cobalamin assays in pernicious anemia. NEJM 2012; 367: 385–385

[129] Carrodeguas L et al. Preoperative thiamin deficiency in obese population undergoing laparascopic bariatric surgery. Surg Obes Relat Dis 2005; 1: 517–522

[130] Casaer M et al. Early versus late parenteral nutrition in critically ill adults. N Engl J Med. 2011; 365: 506–17

[131] Casaer M et al. Impact of early parenteral nutrition in adult critically ill patients (EPaNIC trial): a study protocol and statistical analysis plan for randomized controlled trial. Trials 2011; 12: 21–32

[132] Caulfield et al Potential contribution of maternal zinc supplementation during pregnancy to maternal and child surivival. Am J Clin Nutr 1998; 68: 499-508

[133] Cermelli C et al. Selenite inhibition of Coxsackie virus B5 replication: implications on the etiology of Keshan disease. J Trace Elem Med Biol 2002; ;16: 41–46

[134] Cetin I et al. Role of micronutrients in periconceptionel period. Hum Repr Update 2010; 16: 80–95

[135] Chagan MK et al. Effect of micronutrient supplementation among diarrhoel disease on stunted children in rural South Africa. Eur J Clin Nutr 2009; 63: 850–857

[136] Chai W, Liebman M, Kynast-Gales S et al. Oxalate absorption and endogenous oxalate synthesis from ascorbate in calcium oxalate stone formers and non-stone formers. Am J Kidney Dis 2004; 44(6): 1060-1069

[137] Chandra P. et al. Cholecalciferol (Vita D 3) therapy and vitamin D insuffciency in patients with chronic kidney disease: a randomized controlled pilot study. Endocrin Pract 2008; 14:10–17

[138] Chaparro CM (2008) Setting the stage for child health and development: Prevnetion of iron deficiencxy in early infancy. J Nutr 138:2529-2533

[139] Chaparro CM. Setting the stage for child health and development: Prevention of iron deficiency in early infancy. J Nutr 2008; 138: 2529–2533

[140] Charytan C et al. (2001) Efficacy and safety of iron sucrose for iron deficiency in patients with dialysis associated anemia: North American Clinical Trial. Am J Clin Nutr 2001; 37: 300–307

[141] Checkley W et al. Maternal vitamin A supplementation and lung function in offspring. N Engl J Med 2010; 13; 362: 1784–1794

[142] Chen C et al. β-defensins and LL 37 in bronchoalveolar lavage fluid of patients with cystic fibrosis. J Cyst Fibr 2004; 3: 45–50

[143] Chen J et al. The insuffciency of intake of dietary micronutrients associated with malnutrition inflammation score in haemodialysis population. PLOSone 2013; 8: e66 841

[144] Chen Z et al. Fracture risk among breast cancer survivors: results from the Women's Health Initiative observational study. Arch Intern Med 2005;165: 552–558

[145] Cheng CH et al. Vtamin B6 supplementation increases immune responses in critically ill patients. Eur J Clin Nutr 2006; 60:1207–1213

[146] Cherian A et al. Incidence of neural tube defects in the least-developed area of India: a population based study. Lancet 2005; 366: 930–931

[147] Cheung MC et al. Antioxidant supplememnts block the response of HDL to simvastatin-niacin therapy in patients with coronary artery disease and low HDL. Arterioscler Thromb Vasc Biol 2001; 21: 1320–1326

[148] Chichili GR et al. Beta-carotene conversion into vitamin A in human retinal pigment epithelial cells. Invest Ophthalmol Vis Sci 2005; 46: 3 562–3 569

[149] Chinen R, Camara NO, Nishida S et al. Determination of renal function in long term heart transplant patients by measurement of retinol-binding protein levels. Braz J Med Biol Res 2006; 39: 1305-1330

[150] Cho YO, Leklem JE. In vivo evidence of vitamin B6 requirement in carnitine synthesis. J Nutr 1990; 120: 258–265

[151] Choi HK et al. Vitamin C intake and risk of gout in men: A prospective study. Arch Intern Med 2009; 169: 502–507

[152] Christian P., Stewart CP. Maternal micronutrient deficiency, fetal development, and risk of chronic disease. J Nutr 2010; 140: 437–445, ev 94:1027–1076

[153] Chung M,et al. Vitamin D and Calcium: Systematic Review of Health Outcomes. Evidence Report/Technology Assessment No. 183. (Prepared by Tufts Evidence-based Practice Center under Contract No. 290-2007-10 055-I). AHRQ Publication No. 09-E015, Rockville, MD: Agency for Healthcare Research and Quality. August 2009

[154] Clase CM et al. Water-soluble vitamins in people with low glomerular filtration rate or on dialysis: A review. Sem in Dialysis 2013; 26: 546–567

[155] Clements RH et al. Incidence of vitamin deficiency after laparoscopic Roux-en–Y gastric bypass in a university hospital setting. Am Surg 2006; 72: 1196–1204

[156] Clinician's Guide to the Prevention and Treatment of Osteoporosis; 2013

[157] Cochrane Database Syst Rev.:CD001 498

[158] Cockayne S et al. Vitamin K and the prevention of fractures: a systematic review and meta-analysis of randomized controlled trials. Arch Int Med 2006; 166: 1256–1261

[159] Coleman-Jensen A et al. Household food security in the United States. Economic Research Report No. 125 USDA, Washington; 2011

[160] Combs GF. The vitamins. New York: Elsevier; 2008

[161] Combs GF, Watts JC, JAckson MI et al. Determinants of selenium status in healthy adults. Nutr J 2011; 10: 75

[162] Coresh J et al. Prevalence of chronic kidney disease and decreased kidney function in the adult US population: Third National Health and Nutrition Examination Survey. Am J Kidney Dis 2003; 41: 1–12

[163] Crockett SD et al. Isotretinoin use and the risk of inflammatory bowel disease: acase control study. Am J Gastroenterol 2010; 105: 1986–1993

[164] Cumming RG et al. Diet and catarct: the Blue Mountains Eye Studie. Ophthalmology 2000; 107: 450–456

[165] Cupisti A et al. Vitamin D-Status and cholecalciferol supplementation in chronic kidney disease patients: an Italian cohort report. Int J Nephrol Renovas Dis 2015; 8: 151–157

[166] Curham et al. Comparison of dietary calcium with supplemental calcium and other nutrients as factors affecting the risk for kidney stones in women. Ann Intern Med 1997; 126: 497–504

[167] Curhan et al. A prospective study of the intakes of vitamins C and B6 and the risk of kidney stones in men. J Urol 1996; 155: 1847–1851

[168] Curhan et al. Intakes of Vitamin B6 and C and the risk of kidney stones in women. J Am Soc Nephrol 1999; 10: 840–845

[169] Curhan G. Fooling the parathyroid gland – will there be health benefits? NEJM 2004; 350:1565-1566

V

[170] Da Silva SL et al. Plasma nutrient status of patients with Alzheimer's disease: Systematic review and meta-analysis. Alzheimer's&Dementia 2014; 10: 485–502

[171] Dabi DR et al. A study of maternal vitamin A status and its relationship with intrauterine growth restriction. J Obstet Gynecol India 2006; 56: 489–494

[172] Dakshinamuti K. Vitamins and their derivatives in the prevention and treatment of the metabolic syndrome. Can J Physiol Pharmacol 2015; 93: 355–362

[173] Dallmann PR. Nutritional anemia of infancy: iron, folic acid, and vitamin B12. In: Tsang RC, Nichols BL, eds. Nutrition during infancy. Philadelphia: Henly and Belfus, 1988, 216–235

[174] D'Angiulli A, Lipina JS, Olesinska A. Explicit and implicit issues in the developmental cognitive neuroscience of social inequality. Front Hum Neurosci 2012; 6, 1–17

[175] Daniels JS et al. Direct evidence for bimodal DNA damage induced by tirapazamine. Chem Res Toxicol 1998; 11: 1254–1257

[176] Dannert G, Horneber M Selenium for alleviating the side effects of chemotherapy, radiotherapy and surgery in cancer patients. Cochrane Database Sys Rev CD005 037

[177] Darlow BA, Graham PJ. Vitamin A supplementation to prevent mortality and short- and long-term morbidity in very low brithweight infants. Cochrane Database Syst Rev 2011; CD 000 501

[178] Das BS et al. Riboflavin deficiency and severity of malaria. Eur J Clin Nutr 1988; 42: 227–231

[179] Davey GK et al. EPIC-Oxford: lifestyle characteristics and nutrient intake in a cohort of 33.883 meat-eaters and 31.546 non meat-eaters in the UK. Public Health Nutrition 2003; 6: 259–269

[180] Davidson L et al. Influence of lactoferrin on iron absorption. Pediatr Res 1994; 35: 117-124

[181] Dawodu A, Nath R. High prevalence of moderately severe vitamin D deficiency in preterm infants. Pediatr Int 2011; 53: 207–210

[182] De Borst MH, Hajhosseiny R, Tamez H et al. Active vitamin D treatment for reduction of residual proteinuria: a systematic review. J Am Soc Nephrol 2013; 24: 1863–1871

[183] De Bree et al. Folic acid improves vascular reactivity in humans: a meta-analysis of randomized controlled trials. Am J Clin Nutr 2007; 86: 610–617

[184] De Groot et al. Energy intake and micronutrient intake in elderly Europeans: seeking the minimum requirement in the SENECA study. Age and Ageing 1999; 28: 469–474

[185] De Luis et al. Micronutrient status in morbidly obese women before bariatric surgery. Surg Obes Relat Dis 2013; 9: 323–327

[186] De Mille DM, Piscitelli M, Ocker A et al. Vitamin D deficiency in the oncology setting. J Comm Supp Oncol 2014; 12:13–19

[187] De Waal et al. The effect of Souvenaid on functional brain network organisation in patients with mild Alzheimer's Disease: A Randomised Controlled Study. PLOSone 2014; 9: e 86 558

[188] Decombes E et al. Water soluble vitamins in chronic haemodialysis patients and need for supplementation. Kidney Int 1993; 43: 1319–1328

[189] Dercumeaux H et al Association of selenium with thyroid volume and echostructure in 35 to 60-year old French adults. Eur J Endocrinol 2003; 148:309-315

[190] Desport JC et al. Nutritional status is a prognostic factorfor survival in ALS patients. Neurology 1999; 53: 1059–1063

[191] Desport JC et al. Hypermetabolism in ALS: correlations with clinical and paraclinical paramters. Neurodegen Dis 2005; 2: 202–207

[192] Deutsche Gesellschaft für Ernährung (DGE), österreichische Gesellschaft für Ernährung (ÖGE), Schweizerische Gesellschaft für Ernährung (SGE). D-A-CH Referenzwerte für die Nährstoffzufuhr. 2. Aufl. Bonn: DGE; 2015

[193] Deutsche Gesellschaft für Ernährung, Österreichische Gesellschaft für Ernährung, Schweizerische Gesellschaft für Ernährungsforschung und Schweizerische Vereinigung für Ernährung, Hrsg. D-A-CH Referenzwerte für die Nährstoffzufuhr 1. Aufl. Bonn: Umschau Braus GmbH Verlagsgesellschaft; 2000

[194] Deutsches Arzneibuch (DAB) Ausgabe 7, 1968

[195] DGE. New reference values for Vitamin C intake. Ann Nutr Metab 2015; 67: 13–20

[196] Doerge DR, Sheehan DM. Goitrogenic and estorgenic activity of soy isoflavones. Env Health Persp 2002; 110:349–354

[197] Doldo E et al. Vitamin A, cancer treatment and prevention: the new role of cellular retinol binding proteins. Biomed Res Intl 2015; 624–647

[198] Dongiovanni P, et al. Dietary iron overload induces visceral adipose tissue insulin resistance. Am J Pathol. 2013 Jun;182 (6):2254-63

[199] Dongiovanni P, et al High fat diet subverts hepatocellular iron uptake determining dysmetabolic iron overload. PLoS One. 2015 Feb 3;10(2):e0 116 855

[200] Douglas RM et al. Cochrane Database Syst Rev 2004; 18

[201] Dror DK, Allen LH. Interventions with vitamin B6, B12 and C in pregnancy. Ped Perint Epid 2012; 26: 55–74

[202] Druml et al. Parenteral nutrition in patients with renal failure – guidelines on parenteral nutrition. GMS 2009; 7: 1612–1623

[203] Du Jet al. Pharmacological Ascorbate Radiosensitizes Pancreatic Cancer. Cancer Res. 2015;75:3 314-3 326

[204] Du Prel X et al. Preschool children's health and its association with parental education and individual living conditions in East and West Germany. BMC Public Health 2006; 6: 312

[205] Dube K et al. (2010) Iron intake and iron status in breastfed infants during the first year of life. Clin Nutr 2010; 29: 773–778

[206] Duell EJ et al. Vitamin C Transporter Gene (SLC 23A1 and SLC 23A2) polymorphisms, plasma vitamin C levels, and gastric cancer risk in the EPIC cohort. Genes Nutr 2013; 8: 549–560

[207] Duffield-Lillico AJ et al. Selenium supplementation, baseline plasma selenium status and incidence of prostate cancer: an analysis of the complete treatment period of the Nutritional Prevention of Cancer Trial. BJU Int 2003a; 91: 608–612

[208] Duffield-Lillico AJ et al. Selenium supplementation and secondary prevention of nonmelanoma skin cancer in a randomized trial. J Natl Cancer Inst 2003b; 95: 1477–1481

[209] Duggan C et al Vitamin B12 supplementation during pregnancy and early lactation increases maternal, breats milk, and infant measures of vitamin B12 status. J Nutr. 2013; 144:758-764

[210] Duncan A et al. Quantitative data on the magnitude of the systemic inflammatory response and its effect on micronutrient status based on plasma measurements. Am J Clin Nutr 2012; 95: 64–71

[211] Duntas LH. The role of iodine and selenium in autoimmune thyroiditis. Horm Metab Res 2015; 47: 721–726

[212] Dursun B et al. Carotid artery intima-media thickness correlates with oxidative stress in chronic haemodialysis patients with accelerated atherosclerosis. Nephrol Dial Transplant 2008; 23: 1697–1703

[213] Ebeling et al. Evidence of an age-related decrease in intestinal responsiveness to vitamin D: relationship between serum 1,25-dihydroxyvitamin D3 and intestinal vitamin D receptor concentrations in normal women J Clin Endocrinol Metab 1992; 75: 175–182

[214] Ebner N, von Haehling S. Iron deficiency in heart failure: A practical guide. Nutrients 2013; 5: 3730–3739

[215] Eddy AA. Overview of the cellular and molecular basis of kidney fibrosis. Kindey Int Suppl 2014; 4: 2-8

[216] Eerdekens A et al. Maternal bariatric surgery: adverse outcomes in neonates. Eur J Ped 2010; 169: 191–196

[217] Eidelmann et al. Randomized trials of vitamin E in the treatment and prevention of cardiovascular disease. Arch Intern Med 2004; 104: 1552–1556

[218] Elam MB et al. Effect of niacin on lipid and lipoprotein levels and glycemic control in patients with diabetes and peripheral arterial disease. JAMA 2000; 284: 1263–1270

[219] Elias PM, Friend DS. Vitamin-A-induced mucous metaplasia. An in vitro system for modulating tight and gap junction differentiation. J Cell Biol 1976; 68(2): 173–188

[220] Engelborghs S et al. Rationale and clinical data supporting nutritional intervention in Alzheimer's disease. Acta clinica Belgica 2014; 69: 17–24

[221] Ernst B et al. Evidence for the necessity to systematically assess micronutrient status prior bariatric surgery. Obes Surg 2009; 19: 66–73

[222] Evans JR Antioxidant vitamin and mineral supplements for slowing the progression of age related macular degeneration. Cochrane Database Syst Rev 2006; CD000254

[223] Faeh D et al. Homocysteine as a risk factor for cardiovascular disease: should we (still) worry about it? Swiss Med Wkly 2006; 136: 745–756

[224] FAO/WHO. Vitamin and mineral requirements in human nutrition. Geneva: The World Health Organization and The Food and Agricultural Organization of the United Nations; 2004

[225] Fassinger et al. Serum retinol, retinol binding protein and transthyretin in children receiving dialysis. J Ren Nutr 2010; 20: 17–22

[226] Finkelstein JL et al. Vitamin B-12 and perinatal health. Adv Nutr 2015; 6: 552–563

[227] Fitzgerald et al. Intakes of vitamin C and carotenoids and risk of amyotrophic lateral sclerosis: Pooled results from 5 cohort studies. Ann Neurol 2013; 73: 236–245

[228] Flancbaum L et al. Preoperative nutritional status of patients undergoing Roux-en-Y gastric bypass for mordbid obesity. J Gastrointest Surg 2006; 10: 1033–1037

[229] Flores-Mateo G et al Selenium and coronary heart disease: a meta analysis. Am J Clin Nutr 2006; 84:762-773

[230] FNB. Dietary reference intakes. Nat Academic Press 2001

[231] Food and Agriculture Organization of the United Nations, World Health Organization. Requirements for vitamin A, iron, folate, and vitamin B-12. Report of a joint FAO/WHO Expert Consultation. Rome: FAO, 1988.

[232] Food and Nutrition Board, USA 2010

[233] Fornier MN et al. (2005) Incidence of chemotherapy-induced long-term amenorrhea in patients with breast carcinoma age 40 years and younger after adjuvant anthrycycline and taxane. Cancer 2005; 104: 1575–1579

[234] Frank J, Kelleher DK, Pompella A et al. Enhancement of oxidative cell injury and antitumor effects of localized 44 degrees C hyperthermia upon combination with respiratory hyperoxia and xanthine oxidase. Cancer Res 1998; 58: 2693-2698

[235] Frazier D et al Nutrition management guideline for maple sirup urine disease: An evidence- and consensus-based approach. Mol Gen Metab 2014; 112:210-217

[236] Freskanich D, Singh V, Willett WC et al. Vitamin A and hip fracture among postmenopausal women. JAMA 2002; 287: 47–54

[237] Fusaro M, Crepaldi G, Maggi S et al Vitamin K, bone fractures, and vascular calcifications in chronic kidney disease: an important but poorly studied relationship. J Endocrinol Invest 2011; 34: 317-323

[238] Fusaro M, Noale M, Viola V et al. Vitamin K, vertebral fractures, vascular calcifications, and mortality: Vitamin K Italian (VIKI) Dialysis Study. JBMR 2012; 27: 2271-2278

[239] Gabsi et al. Effect of vitamin E supplementation in patients with ataxia with vitamin E deficiency. Eur J Neurol 2001; 8 (5): 477–481

[240] Gafter-Gvili A et al. Intravenous iron supplementation for the treatment of chemotherapy induced anemia – systematic review and meta-analysis of randomised controlled trials. Acta Oncologica 2013; 52: 18–29

[241] Gadgil M et al. (2014) Laboratory testing for and diagnosis of nutritional deficiencies in pregnancy before and after bariatric surgery. J Women's Health 2014; 23: 129–136

[242] Galvin R, Brathen G, Ivashynka A et al. European Federation of Neurological Societies. EFNS guidelines for diagnosis, therapy and prevention of Wernicke encephalopathy. Eur J Neurol 2010;17: 1408-1418

[243] Ganz T. Systemic iron homeostasis. Physiol Rev 2013; 93: 1721–1741

[244] Ganz T, Nemeth E. Hepcidin and iron homeostasis. Biochim Biophys Acta 2012; 1823: 1434–1443

[245] Gao X, et al. Prospective studies of dairy product and calcium intakes and prostate cancer risk: a meta-analysis. J Natl Cancer Inst 2005;97:1768-77

[246] Garcia-Manzanares A et al. Bone mineral density directly correlates with duodenal marsh stage in newly diagnosed celiac patients. Scand J Gastroenterol 2012; 9: 927–936

[247] Gasche C et al. Guidelines on the diagnosis and management of iron deficiency and anemia in inflammatory bowel disease. Inflamm Bowel Dis 2007; 13: 1545–1553

[248] Gasteyger C et al. Nutritional deficiencies after Roux-en-Y gastric bypass for morbid obesity often cannot be prevented by standard multivitamin supplementation. Am J Clin Nur 2008; 87: 1128–1133

[249] Gaziano et al. Vitamin E and C in the prevention of prostate and total cancer in men: the Physicians Health Study II randomized controlled trial. JAMA 2009; 301: 52–62

[250] Geleijnse JM et al. Dietary intake of menaquinone is associated with a reduced risk of coronary heart disease: The Rotterdam Study 2004; 134: 3100–3105

[251] Georgieff MK. Nutrition and the developing brain: nutritent priorities and measurement. Am J Clin Nutr 2007; 85: 614–620

[252] Gerlach TH, Zile MH. Effect of retinoic acid and apo-RBP on serum retinol concentration in acute renal failure. FASEB J 1991; 5: 86–92

[253] Giancaspro TA et al. Remaining challenges in cellular flavin cofactor homeostasis and flavoprotein biogenesis. Front Chem 2015; 3: 30

[254] Gianforcaro A, Hamadeh MJ. Vitamin D as a potential therapy in amyotrophic lateral sclerosis. CNS Neuroscience and Therapeutics 2014; 20: 101–111

[255] Gillis L, Gillis A. Nutrient inadequacy in obese and non-obese youth. Can J Diet Pract Res 2005; 66: 237–242

[256] Girgis CM et al. The roles of vitamin D in skeletal muscle: form, function and metabolism. Endocrine Reviews 2013; 34: 33–83

[257] Girndt M, Trocchi P, Scheidt-Nave C et al. The prevalence of renal failure—results from the German Health Interview and Examination Survey for Adults, 2008–2011 (DEGS 1). Dtsch Ärztebl Int 2016; 113: 85–91

[258] Gogtay N, Nugent TF, Herman DH et al. Dynamic mapping of normal human hippocampal development. Hippocampus 2006; 16: 664–672

[259] Goh Y et al. Prenatal multivitamin supplementation and risk of congenital malformation. J Obstet Gynecol Can 2006; 28: 680–689

[260] Goldman L. Intensive panthenol therapy of lupus erythematosus. J Invest Dermatol 1950; 15: 291–293

[261] Gomes Mascarenhas LP et al. Levels of Vitamin D and the association with body composition in adolescents. 2012. 10.4 172/scientificreports.317

[262] Gordon N. Hereditary vitamin E deficiency. Dev Med Child Neurol 2001; 43: 133–135

[263] Graf M, Ecker D, Horowski R et al. High dose vitamin E therapy in amyotrophic lateral sclerosis as add-on therapy to riluzole: results of a placebo-controlled double-blind study. J Neural Transmission 2005; 112: 649-660

[264] Grant JP. Nutritional support incritically ill patients. Ann Surg 1994; 220: 610–616

[265] Grantham-McGregor S, Ani C. A review of studies on the effect of iron deficiency on cognitive development in children. J Nutr 2001; 131: 649–668

[266] Green R. Anemias beyond B12 and iron deficiency: the buzz about other B's, elementary, and nonelementary problems Hematology 2012; 2012: 492–498

[267] Greenbaum CJ et al Nicotinamide's effects on glucose metabolismin subjects at risk for IDDM. Diabetes 1996; 45:1631-1634

[268] Grodstein F et al. A randomized trial of beta carotene supplementation and cognitive function in men: the Physicians's health study II. Arch Int Med 2007; 167: 2184–2190

[269] Groenveld HF et al. Anemia and mortality in heart failure patients: a systematic review and meta analysis. J Am Coll Cardiol 2008; 22: 818–827

[270] Grossberg GT. Diagnosis and treatment of Alzheimer's disease. J Clin Psychiatr 2003; 64: 3–6

[271] Grune et al. Beta carotene as an important vitamin A source for humans. J Nutr 2010; 140: S 1–S 12

[272] Gudzune JA et al. Screening and diagnosis of micronutrient deficiencies before and after bariatric surgery. Obes Surg 2013; 23(10): 1581–1589

[273] Guelinckx I Devlieger R, Vansant G. Reproductive outcome after bariatric surgery: a critical review. Hum Reprod Update 2009; 15: 189-201

[274] Guthrie N et al. Inhibition of proliferation of estrogen receptor-negative MDA-MB-435 and -positive MCF-7 human breast cancer cells by palm oil tocotrienols and tamoxifen, alone and in combination. J Nutr 1997; 127: 544S–548S

[275] Hadi N, Yousif NG, Al-amran FG et al. Vitamin E and telmisartan attenuates doxorubicin induced cardiac injury in rat through down regulation of inflammatory response. BMC Cardiovasc Disord 2012; 12: 63

[276] Haider BA, Bhutta ZA. Multiple-micronutrient supplementation for women during pregnancy. Cochrane Database Syst Review 2015; CD 004 905

[277] Hakim RN, Levin N. Malnutrition in haemodialysis patients. Am J Kidney Dis 1993; 21: 125–137

[278] Haller J et al. Nutritional status: blood vitamins A, E, B6, B12, folic acid and carotene. Euronut SENECA investigators. Eur J Clin Nutr 1991; 45 Suppl 3: 63–82

[279] Hamilton A, Holscher C. The effect of ageing on neurogenesis and oxidative stress in the APP(swe)/PS 1(deltaE9) Brain Res 2012; 1449: 83–93

[280] Hanson MA, Gluckman PD. Early developmental conditioning of later health and disease: Physiolgy or Pathophysiology. Physiol Rev 2014; 94: 1027-1076

[281] Harapanhalli RS, Yaghmai V, Giuliani D et al. Antioxidant effects of vitamin C in mice following X-irradiation. Res Commun Mol Pathol Pharmacol 1996; 94: 271-287

[282] Harvey LJ et al. Effect of high-dose iron supplementation on fractional zinc absorption and status in pregnant women. Am J Clin Nutr 2007; 85: 131–136

[283] Harvey NC et al Maternal antenatal vitamin D status and offspring muscle development: findings from the Suothamptons Women's survey. J Clin Endecrinol Metab 2014; 99: doi: 10,1210

[284] Hassan K. Association of low potassium diet and folic acid deficiency in patients with CKD. Ther Clin Risk Man 2015; 11: 821–827

[285] Hay WW et al. Intrauterine growth restriction. Neoreviews 2001; 2: 129–138

[286] Hazell K, Baloch KH. Vitamin K deficiency in the elderly. Gerentol Clin 1970; 12: 10–17

[287] Hazell AS, Butterworth RF. Update of cell damage mechanisms in thiamine deficiency: focus on oxidative stress, excitotoxicity, and inflammation. Alcohol 2009; 44: 141–147

[288] Heaney RP, Weaver CM. Oxalate: effect on calcium absorbability. Am J Clin Nutr 1989; 50: 830–832

[289] Heindel JJ et al. Developmental orginis of health and disease: Integrating environmental influences. Endocrinol 2015; 156: 3 416–3 421

[290] Heiskanen K et al. Risk of low vitamin B6 status in infants breast-fed exclusivly beyond six month. J Ped Gastroenterol Nutr 1996; 23: 38–44

[291] Hendler SS, Rorvik DR, eds. PDR for Nutritional Supplements. Montavele Medical Economics Co.; 2001

[292] Henze et al. Vitamin A metabolism is changed in donors after living kidney transplantation: an observational study. Lipids in Health and Disease 2011; 10: 231–237

[293] Hershko C, Camaschella C. How I treat unexplained refractory iron anemia. Blood 2014; 123: 326–333

[294] Hershko C et al. Variable hematologic presentation of autoimmune gastritis: age-related progression from iron deficiency to cobalamin depletion. Blood 2006; 107: 1673–1679

[295] Hetzel BS. Iodine and neuropsychological development. J Nutr 2000; 130: 493–495

[296] Hewison M. Vitamin D and innate and adaptive immunity. Vitam Horm 2011; 86: 23–62

[297] Hewison M. An update on vitamin D and human immunity. Clin Endocrionl 2012; 76: 315–325

[298] Hilbig et al. Nutrient adequacy and associated factors in a nationwide sample of german toddlers. JPGN 2015; 61: 130–137

[299] Hilger J et al. Micronutrient intake in healthy toddlers: A multinational perspective. Nutrients 2015; 7: 6938–6955

[300] Hillner BE et al. American Society of Clinical Oncology. 2003 update on the role of biphosphonates and bone health issues in women with breast cancer. J Clin Oncol 2003; 21: 4042–4057

[301] Hockel M et al. Intratumoral pO2 predicts survival in advanced cancer of the uterine cervix. Radiother Oncol 1993; 26: 45–50

[302] Hofmeyr GJ et al. Calcium supplementation during pregnancy for preventing hypertensive disorders and related problems. Cochrane Database Syst Rev 2014; 6: CD001059

[303] Hogeveen M et al. Maternal homocysteine and small-for-gestational-age offspring: a systematic review and meta-analysis. Am J Clin Nutr 2012; 95: 130–136

[304] Holden RM, Morton AR, Garland JS et al. Vitamin K and D status in stages 3-5 chronic kidney disease. Clin J Am Soc Nephrol 2010; 5: 590-597

[305] Holick MF et al. Evaluation, treatment, and prevention of vitamin D deficiency: an Endocrine Society clinical practice guideline. J Clin Endocrinol Metab 2011; 96: 1911–1930

[306] Hollis BW Circulating 25-hydroxy Vitamin D levels indicative of vitamin D sufficiency: implications for establishing a new effective dietary intake recommendation for vitamin D. J Nutr 2005; 135:317-322

[307] Hollis BW, Wagner CL. Vitamin D deficiency during pregnancy an onogoing epidemic.Am J Clin Nutr 2006; 84:273-279

[308] Hollis BW et al. Maternal vs. infant Vitamin D supplementation during lactation: a randomized controlled trial. Pediatrics 2015; 136: 625–637

[309] Homan J et al. Vitamin and mineral deficiencies after biliopancreatic diversion and biliopancreatic diversion with duodenal switch-the ruler rather than the exception. Obes Surg 2015; 25: 1626–1632

[310] Honzik T et al. Clinical presentation and metabolic consequences in 40 breastfed infants with nutritional vitamin B12 deficiencies – what have we learned? Eur J Pediatr Neurol 2010; 14: 488–495

[311] Horvath J et al. Obesity coexists with malnutrition? Adequacy of food consumption by severely obese patients to dietary reference recommendations. Nutr Hosp 2014; 29: 292–299

[312] Houston JL, Chandra A, Wolfe B et al. Association between income and the hippocampus. PLoS One 2011; 6: 19712

[313] Hu YJ et al. The protective role of selenium on the toxicity of cisplatin-contained chemotherapy regimen in cancer patients. Biol Trace Elem Res 1997; 56: 331–341

[314] Huang SC, et al Vitamin B(6) supplementation improves pro-inflammatory responses in patients with rheumatoid arthritis. Eur J Clin Nutr. 2010;64:1007-13

[315] Huang T et al. Meta analysis of B vitamin supplementation on plasma homocysteine, cardiovascular and all cause mortality. Clin Nutr 2012; 31: 448–454

[316] Huang YC et al. Plasma pyridoxal 5-phosphate is a significant indicator of immune response in the mechanically ventilated critically ill. Nutrition 2005; 21: 779–785

[317] Humphrey et al. Homocysteine level and coronary heart disease incidence: a systematic review and meta analysis. Mayo Clin Proc 2008; 83: 1203–1212

[318] Hung SC et al. Thiamine deficiency and unexplained encephalopathy in haemodialysis and peritoneal dialysis patients. Am J Kidney Dis 2001; 35: 941–947

[319] Hunger in America: 2011 United States hunger and poverty facts, 2011

[320] Hunt JR Bioavailability of iron, zinc and other trace minerals from vegetarian diets Am J Clin Nutr 2003; 78:633-639

[321] Hurrell R, Egli I. Iron bioavailability and dietary reference values. Am J Clin Nutr 2010; 91: 1461–1467

[322] Hurrell RF, Hess SY. Role for micronutrients interactions in the epidemiology of micronutrient deficiencies: Interactions of iron, iodine and vitamin A. In: Pettifor JM, Zlotkin S, eds. Micronutrient deficiencies during the Weaning Peroid and the First Year of Life. Vevey/Basel, Switzerland: Nestec Ltd and S Karger AG; 2004, 1–19

[323] Hurst J, Gallagher AL. Energy, macronutrient, micronutrient and fluid requirements. In: Elliot et al., eds. The Clinical Guide to Oncology Nutrition. 2nd. ed. 2006

[324] Hurwitz BE et al. (2007) Suppression of human immunodeficiency virus type 1 viral load with selenium supplementation: a randomized controlled trial. Arch Intern Med 2007; 167: 148–154

[325] Husbeck B et al. Redox modulation of human prostate carcinoma cells by selenite increases radiation-induced cell killing. Free Radic Biol Med 2005; 1, 38: 50–57

[326] Hüttl TP et al. Bariatrische Chirurgie. Aktuel Ernaehrungsmed 2015; 40: 256–274

[327] Hwang C et al. Micronutrient deficiencies in inflammatory bowel disease: From A to Zinc. Inflamm Bowel Dis 2012; 18: 1961–1981

[328] Iglar PJ, Hogan KJ. Vitamin D status and surgical outcomes: a systematic review. Patient safety in surgery 2015; 9: 14–24

[329] Institute of Medicine. Dietary reference intakes: the essential guide to nutrient requirements. Washington: National Academy of Sciences Press, 2006

[330] Institute of Medicine (IOM). Food and Nutrition board. Dietary reference Intakes for Vitamin C, Vitamin E, Selenium and Carotenoids. Washington: Nat Acad Press; 2000

[331] Institute of Medicine (IOM), Hrsg. Dietary Reference Intakes for Thiamin, Riboflavin, Niacin, Vitamin B_6, Folate, Vitamin B_{12}, Pantothenic Acid, Biotin, and Choline. Washington: National Academy Press; 1998

[332] Institute of Medicine (IOM), Hrsg. Dietary Reference Intakes for Vitamin A, Vitamin K, Arsenic, Boron, Chromium, Copper, Iodine, Iron, Manganese, Molybdenum, Nickel, Silicon, Vanadium, and Zinc. Washington: National Academy Press; 2001

[333] Institute of Medicine (IOM), Hrsg. Dietary Reference Intakes for Vitamin C, Vitamin E, Selenium and Carotenoids. Washington: National Academy Press; 2000

[334] Institute of Medicine, Food and Nutrition Board. Dietary reference intakes for calcium and vitamin D. Nat. Acad Press 2010

[335] Inzucchi SE, Burrow GN. Endocrine disorder in pregnancy. Medicine of the Fetus and Mother. 2nd ed. Lippincott Williams&Wilkins, 1999

[336] Ioannou C et al The effect of maternal vitamin D concentration on fetal bone.J Clin Endocrinol Metab 2012; 97:2070-2077

[337] Isaac M et al. Alzheimer's disease and mild cognitive impairment. Cochrane Database Syst Rev 2008; 3: CD002854

[338] Izumi Y, Kaji R. Clinical trials of ultra-high dose methylcobalamin in ALS. Brain and Nerve 2007; 59: 1141–1147

[339] Jaakkola K, Lahteenmaki P, Laakso J et al. Treatment with antioxidant and other nutrients in combination with chemotherapy and irradiation in patients with small-cell lung cancer. Anticancer Res 1992; 12(3): 599-606

[340] Jackson et al. A meta-analysis of zinc salts lozenges and the common cold. Arch Int Med 1997; 157: 2373–2376

[341] Jackson P et al. Effect of haemodialysis on total antioxidant capacity and serum antioxidants in patients with chronic renal failure. Clin Chem 1995; 41: 1135–1138

[342] Jacobson EL, Jacobson MK. Tissue NAD as a biochemical measure of niacin status in humans. Methods Enzymol 1997; 280, 221–230

[343] Jain A, Mehta R, Al-Ani M et al. Determining the role of thiamine deficiency in systolic heart failure: A metaanalysis and systemic review. J Card Failure 2015; 21: 1000–1007

[344] Jain A, Mehta R, Al-Ani M et al. Determining the role of thiamine defiuciency in systolic heart failure: A metaanalysis and systemic review. J Cardiac Failure 2015; 21: 1000-1007

[345] Jalili A, Bahrabadi M, Zare S. Prevalence of vitamin D deficiency in non-specific musculoskeletal pain. Shafa Ortho J 2015; 2: e4 052

[346] Janssens W, Lehouck A, Carremans C et al. Vitamin D beyond bones in chronic obstructive pulmonary disease. Am J Respir Crit Care Med 2009; 179: 630–636

[347] Jamal SA, Vandemeer B, Raggi P et al. Effect of calcium based vs. non-calciumbased phosphate binders on mortality in patients with chronic kidney disease: an updated systematic review and meta-analysis. The Lancet 2013; 382: 1268-1277

[348] Jaquet D et al. Impaired regulation of glucose transporter 4 gene expression in insulin resistance associated with in utero undernutrition. J Clin Endocrinol Metab 2001; 86: 3 266–3 271

[349] Jatoi A, Williams B, Nichols F et al. Is voluntary vitamin and mineral supplementation associated with better outcome in non-small cell lung cancer patients? Results from the Mayo Clinic lung cancer cohort. Lung Cancer 2005; 49(1): 77-84

[350] Javaid MK et al Maternal vitamin D status during pregnancy and childhood bone mass at age 9 years: a longitudinal study. Lancet 2006; 367:36-43

[351] Jednorog K, Altarelli I, Monzalvo K et al. The influence of socio-economic status on children's brain structure. PLoS One 2012; 7: 42 486

[352] Jeejeebhoy KN. Short bowel syndrome In: Ross C et al., eds. Nutrition in Health and Disease. Baltimore USA: Kluwer; 2012

[353] Jenab M, Bueno-de-Mesquita HB, Ferrari P et al. Association between pre-diagnostic circulating vitamin D concentration and risk of colorectal cancer in European populations: a nested case control study. BMJ 2010; 340: b5 500

[354] Jensen R, ed. Handbook of Milk Composition. New York: Academic Press; 1995

[355] Jerneren F et al. Brain atrophy in cognitively impaired elderly: the importance of long-chain omega-3 fatty acids and B vitamin status in a randomized controlled trial. Am J Clin Nutr 2015; 102: 215–221

[356] Johansson K et al. Outcomes of pregnancy after bariatric surgery. NEJM 2015; 26: 814–824

[357] John GB, Cheng CY, Kuro-o M. Role of Klotho in aging, phosphate metabolism and CKD. Am J Kidney Dis 2011; 58: 127-134

[358] Johnston CC et al. Calcium supplementation and increases in bone mineral density in children. NEJM 1992; 327: 82–87

[359] Kajiyama H et al. Micronutrient status and glutathione peroxidase in bedridden patients on tube feeding. J Int Med Res 2001; 29: 181–188

[360] Kalantar-Zadeh K et al. Understanding sources of dietary phosphorus in the treatment of patients with chronic kidney disease. Clin J Am Soc Nephrol 2010; 5: 519–530

[361] Kalantar-Zadeh K et al. Survival predictability of time varying indicators of bone disease in maintenance hemodialysis patients. Kidney Int 2006; 70: 771–780

[362] Kalantar-Zadeh K, Kovesdy CP. Clinical outcome with active versus nutritional vitamin D compounds in chronic kidney disease. Clin J Am Soc Nephrol 2009; 4: 1529–1539

[363] Kalusova M, Kubena AA, Kostirova M et al. Lower retinol levels as independant predictor of mortality in long-term dialysis patients: a prospective observational cohort study. Am J Kidney Dis 2010; 56: 513–512

[364] Kamphuis MH, Geerlings MI, Grobbee DE et al. Dietary intake of B(6-9-12) vitamins, serum homocysteine levels and their association with depressive symptoms: the Zutphen Elderly Study. Eur J Clin Nutr 2007; 62: 939-945

[365] Kamphuis P, Scheltens P. Can nutrients prevent or delay onset of Alzheimer's disease? J Alz Dis 2010; 20: 765–775

[366] Kang YI, Zhou Z Zinc prevention and treatment of alcoholic liver disease. Mol Asp Med 2005; 26:391-404

[367] Kanis JA et al. The diagnosis of osteoporosis. J Bone Miner Res 1994; 9: 1137–1141

[368] Kant AK. Reported consumption of low-nutrient-density foods by American children and adolescents: nutritional and health correlates, NHANES III, 1988 to 1994. Arch Pediatr Adolesc Med 2003; 157 (8): 789–796

[369] Kant AK, Graubard BI. Energy density of diets reported by American adults: association with food group intake, nutrient intake, and body weight. Int J Obes (Lond) 2005; 29 (8): 950–956

[370] Kashanian M et al. Pyridoxine (vitamin B6) therapy for premenstrual syndrome. Int J Gynecol Obstet 2007; 96: 43–44

[371] KDIGO. KDIGO 2012 Clinical Practice Guideline for the Evaluation and Management of Chronic Kidney Disease. Kidney Int Suppl 2013; 3: 1-150

[372] KDIGO. Clinical practice guidelines of the diagnosis, evaluation, prevention and treatment of chronic kidney disease – mineral and bone disorder. Kidney Int 2009; 76: 1–132

[373] KDOQI. Clinical practice guidelines. Am J Clin Nutr 2003; 42: 1–201

[374] Keflie TS et al. Vitamin D deficiencies among tuberculosis patients in Africa: A systematic review. Nutrition 2015; 31: 1204–1212

[375] Kerns JC et al. Thiamin deficiency in people with obesity. Adv Nutr 2015; 13, 6 (2): 147–153

[376] Kersting M. Critical dietary habits in early childhood – principles and practice. Ann Nutr Metab 2016; [im Druck]

[377] Kersting M, Clausen K. Evaluation of the nutrition status of infants and toddlers in the representative VELS-Study with the instruments of the DONALD-Study. Available online: http://download.ble.de/02HS 007.pdf (accessed on 31 January 2014)

[378] Kesse-Guyot E et al. French adults cognitive performance after daily supplementation with antioxidant vitamins and minerals at nutritional doses: a post hoc analysis of supplementation in vitamins and mineral antioxidants (SU.VI-MAX) trial. Am J Clin Nutr 2011; 94: 892–899

[379] Kiatchoosakun P et al. (2014) Vitamin A supplementation for prevention of bronchopulmonary dysplasia in very-low-birth-weight premature Thai infants: a randomized trial. J Med Assoc Thai 2014; 97, Suppl 10: S 82–88

[380] KIGGs Studie. Im Internet: www.kiggs-studie.de; Stand: 26.01.2016

[381] Kim CS, Kim SW. Vitamin D and chronic kidney disease. Korean J Int Med 2014; 29: 416–427

[382] Kim YK et al. β-carotene and its cleavage encyme β-carotene 15, 15'-oxygenase (CMOI) affect retinoid metabolism in developing tissues. FASEB J 2011; 25: 1641–1652

[383] Knapen MH et al. Three-year low-dose menaquinone-7 supplementation helps decrease bone loss in healthy postmenopausal women. Osteoporos Int 2013; 24: 2499–2507

[384] Knopp RH. Evaluating niacin in its various forms. Am J Cardiol 2000; 86: 51–56

[385] Koc A et al. High frequency of maternal vitamin B12 deficiency as an important cause of infantile B12 deficiency in Sanliurfa province of Turkey. Eur J Nutr 2006; 45: 291–297

[386] Koletzko B. Ernährung in der Schwangerschaft: Für das Leben des Kindes prägend. Dtsch Arztebl 2013; 110: A–612 / B–544 / C–544

[387] Koletzko B, Jauch KW, Krohn K et al. Leitlinie Parenterale Ernährung der Deutschen Gesellschaft für Ernährungsmedizin e.V. (DGEM). Aktuel Ernährungsmed 2007; 32: 51–52

[388] Kong J. et al. Novel role of the vitamin D receptor in maintaining the integrity of the intestinal mucosal barrier. Am J Physiol Gastrointest Liver Physiol 2007; 294: 208–216

[389] Koos R et al. Relation of oral anticoagulation to cardiac valvular and coronary calcium assessed by multislice computed tomography. Am J Cardiol 2005; 96: 747–749

[390] Kopple JD. Nutrition, diet and the kidney. In: Ross C et al., eds. Modern Nutrition in Health and Disease. 11th ed. Baltimore USA, Kluwer; 2012

[391] Koshnood B et al. Long term trends in prevalence of neural tube defects in Europe: population based study. BMJ 2015; 351:h5 949

[392] Kovesdy CP et al. Management of protein-energy wasting in non-dialysis dependent chronic kidney disease: reconceiling low protein intake with nutritional therapy. Am J Clin Nutr 2013; 97: 1163–1177

[393] Kramer MS et al. Socio-economic disparities in pregnancy outcome: why do the poor fare so poorly? Paediatr Perinat Epidemiol 2000; 14: 194–210

[394] Krasner N, Dymock IW. Ascorbic acid deficiency in malignant diseases: a clinical and biochemical study. Br J Cancer 1974; 30: 142–145

[395] Krebs MF, Hambidge KM. Zink requirements and intakes of breastfed infants. Am J Clin Nutr 1986; 43: 288–292

[396] Krebs NF Zinc supplementation during lactation Am J Clin Nutr 1998; 509-512

[397] Kreindler JL et al. Vitamin D 3 attenuates Th 2-responses to Aspergillus fumigatus mounted by CD4 + T cells form cystic fibrosis patients with allergic bronchopulmonary aspergillosis. J Clin Invest 2010; 120: 3 242–3 254

[398] Kruppa K et al. Diagnosing mild enteropathy celiac disease: a randomized clinical study. Gastroenterology 2009; 136: 816–823

[399] Kucerova J et al. New mutation in erythroid-specific delta-aminolevulinate synthase as the cause of X-linked sideroblastic anemia responsive to pyridoxine. Acta Haematol 2011; 125 (4): 193–197

[400] Kuczmarski MF et al. Descriptive anthropometric reference data for older Americans. J Am Diet Assoc 2000; 100: 59–66

[401] Kumar B, Jha MN, Cole WC et al. D-alpha-tocopheryl succinate (vitamin E) enhances radiation-induced chromosomal damage levels in human cancer cells, but reduces it in normal cells. J Am Coll Nutr 2002; 21: 339-343

[402] Kumar KS, Srinivasan V, Toles R et al. Nutritional approaches to radioprotection: vitamin E. Mil Med 2002; 167 (2 Suppl): 75-79

[403] Lampeter EF et al. The Deutsche nicotinamid intervention study: an attempt to prevent type 1 diabetes. Diabetes 1998; 47: 980–984

[404] Lamprecht G. Kurzdarmsyndrom. In: Biesalski et al., eds. Ernährungsmedizin. Stuttgart: Thieme; 2010

[405] Larsson CL, Johansson GK. Dietary intake and nutritional status of young vegans and omnivores in Sweden. Am J Clin Nutr 2002; 76: 100–106

[406] Larsson SC et al. Vitamin B6 and risk of colorectal cancer: a meta analysis of prospective studies JAMA 2010; 303: 1077–1083

[407] Laviano A, Meguid MM. Nutritional issues in cancer management. Nutrition 1996; 12: 358–371

[408] Lazarov O, Marr RA. Neurogenesis and Alzheimer's disease: at the crossroads. Exp Neurol 2010; 223: 267–281

[409] Lazzerini M, Ronfani L. Oral zinc for treating diarrhoe in children. Cochrane Database; 2014, 005 436

[410] Le Blanc et al. Screening for vitamin D deficiency: a systematic review for the US preventive task force. Ann Int Med 2015; 162: 109–122

[411] Leaf AA. Vitamins for babies and young children. Arch Dis Child 2007; 92: 160–164

[412] Lebensmittelchemische Gesellschaft, Arbeitsgruppe „Fragen der Ernährung". Vitamin-Umrechnungstabellen. Lebensmittelchemie 2000; 54: 62-64. Im Internet: www.gdch.de/fileadmin/downloads/Netzwerk_und_Strukturen/Fachgruppen/Lebensmittelchemiker/Arbeitsgruppen/fde/fde_vitamin_2.pdf; Stand: 17.03.2016

[413] Lee HJ et al. Low 25(OH) vitamin D 3 levels are associated with adverse outcome in newly-diagnosed intensively-treated adult acute myeloid leukemia patients. Cancer 2014; 15: 521–529

[414] Lee IM et al. Vitamin E in the primary prevention of cardiovascular disease and cancer: the women's health study: a randomized controlled trial. JAM 2005; 294: 55–65

[415] Lefebvre P et al. Nutrient deficiencies in patients with obesity considering bariatric surgery: a cross sectional study. Surg Obes Relat Dis 2014; 10: 540–546

[416] Lenroot RK, Giedd JN. Brain development in children and adolescents: Insight from anatomical magnetic resonance imaging. Neurosci Behav Rev 2006; 30: 718–729

[417] Lerner A et al. The clinical significance of 25OH-Vitamin D status in celiac disease. Clin Rev Allergy Immunol 2013; 42: 322–330

[418] Leung LH. Systemic lupus erythematosus: a combined deficiency disease. Med. Hypotheses 2004; 62: 922–924

[419] Leung SW et al. Effect of L-buthionine sulfoximine on the radiation response of human renal carcinoma cell lines. Cancer 1993; 71: 2276–2285

[420] Leung WC et al. Two common single nucleotide polymorphisms in the gene encoding beta-carotene 15,15'-monoxygenase alter beta-carotene metabolism in female volunteers. FASEB J 2009; 23: 1041–1053

[421] Levavasseur M et al. Severe scurvy: an underestimated disease. Eur J Clin Nutr 201; 69: 1076–1077
[422] Levey AS, Atkins R, Coresh J et al. Chronic kidney disease as a global public health problem: approaches and initiatives - a position statement from kidney disease improving global outcomes. Kindey Int 2007; 72: 247-259
[423] Levine M et al. A new recommended dietary allowance for vitamin C for healthy young women. PNAS 2001; 98: 9842–9846
[424] Levitt P. Structural and functional maturation of the developing primate brain. J Pediatr 2003; 143, 35–45
[425] Levy et al. Haptoglobin: basic and clinical aspects. Antiox Redox Signal 2010; 12: 293–304
[426] Levy H et al. Inflammatory markers of lung disease in adult patients with cystic fibrosis. Peditr Pulmonol 2007; 42: 256–262
[427] Licata A et al. (2012) Serology in adults with celiac disease: limited accuracy in patients with mild histological lesions. Intern Emerg Med 2012; 7: 337–342
[428] Lietz G et al. Single nucleotide polymorphisms upstream from β-carotene 15,15'-monoxygenase gene influence provitamin A conversion efficiency in female volunteeers. J Nutr 2011; 142: 161–165
[429] Lièvre A, et al. KRAS mutation status is predictive of response to cetuximab therapy in colorectal cancer. Cancer Res. 2006;66:3 992-5
[430] Limousin N et al. Malnutrition at the time of diagnosis is associated with a shorter disease duration in ALS. J Neurol Sci 2010; 297: 36–39
[431] Lin DM. Efficacy and safety of erythropoietin and intravenous iron in perioperative blood management: a systematic review. Transfusion Medicine Reviews 2013; 27: 221–234
[432] Linefsky JP et al. Association of serum phosphate levels with aortic valve sclerosis and annular calcification: the cardiovascular health study. J Am Coll Cardiol 2011; 12, 58: 291–297
[433] Lippman SM, Klein EA, Goodman PJ et al. Effect of selenium and vitamin E on risk of prostate cancer and other cancers: the Selenium and Vitamin E Cancer Prevention Trial (SELECT). JAMA 2009; 301: 39-51
[434] Lippman SM et al. Effect of selenium and vitamin E on risk of prostate cancer and other cancers: the Selenium and Vitamin E Cancer Prevention Trial (SELECT). JAMA 2009; 301: 39–51
[435] Liu C, Russel RM. Nutrition and gastric cancer risk: an update. Nutr Rev 2008; 66: 237–249
[436] Liu S et al. Intake of vegetables rich in carotenoids and risk of coronary heart disease in men: the Physician's Health Study. Int J Epidemiol 2001; 30: 130–135
[437] Londhe VA et al. (2013) Vitamin A supplementation in extremely low-birth-weight infants: subgroup analysis in small-for-gestational-age infants. Am J Perinatol 2013; 30: 771–780
[438] Long CL et al. Ascorbic acid dynamics in the seriously ill and injured. J Surg Res 2003; 109: 144–148
[439] de Luca C, Deeva I, Mikhal'Chik E et al. Beneficial effects of pro-/antioxidant-based nutraceuticals in the skin rejuvenation techniques. Cell Mol Biol (Noisy-le-grand). 2007; 53 (1): 94-101
[440] Lucas RM et al. Sun exposure and Vitamin D are independant risk factors for CNS demyelination. Neurology 2011; 76: 540–548
[441] Lucendo AJ, Garcia-Manzanares A. Bone mineral density in adult celiac disease: an updated review. Rev Esp Enverm Dig 2013; 105: 154–162
[442] Ludwig et al. (2004)The European Cancer Anaemia survey. Eur J Cancer 40: 2293–2306
[443] Luhby AL et al. Observations on transfer of vitamin B12 from mother to fetus and newborn. Am J Dis Childhood 1958; 96: 532–533
[444] Lycans D, Salloum E, Wingate MK et al. Vitamin D deficiency: At risk patient populations and possible drug interactions. Marshall J of Medicine 2016; 2: Art 11
[445] Macdonald K et al. Parenteral nutrition in critical care. Anaesth Crit Care and Pain. 2012. doi:10.1093
[446] Macpherson H, Pipingas A, Pase MP. Multivitamin-multimineral supplementation and mortality: a meta-analysis of randomized controlled trials. Am J Clin Nutr 2013; 97(2): 437–444
[447] Malloy PJ, Feldman D. Genetic disorders and defects in vitamin D action. Endocr Metab Clin North Am 2010; 38: 93-106
[448] Malouf R, Grimley EF. Folic acid with or without vitamin B12 for the prevention and treatment of healthy elderly and demented people. Cochrane Database Syst Rev 2008; CD 004514
[449] Mangge H et al. Antioxidants, inflammation and cardivascular disease. World J Cardiol 2014; 6: 462–477
[450] Mangoni A, Woodman RJ. Homocystein and cardiovascular health. J Am Coll Cardiol 2011; 58: 1034–1035
[451] Mares-Perlman et al. Diet and nuclear lens opacities. Am J Epidemiol 1995; 141: 322–334
[452] Mariani L et al. Increasing use of vitamin D supplementation in the chronic renal insufficiency cohort study. J Ren Nutr 2014; 24: 186–193
[453] Marti-Carjaval et al. Homocysteine lowering interventions for preventing cardiovascular events. Cochrane Database Syst Rev 2009; CD 006612
[454] Martineau AR, James WY, Hooper RL et al. Vitamin D 3 supplementation in patients with chronic obstructive pulmonary disease (ViDiCO): a multicentre, double-blind, randomised clinical trial. Lancet Resp Med 2015; 3: 120–130
[455] Martin-Estal I et al. Intrauterine growth retardation (IUGR) as a novel condition of insulin-like growth factor (IGF-1) deficiency. Rev Physiol Pharmacol 2015. Im Internet: www.link.springer.com/chapter/10.1007%2F112_2015_5001; Stand: 26.01.2016
[456] Mason JB. (2011) Unraveling the complex relationship between folate and cancer risk. Biofactors 2011; 37: 253–260
[457] Maverakis E et al. Acrodermatitis enteropathica. Dermatology Online Journal 2007; 13: 11–13
[458] Max Rubner-Institut, Bundesministerium für Ernährung, Landwirtschaft und Verbraucherschutz, Hrsg. Nationale Verzehrstudie II. Karlsruhe: MRI; 2008
[459] McCabe KM, Adams MA, Holden MR. Vitamin K status in chronic kidney disease. Nutrients 2013; 5: 4390-4398
[460] McNeill G et al. Effect of multivitamin and multimineral supplementation on cognitive function in men and women aged 65 years and over: a randomised controlled trial. Nutr J 2007; 6: 10–15
[461] Mechanik JI et al. Clinical practice guidelines for the perioperative nutritional, metabolic, and nonsurgical support of the bariatric surgery patient – 2013 Update: Cosponsored by American Association of Clinical Endocrinologists, The Obesity Society, and American Society for Metabo-

lic&Bariatric Surgery. Obesity (Silver Spring) 2013; 21(0 1): S 1–27
[462] van der Meer IMet al High prevalence of vitamin D deficiency in pregnant non-Western women in The Hague, Netherlands. Am J Clin Nutr. 2006; 84:350-3
[463] Mehanna H et al. Refeeding syndrome – awareness, prevention and mangement. Head Neck Oncol 2009; 1: 4
[464] Mekki K et al. Effect of haemodialysis and peritoneal dialysis on redox status in chronic renal failure patients: a comparative study. Lipids in Health and Disease 2010; 9: 93–100
[465] Melse-Boonstra A, Jaiswal N. Iodine deficiency in pregnancy, infancy and childhood and ist consequences for brain development. Best Pract&Res Clin Endocrinol&Metab 2010; 24: 29–38
[466] Metallinos-Katsaras E et al. A longitudinal study of food insecurity on obesity in preschool children. J Acad Nutr Diet 2012; 112: 1949–1958
[467] Meyer S et al. Early postnatal additional high-dose oral vitamin A supplementation versus placebo for 28 days for preventing bronchopulmonary dysplasia or death in extremely low birth weight infants. Neonatology 2014 (a); 105: 182–188
[468] Meyer S et al. NeoVitaA Study Group. Vitamin A administration using nasogastric tubes. Early Hum Dev 2014 (b); 90: 625–626
[469] Meyer S, Gortner L, Monz D et al. Early postnatal additional high-dose oral vitamin A supplementation versus placebo for 28 days for preventing bronchopulmonary dysplasia or death in extremely low birth weight infants. Neonatology 2014; 105 (3): 182–188
[470] Michaelsson K, et al. Long term calcium intake and rates of all cause and cardiovascular mortality: community based prospective longitudinal cohort study. BMJ 2013;346:228–234
[471] Micke O, Bruns F, Mucke R et al. Selenium treatment of radiation-associatde secondary lymphedema. Int J Radiat Oncol Biol Phys 2003; 56: 40-49
[472] Mikhalii A et al. Rationale for clinical practice guidelines for anemia of CKD. The renal association 2010
[473] Miller DR, Specker BL, Ho ML et al. Vitamin B-12 status in a macrobiotic community. Am J Clin Nutr 1991; 53: 524–529
[474] Mills JL et al. Do high blood folate concentrations exacerbate metabolic abnormalities in people with low vitamin B12-status? Am J Clin Nutr 2011; 94: 495–500
[475] Minden EL et al. A systematic review of treatment options for dermal photosensitivity in erythropoietic protoporphyria. Cell Mol Biol 2009; 55: 84–97
[476] Minerals. Drug Facts and Comparisons, 54. Aufl. St. Louis: 2000, 27–28
[477] Mircescu G et al. (2006) Intravenous iron supplementation for the treatment of anemia in predialyzed chronic renal failure patients. Nephrol Dial Transplant 2006; 21: 120–124
[478] Mitchell EA et al. Maternal nutritional risk factors for small for gestational age babies in a developed country: a case-control study. Arch Dis Child Fetal Neonatal 2004; 89: 431–435
[479] Mock DM. Marginal biotin deficiency is common in normal human pregnancy and is highly teratogenic in mice. J Nutr 2009; 139: 154–157
[480] Mock DM et al. Biotin status assessed longitudinally in pregnant women J Nutr 1997; 127: 710–716
[481] Mock DM et al. Marginal biotin deficiency during normal pregnancy. Am J Clin Nutr 2002; 75: 295-299
[482] Mock DM, Mock NI, Lombard KA et al. Disturbances in biotin metabolism in children undergoing long-term anticonvulsant therapy. J Pediatr Gastroenterol Nutr 1998; 26 (3): 245–250
[483] Monti DA et al. Phase I evaluation of intravenous ascorbic acid in combination with Gemcitabin and Erlotinib in patients with metastatic pancreatic cancer. PLoS One 2012; 7: e29 794
[484] Mouli VP, Avanthakrishnan AN. Review article: vitamin D and inflammatory bowel disease. Aliment Pharmacol Ther 2014; 39: 256–275
[485] Moustafa AA et al. The relationship between associative learning, transfer generalization, and homocysteine levels in mild cognitive impairment. PLoS One 2012; 7: e46 496
[486] Moyer VA et al. Vitamin D and Calcium supplementation to prevent fractures in adults: U.S. preventive services task force recommendation statement. Ann Int Med 2013; 158: 691–696
[487] Müller J, Danielzik S, Pust S et al. Sozioökonomische Einflüsse auf Gesundheit und Übergewicht. Ern Umschau 2006; 53: 212–217
[488] Munoz M et al. Perioperative anemia mangement in colorectal cancer patients: a systematic approach. Wordl J Gastroenterol 2014; 20: 1972–1985
[489] Murad MH et al. Clinical review: The effect of vitamin D on falls: a systemic review and meta-analysis. J Clin Endocrinol Metab 2011; 96: 2997–3 006
[490] Murphy SP et al. Multivitamin-multimineral supplements effect on total nutrient intake. Am J Clin Nutr 2007; 85: 280–284
[491] Murray-Kolb LE, Beard J. Iron. In: Coates PM, Betz JM, Blckman MR et al, Hrsg. Encylopedia of Dietary Supplements. 2. Aufl. CRC Press; 2010
[492] Muscaritoli M et al. Nutritional and metabolic support in patients with amyotrophic lateral sclerosis. Nutrition 2012; 28: 959–966
[493] Mutthaya S et al Low maternal vitamin B12 status is associated with intrauterine growth retardation in urban south Indians.Eur J Clin Nutr 2006; 60:791-801
[494] Mydlik M, Derzsiova K. Erythrocyte vitamins B1, B2 and B6 and erythropoietin. Am J Nephrol 1993; 13: 464–466
[495] Mystakidou K, Tsilika E, Parpa E et al. Assessment of anxiety and depression in advanced cancer patients and their relationship with quality of life. Qual Life Res 2005; 14(8): 1825-1833
[496] Nakhoul F et al. Comparative study of response to treatment with supraphysiologic doses of B-Vitamins in hyperhomocysteinemic haemodialysis patients. Isr Med Assoc J 2004; 6: 213–217
[497] National Cancer Institute. High dose vitamin C for health professionals. 2015. (PDQ). Im Internet: www.cancer.gov/about-cancer/treatment/cam/hp/vitamin-c-pdq"; Stand: 26.01.2016
[498] National Center for Health Statistics, Center for Disease Control and Prevention 2010. Im Internet: www.cdc.gov; Stand: 26.01.2016
[499] National Institute for Health and Clinical Excellence (NICE). Nutrition support in adults. Clinical Guideline CG32; 2006. Im Internet: www.nice.org.uk
[500] National Kidney Disease Education Program. NIH, Washington; 2010

[501] National Osteoporosis Foundation. http://nof.org/files/nof/public/content/resource/913/files/580.pdf.

[502] Naz A et al. Vitamin D elevels in patients with acute leucemia before and after remission-induction therapy. Pak J Med Sci 2013; 29:10-14

[503] Naz A et al. Vitamin D levels in patients of acute leucemia before and after remission-induction therapy. Pak J Med Sci 2013; 29: 10–14

[504] NCCN Guideline 2.2016 NCCN.org 2015

[505] NCCN Task Force Report: Bone Health in Cancer Care. Journal NCCN 2013; 11: Suppl. 3

[506] Nead KG et al. Overweight children and adolescents: A risk group for iron deficiency. Pediatrics 2004; 114: 104–108

[507] Nicholas J, Timpson et al. Genetic variation at the SLC23A1 locus is associated with circulating levels of L-ascorbic acid (Vitamin C). Evidence from 5 independent studies with over 15 000 participants. Am J Clin Nutr 2010; 92: 375–382

[508] Nicoletti CF et al. New look at nutritional care for obese candidates for bariatric surgery. Surg Obes Relat Dis 2013; 9: 520–525

[509] Noaman E, Zahran AM, Kamal AM et al. Vitamin E and selenium administration as a modular of antioxidant defense system: biochemical assessment and modification. Biol Trace Elem Res 2002; 86: 55-64

[510] Noble KG, Houston SM, Kan E et al. Neural correlates of socio-economic status in the developing human brain. Dev Sci 2012; 15: 516–527

[511] Noori N et al. High phosphorus intake is associated with poor survival in maintenance hemodialysis patients. J Am Soc Nephrol 2009; 20 (Suppl 1)

[512] Norat T et al (2005) Meat, fish and colorectal cancer risk: the European prospective investigation into cancer and nutrition. J Natl Cancer Inst 97:906-916

[513] Nordsmark M et al. Pretreatment oxygenation predicts radiation response in advanced squamous cell carcinoma of the head and neck. Radiother Oncol 1996; 41: 31–39

[514] Obara H et al. Serum trace elements in tube-fed neurological dysphagia patients correlate with nutritional indices but do not correlate with trace element intakes: case of patients receiving enough trace elements intake. Clin Nutr 2008; 27: 587–593

[515] Ogawa Y et al. Major factors modulating the serum oxalic acid level in haemodialysis patients. Front Biosci 2004; 9: 2901–2908

[516] Okebukola O et al. Vitamin E supplementation in patients with cystic fibrosis. Cochrane Libary 2014; Issue 12

[517] Opinion of the Scientific Committee on Food (SCF) on the Tolerable Upper Intake Level of Preformed Vitamin A (retinol and retinyl esters) 2002

[518] Orrell RW et al. Antioxidant treatment for amyotrophic lateral sclerosis / motor neuron disease. Cochrane Database Syst Rev 2005; 1:CD002 829

[519] Ortega RM et al. Zinc levels in maternal milk: the influence of nutritional status with respect to zinc during the 3. Trimester of pregnancy. Eur J Clin Nutr 1997; 51: 253–258

[520] Ortigoza-Estobar JD et al. Thiamine-transporter-2 deficiency: outcome and treatment monitoring. Orphanet J 2014; 9: 92–102

[521] Ortiz Z et al. Folic acid and folinic acid for reducing side effects in patients receiving methotrexate for rheumatoid arthritis. Cochrane Database Syst Rev 2000; CD 000 951

[522] Osganian et al. Dietary carotenoids and risk of cardivascular disease in women. Am J Clin Nutr 2003 (a); 77: 1390–1399

[523] Osganian et al. Vitamin C and risk of coronary heart disease in women. J Am Coll Cardiol 2003 (b); 42: 246–252

[524] Padayatty SJ, Riordan HD, Hewitt SM. Intravenously administered vitamin C as cancer therapy: three cases. CMAJ 174: 937-942

[525] Page GL et al. Thiamine deficiencies in diabetes mellitus and the impact of thiamine replacement on glucose metabolism and vascular disease. Int J Clin Pract 2011; 65: 684–690

[526] Pallet N, Chauvet S, Chassé JF et al. Urinary retinol binding protein is a marker of the extent of interstitial kidney fibrosis. PLOSone 2014; 9: e84 708

[527] Palmer et al. Vitamin D compounds for people with chronic kidney disease requiring dialysis. Cochrane Database Syst Rev 2009; 4: CD005 633

[528] Pannia E et al Role of maternal vitamins in programming health and chronic disease. Nutr Rev 2016; 103: 1-15

[529] Park PJ, Kong SW, Tebaldi T et al. Integration of heterogenous expression data sets extends the role of the retinol pathway in diabetes and insulin resistence. Bioinformatics 2009; 25: 3 121–3 127

[530] Parrow et al. Parenteral ascorbate as a cancer therapeutic: A reassessment based on pharmakokinetics. Antiox Redox Sig 2013; 19: 2141–2156

[531] Patel AB et al. What Zinc supplementation does and does not achieve in diarrhea prevention: a systematic review and meta analysis. BMC Infectious diseases 2011; 11: 122–139

[532] Pattanaungkul S et al. Relationship of intestinal calcium absorption to 1,25-dihydroxyvitamin D [1,25(OH)2D] levels in young versus elderly women: evidence for age-related intestinal resistance to 1,25(OH)2D action. J Clin Endocrinol Metab 2000; 85: 4 023–4 027

[533] Pawellek I et al. Prevalence of malnutrition in pediatric hospital patients. Clin Nutr 2008; 27: 72–76

[534] Pennington JA. A review of iodine toxicity reports. J Am Diet Assoc. 1990 Nov;90(11):1571-1581

[535] Perry CA et al Pregnancy and lactation alters biomarkers of biotin metabolism in women consuming a controlled diet. J Nutr 2014; 144:1977-1984

[536] Perwad et al. Dietary and serum phosphorus regulate fibroblast growth factor-23 and 1,25-dihydroxyvitamin D in mice. Endcrinology 2005; 146: 5 358–5 364

[537] Pilz S. Vitamin D status and mortality risk in CKD: a meta-analysis of prospective studies. Am J Kidney Dis 2011; 58: 374–382

[538] Pincikova et al. Inverse relation between vitamin D and serum immunoglobulin G in the Scandinavian cystic fibrosis nutritional study. Eur J Clin Nutr 2011; 65: 102–109

[539] Pinto JT, Cooper AJ. From cholesterogenesis to steroidogenesis: role of riboflavin and flavoencymes in the biosynthesis of vitamin D. Adv Nutr 2014; 5: 144–163

[540] Piquet MA. Nutritional apporach to patients with amyotrophic lateral sclerosis. Rev Neurol 2006; 12: 177–187

[541] Pirlich M et al. The German hospital malnutrition study. Clin Nutr 2006; 25: 563–572

[542] Pitkin RM. Folate and neural tube defects. Am J Clin Nutr 2007; 85: 285–288

[543] Pittas AG et al. Review: The role of vitamin D and calcium in type 2 diabetes. A systematic review and metaanalysis. J Clin Endocrinol Metab 2007; 92: 2017–2029

[544] Pizarro F et al. Iron status with different infant feeding regimens: relevance for screening and prevention of iron deficiency. J Ped 1991; 118: 687–692

[545] Ponsonby AL et al. Vitamin D status during pregnancy and aspects of offspring health. Nutrients 2010; 2: 389–407
[546] Posthauer ME. The role of nutrition in wound care. Adv Skin Wound Care 2006; 19(1): 43-52
[547] Powers HJ. Riboflavin-iron interactions with particular emphasis on the gastrointestinal tract. Proc Nutr Soc 1995; 54: 509–517
[548] Prasad AS Zinc deficiency BMJ 2003; 326:409-410
[549] Prasad KN et al. Modification of the effect of tamoxifen, cisplatin, DTIC, and interferon-α2b on human melanoma cells in culture by a mixture of vitamins. Nutr Cancer 1994; 22: 233–245
[550] Pringsheim T et al. Canadian Headache Society guideline for migraine prophylaxis. Can J Neurol Sci 2012; 39: 1–59
[551] Puig-Domingo M, Vila L. The implications of iodine and its supplementation during pregnancy in fetal brain development. Curr Clin Pharmacol. 2013;8:97-109
[552] Quadri P et al. Homocysteine, folate, and vitamin B-12 in mild cognitive impairment, Alzheimer disease, and vascular dementia. Am J Clin Nutr 2004; 80, 114–122
[553] Raatz SK et al. Nutritional adequacy of dietary intake in women with anorexia nervosa. Nutrients 2015; 7: 3 652–3 665
[554] Radlowski EC, Johnson RW. Perinatal iron deficiency and neurocognitive development. Front Neuroscience 2013; 7: 585–5 592
[555] Rahmati MA et al. Serum markers of peirodontal disease status and inflammation in haemodialysis patients. Am J Kidney Dis 2002; 40: 983–989
[556] Raine T et al. The risk of repeating low birth weight and the role of prenatal care. Obstetrics and Gynecology 1994; 84: 485–489
[557] Raizada R, Kishiyama M. Effects of socioeconomic status on brain development, and how cognitive neuroscience may contribute to levelling the playing field. Front hum neurosci 2010; 4, 1–11
[558] Ramakrishnan U et al. Multiple micronutrient supplementation during early childhood increases child size at 2 years of age only among high compliers. Am J Clin Nutr 2009; 89: 1125–1131
[559] Ravani P et al. Vitamin D levels and patient outcome in chronic kidney disease. Kidney Int 2009; 75: 88–95
[560] Ray JG et al. Vitamin B12 and the risk of neural tube defects in a folic-acid-fortified population. Epidemiol 2007; 18: 362–366
[561] Ray JG et al. High frequency of maternal vitamin B12 deficiency nearly a decade after Canadian folic acid flour fortification. QJM 2008; 101: 475–477
[562] Rees K et al. Selenium supplementation for the primary prevention of cardiovascular disease. Cochrane Database Sys Rev 2013; CD009 671
[563] Reid IR et al. Long term effects of calcium supplementation on bone loss and fractures in postmenopausal women – a randomized controlled trial. Am J Med 1995; 98: 331–335
[564] Reid IR et al. Calcium supplements: benefits and risks. J Int Med 2015; 278: 354–368
[565] Reid SM et al Interventions for clinical and subclinical hypothyreoidism in pregnancy. Cochrane Database Sys Rev 2010; CD007 752
[566] Reisi N et al. Vitamin D and bone mineral status in the long term survivors of childhood acute lymphoblastic leukemia. Int J Prev Med 2015; 6: 87–96
[567] Reitz C et al. Plasma homocysteine and risk of mild cognitive impairment. Dement Geriatr Cogn Disord 2009; 27: 11–17
[568] Rejnmark L. Effects of vitamin D on muscle function and performance: a review of evidence from randomized controlled trials. Ther Adv Chronic Dis 2011; 2: 25–37
[569] Ren X et al. B-vitamin levels in human milk among different lactation stages and areas in China. PLoS ONE 2015; 10: e0 133 285
[570] Retief FP et al. Aspects of folate metabolism in renal failure. Br J Haematol 1977; 36: 405–415
[571] Rhee E, Plutzky J. Retinoid metabolism and diabetes mellitus. Diabetes Metab J 2012; 36: 167–180
[572] Rimon et al. Are we giving too much iron? Low dose iron therapy is effective in octogenarians. Am J Med 2005; 118: 1142–1147
[573] Rinaldi P et al. (2003) Plasma antioxidants are similarly depleted in mild cognitive impairment and in Alzheimer's disease. Neurobiol Aging 2003; 24, 915–919
[574] Rivlin RS. Medical progress: Riboflavin metabolism. N Engl J Med 1970; 283: 463–474
[575] Rizkalla Reilly N et al. Celiac disease in children: an old disease with new features. Minerva Pediatr 2012; 64: 71–81
[576] Rizzo JD et al. American Society of Clinical Oncology/American Society of Hematology clinical practice guideline update on the use of epoetin and darbepoetin in adult patients with cancer. J Clin Oncol 2010; 28: 4 996–5 010
[577] Robtailler J, Carmichael SL, Shaw GM et al. Maternal nutrient intake and risks for transverse longitudinal limb deficiency. National birth defects prevention study 1997–2203. Birth defects Res Clin Mol Teratol 2009; 85: 773-779
[578] Rodemeister S, Biesalski HK. There's life in the old dog yet: vitamin C as a therapeutic option in endothelial dysfunction. Crit Care. 2014;18:461-462
[579] Rodríguez-Martín JL et al. (2001). Thiamine for Alzheimer's disease. Cochrane Database Syst Rev 2001; CD001 498
[580] Rohrmann S. et al Meat consumption and mortality – results from the European prospective investigation into cancer and nutrition. BMC Medicine 2013: 11:63-75
[581] Rondo PH et al. Vitamin A and intrauterine growth retardation. J Pediatr 1997; 73 (5): 335–339
[582] Rondo PH, Tomkins AM. Folate and intrauterine growth retardation. Ann Trop Paediatr 2000; 20: 253–258
[583] Ross AC et al. Vitamin A combined with retinoic acid increases retinol uptake and lung retinyl ester formation in a synergistic manner in neonatal rats. J Lipid Res 2006; 47: 1844–1851
[584] Ross AC, Ambalavanan N. Retinoic acid combined with vitamin A synergizes to increase retinyl ester storage in the lungs of newborn and dexamethasone-treated neonatal rats. Neonatology 2007; 92: 26–32
[585] Rothkopf MM et al. Micronutrient-responsive cerebral dysfunction other than Wernicke's encephalopathy after malabsorptive surgery. Surg Obese Relat Dis 2010; 6: 171–180
[586] Rothmann KJ, Moore LL, Singer MR et al. Teratogenicity of high Vitamin A intake. New Engl J Med 1995; 333: 1369–1373
[587] Stabler SSP. Clinical practice. Vitamin B12 deficiency. NEJM 2013; 368: 149–160
[588] Said HM, Redha R, Nylander W. Biotin transport in the human intestine: inhibition by anticonvulsant drugs. Am J Clin Nutr 1989; 49: 127–131
[589] Saliba KJ et al. Transport and metabolism of the essential vitamin pantothenic acid in human erythrocytes infected

with the malaria parasite Plasmodium falciparum. J Biol Chem 1998; 273: 10 190–10 195
[590] Sander JE, Packman S, Townsend JJ. Brain pyruvate carboxylase and the pathophysiology of biotin-dependent diseases. Neurology 1982; 32: 878–880
[591] Sasson H, Carpenter CL. Achievement of peak bone mass in women is critically dependent on adolescent calcium intake. OA sports medicine 2013; 1: 16–21
[592] Savage DS et al. Sensitivity of serum methyl malonic acid and total homocysteine determinations for diagnosing cobalamin and folate deficiencies. Am J Med 1994; 96: 239–246
[593] Sayers A, Tbioas JH Estimated maternal ultraviolett B exposure levels in pregnancy influence sceletal development of the child. J Clin Endocrinol Metab 2009; 94: 765-771
[594] Scarmeas N et al. Physical activity, diet and risk of Alzheimer's disease. JAMA 2009; 302: 627–637
[595] Scheltens P et al. Efficacy of a medical food in mild Alzheimer's disease: A randomized, controlled trial. Alzheimers Dement 2010; 6: 1–10.e1
[596] Scheltens P et al. Efficacy of Souvenaid in mild Alzheimer's disease: results from a randomized, controlled trial. J Alzheimers 2012; Dis 31: 225–236
[597] Scherbaum V, Perl FM, Kretschmer U, Hrsg. Stillen: Frühkindliche Ernährung und reproduktive Gesundheit. Köln: Deutscher Ärzte-Verlag; 2003
[598] Schiff R et al. Oxidative stress and AP-1 activity in tamoxifen-resistant breast tumors in vivo. J Natl Cancer Inst 2000; 92: 1926–1934
[599] Schmidt FM et al. Inflammatory cytokines in general and central obesity and modulating effects of physical activity. PloS One 2015; DOI:10.1371/journal.pone.0 121 971
[600] Schöttker B, Brenner H. Vitamin D as a Resilience Factor, Helpful for Survival of Potentially Fatal Conditions: A Hypothesis Emerging from Recent Findings of the ESTHER Cohort Study and the CHANCES Consortium. Nutrients 2015; 7: 3 264–3 278
[601] Schulpis KH et al. Low serum biotinidase activity in children with valprinic acid therapy. Epilipsia 2001; 42: 1359–1362
[602] Schulz C et al. Vitamin A and beta-carotene supply of women with gemini or short birth intervals: a pilot study. Eur J Nutr 2007; 46: 12–20
[603] Schwab S et al. The use of dietary supplements among older persons in southern Germany – results from the KORA-age study. J Nutr Health Aging 2014; 18: 510–519
[604] Schwarz P et al. Hepcidin is localized in gastric parietal cells, regulates acid secretion and is induced by helicobacter pylori infection. Gut 2012; 61: 193–201
[605] Schwarz S et al. Association of disorders in mineral metabolism with progression of chronic kidney disease. Clin J Am Soc Nephrol 2006; 1: 825–831
[606] Schweiger C et al. Nutritional deficiencies in bariatric surgery candidates. Obes Surg 2009; 19: 83–88
[607] Schweiger C et al. Nutritional deficiencies in bariatric surgery candidates. Obes Surg 2010; 20: 193–197
[608] Scrimshaw NS et al. Interaction of nutrition and infection. WHO, Genf; 1968
[609] Sebolt-Leopold JS, Herrera R. Targeting the mitogen-activated protein kinase cascade to treat cancer. Nat Rev Cancer. 2004;4:937-47
[610] Sedel F et al. High doses of biotin in chronic progressive multiple sclerosis: a pilot study. Mult Scler Relat Disord 2015; 4: 159–169
[611] Seeliger MW, Biesalski HK, Wissinger B et al. Phenotype in retinol deficiency due to a hereditary defect in retinol binding protein (RBP) synthesis. Invest Ophthalmol Vis Sci 1999; 40: 3–11
[612] Semba RB, Bloem MW. The anemia of vitamin A deficiency: epidemiology and pathogenesis. Eur J Clin Nutr 2002; 56: 271–281
[613] Sesso HD et al. Vitamins C and E in the prevention of cardiovascular disease in men: the Physicians Health Study II randomized controlled trial. JAMA 2008; 300: 2123–2133
[614] Shah RC, Kamphuis PJ, Leurgans S et al. The S-Connect study: results from a randomized, controlled trial of Souvenaid in mild-to-moderate Alzheimer's disease. Alzheimers Res Ther 2013; 5: 59
[615] Shai D et al. Pregnancy outcome of patients following bariatric suergery as compared with obese women: a population based study. J Matern Fetal Neonatal Med 2014; 27: 375–378
[616] Shapiro CL et al. Ovarian failure after adjuvant chemotherapy is associated with rapid bone loss in women with early stage breast cancer. J Clin Oncol 2001; 19: 3 306–3 311
[617] Sharma VR et al. Effect of omeprazole on oral iron replacment in patients with iron deficiency anemia. South Med J 2004; 97: 887–889
[618] Shea MK et al. Vitamin K supplementation and progression of coronary artery calcium in older men and women Am J Clin Nutr 2009; 89: 1799–1807
[619] Shekelle PC et al. Effect of supplemental vitamin E for the prevention and treatment of cardiovascular disease. J Gen Intern Med 2004; 19: 380–389
[620] Shetty PS et al. Energy requirements of human adults: an update of basal metabolic rates (BMRs) and physical activity levels (PALs) Eur J Clin Nutr 1996; 50: 37–81
[621] Shimon I et al. Improved left ventricular function after thiamine supplementation in patients with congestive failure receiving long-term furosemide therapy. Am J Med 1995; 98:485-490
[622] Siimes MA et al. Exclusive breast feeding for 9 months: risk of iron deficiency J Ped 1984; 66: 719–722
[623] Simon JA, Hudes ES, Perez-Perez GI. Relation of serum ascorbic acid to Helicobacter pylori serology in US adults: the Third National Health and Nutrition Examination Survey. J Am Coll Nutr 2003; 22: 283–289
[624] Simo VE, Mroeno-Guzman F, Martinez Calvo G et al. Administration of calcimimetics after dialysis: Same effectiveness, better tolerability. Nefrologia 2015; 35: 403-409
[625] Sinaasappel M et al. Nutrition in patients with cystic fibrosis: a European consensus. J Cyst Fibr 2002; 1: 51–75
[626] Singer P et al. ESPEN Guidelines on parenteral nutrition: intensive care. Clin Nutr 2008; 28: 387–400
[627] Singh M, Das RR Zinc for the common cold. Coachrane Database Syst Rev 2011; 2:CD001 364
[628] Singh M. Effect of thiamin deficiency on pancreatic acinar cell function. Am J Clin Nutr 1982; 36: 500–504
[629] Singh M. Effect of niacin and niacin-tryptophan deficiency on pancreatic acinar cell function in rats in vitro. Am J Clin Nutr 1986; 44: 512–518
[630] Singh RB et al. Can prevention of low birthweight in newborn may be assciated with primordial prevention of cardiovascular diseases and type 2 diabetes in adult life? J Cardiol Ther 2015; 5: 1–15
[631] Smedts HP et al. Maternal intake of fat, riboflavin and nicotinamide and the risk of having offspring with congential heart defects. Eur J Nutr 2008; 47: 357–365

V

[632] Solmi M et al. Inflammatory cytikines and anorexia nervosa: A meta-analysis of cross-sectional and longitudinal studies. Psychoneuroendocrinologie 2015; 51: 237–252
[633] Solomons NW. Dietary sources of zinc and factors affecting its bioavailability. Food and Nutrition Bulletin 2001; 22: 138–154
[634] Somer A, West KP. Vitamin A deficiency: Health, Survival and Vision. Oxford University Press New York; 1996
[635] Sommer A. Albert Lasker Award for Clinical Research. Clinical research and the human condition: moving from observation to practice. Nat Med 1997; 3(10): 1061-1063
[636] Soukoulis V et al Micronutrient deficiencies: An unmet need in heart failure.J Am Coll Cardiol 2009; 54:1660-1673
[637] de Souza Fede AB, Bensi CG, Trufelli DC et al. Multivitamins do not improve radiation therapy-related fatigue: results of a double-blind randomized crossover trial. Am J Clin Oncol 2007;30(4): 432-436
[638] Spears K et al. Low plasma retinol concentrations increase the risk of developing bronchopulmonary dysplasia and long-term respiratory disability in very-low-birth-weight infants. Am J Clin Nutr 2004; 80: 1589–1594
[639] Specker B Miller D, Norman EJ et al. Increased urinary methylmalonic acid excretion in breast-fed infants of vegetarian mothers and identification of an acceptable dietary source of vitamin B-12. Am J Clin Nutr 1988; 47: 89–92
[640] Specker BL et al. Sunshine exposure and serum 25-dihydroxyvitamin D concentrations in exclusively breast-fed infants. J Ped 1985; 107: 372–376
[641] Spooner GR et al. Using pyrodoxine to treat carpal tunnel syndrome. Randomized controlled trial. Can Fam Physician 1993; 39: 2122–2127
[642] Sriram K, Lonchyna VA. Micronutrient supplementation in adult nutrition therapy: practical considerations. JPEN 2009; 33: 548–562
[643] Stabler SP. Vitamin B12 deficiency N Engl J Med 2013; 368: 149–160
[644] Stein MS et al. A randomized trial of high-dose vitamin D 2 in ralpsing remitting multiple sclerosis. Neurology 2011; 77: 1611–1618
[645] Stephensen CB, Alvarez JO, Kohatsu J et al. Vitamin A is excreted in the urine during acute infection. Am J Clin Nutr 1994; 60: 388–392
[646] Stratton SL et al. Urinary excretion of 3-hydroxyisovaleryl carnitine is an early and sensitive indicator of marginal deficiency in humans. J Nutr 2011; 141: 353–358
[647] Strube YNJ et al. Iron deficiency and marginal vitamin A deficiency affect growth, hematological indices and the regulation of iron metabolism genes in rats. Journal of Nutrition 2002; 132: 3 607–3 615
[648] Subapriya R et al. Oxidant-antioxidant status in patients with oral squamous cell carcinomas at different intraoral sites. Clinical Biochemistry 2002; 35 (6): 489–493
[649] Sunde RA. Selenium. In: Bowmann B, Russell R (Eds.) Present knowledge in Nutrition 9th Ed. Washington DC: ILSI 2006; 480-497
[650] Tadhani R. et al (2012) Vitamin D Therapy and cardiac structure and function in patients with chronic kidney disease: the PRIMO randomized controlled trial. JAM 307:674–684
[651] Tahiliani AG, Beinlich CJ. Pantothenic acid in health and disease. Vitam Hormon 1991; 46: 165–228
[652] Tai V et al. Calcium intake and bone mineral density: a systematic review and meta-analysis. BMJ 2015; 351: h4 183
[653] Takada Y et al. Role of reactive oxygen species in cells overexpressing manganese superoxide dismutase: mechanism for induction of radioresistance. Mol Cancer Res 2002; 1:137–146
[654] Talwar D, Davidson H, Cooney J et al. Vitamin B_1 status assessed by direct measurement of thiamine pyrophosphate in erythrocytes of whole blood by HPLC: comparison with erythrocyte transketolase activation assay. Clin Chem 2000; 46: 704–710
[655] Tamura T et al. Cord serum ferritin concentrations and mental and psychomotor development of children at five years of age. J Pediatr 2002; 140: 165–170
[656] Tang AM et al Effects of micronutrient intake on survival in human immundeficiency virus type 1 infection. Am J Epidemiol 1996; 143:1244-1256
[657] Tangpricha V et al. An update on the screening, diagnosis, management, and treatment of vitamin D deficienciy in indviduals with cystic fibrosis: evidence based recommendations from the cystic fibrosis foundation. J Clin Endocrinol Metab 2012; 97: 1082–1093
[658] Taylor MJ et al. Folate for depressive disorder. Cochrane Database Syst Rev 2003 (2); CD003 390
[659] Tbahriti HF et al. Effect of different stages of chronic kidney disease and renal replacement therapies on oxidant-/antioxidant balance in uremic patients. Biochem Res Int 2013; ID 358 985
[660] Tentori F et al. Which targets in clinical practive guidelines are associated with improved survival in large dialysis organization? J Am Soc Nephrol 2007; 18: 2377–2384
[661] Ter Borg S et al. Micronutrient intakes and potential inadequacies of community-dwelling older adults: a systematic review. Brit J Nutr 2015; 113: 1195–1206
[662] Theintz G et al. Longitudinal monitoring of bone mass accumulation in healthy adolescents: evidence for a marked reduction after 16 years of age at the levels of lumbar spine and femoral neck in female subjects. J Clin Endocrinol Metab 1992; 75: 1060–1065
[663] Theodoratou E et al. Vitamin D and multiple health outcomes: umbrella review of systematic reviews and meta-analyses of observational studies and randomised trials. BMJ 2014; 348: 2035–2054s
[664] Thibault R, Huber O, Azagury DE et al. Twelve key nutritional issues in bariatric surgery. Clin Nutr 2016; 35: 12-17
[665] Thurnham DI, McCabe GP. Influence of infection and inflammation on biomarkers of nutritional status with an emphasis on vitamin A and iron. In: WHO Report Geneva; 2012
[666] Tirmenstain-Jancovic B et al. Inflammation and nutritional status in haemodialysis patients. Med Pregl 2007; 60: 137–141
[667] Tran L et al. Soy extracts suppressed iodine uptake and stimulated the production of autoimmunogen in rat erythrocytes. Exp Biol Med 2013; 238: 623–630
[668] Trasino S et al. Vitamin A deficiency causes hyperglycemia and loss of pancreatic β-cell mass. J Biol Chem 2014; 290: 1456–1473
[669] Trombini P, et al Hepcidin response to acute iron intake and chronic iron loading in dysmetabolic iron overload syndrome. Liver Int. 2011 Aug;31(7):994-1000
[670] Trumpff C, Schepper JD, Tafforeau J et al. Mild iodine deficiency in pregnancy in Europe and its consequences for cognitive and psychomotor development of children: a review. J Trace Elem Biol Med 2013; 27: 174–183

[671] Tungtrongchitr V, Pongpaew W, Prayurahong B et al. Vitamin B12, folic acid and haematological status of 132 Thai vegetarians. Int J Vit Nutr Res 1993; 63: 201–207
[672] Tzschoppe A et al. Differential effects of low birthweight and intrauterine growth restriction on umbilical cord blood insulin-like growth factor concentrations. Clin Endocrinol 2015; 83: 739–745
[673] UCFS Medical Center. Dietary Guidelines after Bariatric Surgery. Im Internet: www.ucsfhealth.org/education/dietary_guidelines_after_gastric_bypass; Stand: 26.01.2016
[674] Ufuk Sener et al. Effects of common anti-epileptic drug monotherapy on serum levels of homocysteine, Vitamin B12, folic acid and Vitamin B6. Seizure 2004; 15: 79–85
[675] Ulvik A et al. Evidence for increased catabolism of vitamin B-6 during systemic inflammation. Am J Clin Nutr 2014; 100: 250–255
[676] United States Department of Agriculture, National Agicultural Library. Dietary Reference Intakes: Recommended Dietary Allowances and Adequate Intakes for Vitamins and Elements. Im Internet: www.fnic.nal.usda.gov/dietary-guidance/dietary-reference-intakes/dri-tables-and-application-reports; Stand: 26.01.2016
[677] Urbain P, Raynor A, Bertz H et al. Role of antioxidants in buccal mucosa cells and plasma on the incidence and severity of oral mucositis after allogeneic haematopoietic cell transplantation. Support Care Cancer 2012; 20 (8): 1831–1838
[678] US Pharmacopeia USP 28/2005
[679] Vanderheyden S et al. Early versus late parenteral nutrition in ICU patients: cost analysis of the EPaNIC trial. Crit Care 2012; 25: 16
[680] Vanek VW et al. A.S.P.E.N. Position Paper: Recommendations for changes in commercially available parenteral multivitamin and multi-trace elemnt products. Nutr Clin Prax 2012; 27: 440–491
[681] Vargas Ruiz AG et al. Prevalence of iron, folate, and vitamin B12 deficiency anemia after laparascopic Roux-en-Y gastric bypass. Obes Surg 2008; 18: 288–293
[682] Vaxman F et al. Effect of pantothenic acid and ascorbic acid supplementation on human skin wound healing process. A double blind prospective and randomized trial. Eur Surg Res 1995; 27: 158–166
[683] Veeranna V et al. Homocystein and reclassification of cardiovascular disease risk. J Am Coll Cardiol 2011; 59: 1025–1033
[684] Vehaskari VM et al. Prenatal programming of adult hypertension in the rat. Kidney Int 2001; 59: 238–245
[685] Venkatasubramanian R, et al A randomized double-blind comparison of fluoxetine augmentation by high and low dosage folic acid in patients with depressive episodes. J Affect Disord. 2013;150:644-8
[686] Veringa SJ et al. Effect of treatment strategy consisting of pravastatin, vitamin E and homocystein lowering on arterial compliance and distensibility in patients with mild to moderate chronic kidney disease. Clin Nephrol 2012; 78: 263–272
[687] Veyrat-Durebex C et al. Iron metabolism disturbance in a french cohort of ALS patients. Biomed Res Int 2014; Article ID 485 723
[688] Vickers MH. Early life nutrition, epigenetics and programming of later life. Nutrients 2014; 6: 2165–2178
[689] Vinas BR et al. Projected prevalence of inadequate nutrient intakes in Europe. Ann Nutr Metab 2011; 59: 84–95
[690] Vinkhuyzen A et al. Prevalence and predictors of vitamin D deficiency based on maternal mid-gestation and neonatal cord bloods: The Generation R Study. J Steroid Biochem Mol Biol 2015; 15: 0960–0760
[691] Volkert D et al. Nutritional status of the very old: anthropometric and biochemical findings in apparently healthy women in old people's homes. Aging (Milano) 1992; 4: 21–28
[692] Vollbracht C et al. Intrevenous vitamin C administration improves quality of life in breast cancer patients during radio-/chemotherapy and aftercare: results of a retrospective, multicentre, epidemiological cohort study in Germany. In vivo 2011; 25: 983–990
[693] von Lintig J. Colors with functions: elucidating the biochemical and molecular basis of carotenoid metabolism. Annu Rev Nutr 2010; 30: 35–56
[694] von Lintig J. Provitamin A metabolism and functions in mammalian biology. Am J Clin Nutr 2012; 96: 1234–1244
[695] Wabitsch M, Koletzko B, Moß A. Vitamin-D-Versorgung im Säuglings-, Kindes- und Jugendalter. Kurzfassung der Stellungnahme der Ernährungskommission der Deutschen Gesellschaft für Kinder- und Jugendmedizin (DGKJ) in Zusammenarbeit mit der Arbeitsgemeinschaft Pädiatrische Endokrinologie (APE). Monatsschr Kinderheilkd 2011; 159: 766–777
[696] Wacker J et al. Riboflavin deficiency and preeclampsia. Obstet Gynecol 2000; 93: 136–137
[697] Wagner CL, Greer FR et al. Prevention of rickets and vitamin D deficiency in infants, children and adolescents. Pediatrics 2008; 122: 1142–1152
[698] Waldmann A et al. Dietary intakes and lifestyle factors of a vegan population in Germany: results from the German Vegan Study. Eur J Clin Nutr 2003; 57:947-955
[699] Wallace et al. Urinary tract stone occurence in the women's health initiative (WHI) randomized trial of calcium and vitamin D supplements. Am J Clin Nutr 2011; 94: 270–277
[700] Wang A et al. Independant effects of residual renal function and dialysis adequacy on dietary micronutrient intakes in patients receiving continuous ambulatory peritoneal dialysis. Am J Clin Nutr 2001; 76: 569–576
[701] Wang F et al. Correlation of serum 25-hydroxyvitamin D level with vascular calcification in haemodialysis patients. Int J Clin Exp Med 2015; 8: 15 745–15 751
[702] Wang H et al. Vitamin E intake and risk of amyotrophic lateral sclerosis: a pooled analysis of data from 5 prospective cohort studies. Am J Epidemiol 2011; 173: 595–602
[703] Wang HS, Kuo MF. Vitamin B6 related epilepsy during childhood. Chang Gung Med J 2007; 30: 396–401
[704] Wang TT et al. Cutting edge: 1,25-dihydroxyvitamin D3 is a direct inducer of antimicrobial peptide gene expression. J Immunol 2004; 173: 2909–2912
[705] Ward LM et al. Vitamin D deficiency rickets among children in Canada. CMAJ 2007; 177: 161–166
[706] Warner R. Carcinoid case presentation and discussion: the American perspective. Endocrine-Related Cancer 2003; 10: 489–496
[707] Weijs B et al. Patients using vitamin K antagonists show increased level of coronary calcification: an observational study in low-risk atrial fibrillation patients. Eur Heart J 2011; 32: 2555–2562
[708] Weinreb L et al. Hunger: Its impact on children's health and mental health. Pediatrics 2009; 110: 1–9
[709] Weiss G, Goodnough LT. Anemia of chronic disease N Engl J Med 2005; 352: 1011–1023

[710] Welsh JL et al. Pharmacological ascorbate with gemcitabine for the control of metatstatic and node-positive pancreatic cancer (PACMAN): Results from phase I trial. Cancer Chemoth Pharmacol 2013; 71: 765–775
[711] Weng T, Chang C, Dong Y et al. Anaemia and related nutrient deficiencies after Roux-en-Y gastric bypass surgery: a systematic review and meta-analysis. BMJ Open 2015; 5 (7): e006 964
[712] West CE. Vitamin A and measles. Nutr Rev 2000; 58: 46–54
[713] Westenfeld R et al. Effect of Vitamin K2 Supplementation on functional vitamin K deficiency in hemodialysis patients: a randomized trial. AJKD 2012; 59: 186–195
[714] Wharton B, Bishop N. Rickets. Lancet 2003; 362: 654–659
[715] Whitehouse A, Holt B, Serralha M et al. Maternal serum vitamin D levels during pregnancy and offspring neurocognitive development. Ped 2012; 129: 485–493
[716] WHO. Assessment of fracture risk and ist application to screening for postmenopausal osteoporosis. Report of WHO study group 843. Geneva; 1994
[717] WHO Collaborating Centre for Metabolic Bone Diseases, University of Sheffield. FRAX WHO fracture risk assessment tool. Available at: http://www.shef.ac.uk/FRAX/tool. jsp. Accessed August 21, 2015
[718] WHO. Vitamin A Supplementation. A guide to their use in the treatment and prevention of vitamin A deficiency and Xerophthalmia. 2. Aufl. Genf: WHO; 1997
[719] Wierdsma NJ et al. Vitamin and mineral deficiencies are highly prevalent in newly diagnosed celiac disease patients. Nutrients 2013; 5: 3 975–3 992
[720] Willis K et al. Pregnancy and neonatal outcome after bariatric surgery. Best Pract Res Clin Obstet Gynaecol 2015; 29: 133–144
[721] Wilson RD et al. Pre-conceptional vitamin /folic acid supplementation 2007: the use of folic acid in combination with multivitamin supplements for the prevention of neural tube defects and other congenital anomalies. J Obstet Gynaecol Can 2007; 29:1003–1026
[722] Winzenberg TM et al. Vitamin D supplementation for improving bone mineral density in children. Cochrane Database Syst Rev 2010; 6: CD006 944
[723] Wolpowitz D, Gilchrist BA. The vitamin D questions: how much do you need and how should you get it. J Am Acad Dermatol 2006; 54: 301–317
[724] Woodard CB. Pregnancy following bariatric surgery. J Perinat Neonat Nurs 2004; 18: 329–340
[725] Woods KA et al. The somatotropic axis in short children born small for gestational age: relation to insulin resistance. Pediatr Res 2002; 51: 76–80
[726] Wyatt KM et al. Efficacy of vitamin B6 in the treatment of premenstrual syndrome: systematic review. BMJ 1999; 318: 1375–1381
[727] Xia J, Shi L, Zhao L et al. Impact of vitamin D supplementation on the outcome of tuberculosis treatment: a systematic review and meta-analysis of randomized controlled trials. Chin Med J (Engl) 2014; 127: 3 127–3 123
[728] Xiao Q, et al. Dietary and Supplemental Calcium Intake and Cardiovascular Disease Mortality: The National Institutes of Health-AARP Diet and Health Study. JAMA Intern Med. 2013; 4:1-8
[729] Yamauchi T et al. Oxalate removal by daily dialysis in a patient with primary hyperoxaluria type 1. Nephrol Dial Transplant 2001; 16: 2407–2411
[730] Yamshchikov AV et al. Vitamin D for treatment and prevention of infectious diseases: A systematic review of randomized controlled trials. Endocr Pract 2009; 438–449
[731] Yao Y, Zhu L, Duan Y et al. (2015) A meta-analysis of the relationship between vitamin D deficiency and obesity. Int J Clin Exp Med 2015; 8: 14 977-14 984
[732] Ye Z, Song H. Antioxidant vitamins intake and the risk of coronary heart disease: meta analysis of cohort studies. Eur J Cardiovasc Prev Rehabil 2008; 15: 26–34
[733] Yeom CH et al. Changes of terminal cancer patients health-related quality of life after high dose vitamin C administration. J Korean Med Sci 2007; 22: 7–11
[734] Yeom CH, Jung GC, Song KJ. Changes of terminal cancer patients' health-related quality of life after high dose vitamin C administration. J Korean Med Sci 2007 Feb; 22(1): 7-11
[735] Yim S et al. Induction of cathelicidin in normal and CF bronchial epithelial cells by 1,25-dihydrxyvitamin D 3. J Cyst Fibr 2007; 6: 403–410
[736] Yun J. et al Vitamin C selectivly kills KRAS and BRAF mutrant colorectal cancer cells by targeting GAPDH. Science 2015, 350:1391-1396
[737] Zanini B et al. Celiac disease with mild enteropathy is not mild disease. Clin Gastroenterol Hepatol 2013; 11: 253–258
[738] Zemplini J, Mock MD. Biotin biochemistry and human requirements. J Nutr Biochem 1999; 10: 128–138
[739] Zemplini J, Mock DM Marginal Biotin deficiency is teratogenic Proc Soc Exp Biol Med 2000; 223: 14-21
[740] Zemplini J. Uptake, localization and noncarboxylase role of biotin. Annu Rev Nutr 2015; 25: 175–196
[741] Zempsky WT et al. Effect of pancreatic encyme supplement in iron absorption. Am J Dis Child 1989; 143: 969–972
[742] Zhand M et al. Vitamin D deficiency increases the risk of gestational diabetes mellitus: A meta-analysis of observational studies. Nutrients 2015; 7: 8 366–8 375
[743] Zheng Z et al. Vitamin D supplementation and mortality risk in chronic kidney disease: a meta-analysis of 20 observational studies. BMC Nephrol 2013; 14: 199–216
[744] Zhu K et al. Maternal vitamin D status during pregnancy and bone mass in offspring at 20 years of age: a prospective cohort study. J Bone Miner Res 2014; 29: 1088–1095
[745] Zipitis CS, Akobeng AK. Vitamin D supplementation in early childhood and risk of type 1 diabetes: a systematic review and meta-analysis. Arch Dis Child 2008; 93: 512e7

22 Nachwort – Warum dieses Buch?

Als ich vor mehr als 30 Jahren begann, mich mit Vitaminen zu beschäftigen, klopfte mir ein jovialer Kollege auf die Schulter mit der Bemerkung: „Da gibt es doch nun wirklich nichts mehr zu forschen. Die Mangelerkrankungen sind alle bekannt und Karriere kann man damit schon gar nicht machen."

Zwischen meinen ersten Arbeiten zur Bedeutung des Vitamin A für die Entwicklung des Innenohrs und der Idee dieses Buch zu schreiben, liegen eine Vielzahl weiterer wissenschaftlicher Arbeiten zu unterschiedlichen Vitaminen und ihrer Bedeutung für die Gesundheit des Menschen.

Die späten siebziger und besonders die achtziger Jahre waren eine Zeit in der neue biochemische und zellbiologische Methoden es ermöglichten, Vitaminwirkungen näher zu prüfen. Die Entwicklung der Hochdruckflüssigkeitschromatographie (HPLC) erlaubte eine systematische Untersuchung großer Personengruppen hinsichtlich ihrer Versorgung mit unterschiedlichen Vitaminen. Ganz nach der pharmakologischen Vorstellung einer Dosis-Wirkungs-Beziehung wurden nun alle Arten von Krankheiten mit den Vitaminwerten im Blut „kausal" korreliert. Es verging kaum eine Woche, in der nicht irgendeine Mitteilung zur Beziehung zwischen hohen oder niedrigen Blutwerten einzelner Vitamine und dem Auftreten unterschiedlichster Erkrankungen in wissenschaftlichen Fachjournalen folgte. So fand man einen inversen Bezug zwischen der Höhe des Betakarotin-Blutwertes und dem Auftreten von Lungenkrebs. Andere Studien zeigten, dass Raucher signifikant niedrigere Betakarotin-Blutwerte hatten. In tierexperimentellen Studien wurde gezeigt, dass Betakarotin bei rauchenden Ratten die Entwicklung eines Kanzerogens hemmen konnte. Eine Vielzahl weiterer Studien hat dann dazu geführt, dass man auf die verwegene Idee kam, dass eine Hochdosis an Betakarotin (ein 20-faches der täglichen Aufnahme mit der Nahrung) bei langjährigen Rauchern vor Lungenkrebs schützen könnte. Das für die Initiatoren der Studie fatale Ergebnis ist bekannt: Der umgekehrte Fall trat ein. Es gibt eine Vielzahl weiterer Studien mit unterschiedlichen Mikronährstoffen, meist in hoher Dosierung, die ähnlich verlaufen sind. Die hochgesteckten Erwartungen und die enttäuschten Hoffnungen über den Einsatz von Mikronährstoffen zur Prävention von Erkrankungen, allen voran Krebs und Arteriosklerose, haben dazu geführt, dass das Image der Mikronährstoffe immer schlechter wurde und letztlich der Eindruck entstand, dass Vitamine nur denen nutzen, die sie herstellen. Die Bevölkerung, so die allgemeine Meinung, ist ausreichend versorgt und es bedarf keiner zusätzlicher Vitamine oder anderer Mikronährstoffe. Dies trifft, von Ausnahmen abgesehen, sicherlich auf die gesunde Allgemeinbevölkerung zu. Für genau diese gesunde Allgemeinbevölkerung sind auch die Empfehlungen, d.h. die Referenzwerte entwickelt worden, die für diese eine wertvolle Orientierungshilfe sind. Auf den Einzelnen – und dies gilt besonders im Krankheitsfall – sind sie jedoch nur bedingt übertragbar. Dies liegt letztlich an der Tatsache, dass die Referenzwerte für gesunde Gruppen und nicht für Einzelpersonen gemacht wurden.

Die Medizin befasst sich, wenn überhaupt, mit der Frage der Versorgung des Patienten mit essenziellen Mikronährstoffen nur am Rande. Im klinischen Alltag spielt dies so gut wie keine Rolle. Bei chronischen Erkrankungen hängt es von der Information des behandelnden Arztes oder der Ernährungsberatung ab, ob hier eine gezielte Erfassung des Mikronährstoffstatus erfolgt oder nicht. Zugegebenermaßen ist es schwer vorstellbar, dass in einem Land mit einem Lebensmittelangebot, wie wir dies hier vorfinden, überhaupt ein Mikronährstoffdefizit entstehen kann. Auch dies trägt dazu bei, dass die Frage nach der Versorgung mit Mikronährstoffen viel zu selten gestellt wird. Es gibt allerdings eine Reihe von Risikogruppen, bei denen von einer inadäquaten Versorgung ausgegangen werden kann, die dazu beiträgt dass subklinische Defizite Einfluss auf den Verlauf einer Erkrankung oder Therapie bzw. die Entwicklung von Krankheiten haben kann. Eine besondere Situation ergibt sich bei klinisch versorgten Patienten. Diese sind besonders bei längeren Phasen der Nahrungsrestriktion vom Risiko einer Unterversorgung betroffen. Der klinische Alltag sieht eine Erfassung des Mikronährstoffstatus ebenso wenig vor wie eine Kompensation möglicher Defizite. Dies liegt auch daran, dass die Liegezeiten zu kurz sind, als dass man meint, sich darüber Gedanken machen zu müssen.

Die Mikronährstoffforschung hat inzwischen gezeigt, dass bei nicht bedarfsgerechter Versorgung eine Reihe von Körperfunktionen beeinträchtigt sein können, was sich ungünstig auf den Krankheitsverlauf auswirken kann. Wissenschaftliche Studien der vergangenen Jahre haben die große Bedeutung verschiedener Mikronährstoffe für das Immunsystem, die Bildung von Defensiven, die Barrierefunktion der Haut und der Schleimhäute sowie der Regulierung von Entzündungsvorgängen und ihrer Folgen gezeigt, um nur einige Beispiele zu nennen. Die Kenntnis dieser Zusammenhänge sollte dazu beitragen, dass die adäquate Versorgung mit Mikronährstoffen mindestens ebenso ernst genommen wird, wie die unbestrittene Bedeutung der Versorgung mit ausreichend Energie und Flüssigkeit.

Darum dieses Buch!

Sachverzeichnis

A

B

C

D

E

F

G

L

M

R

S

T

U

V

W

X

Z